M. Schoppmeyer
Aufbauwissen PFLEGE
Anatomie Physiologie

D1720173

Marianne Schoppmeyer

Aufbauwissen PFLEGE

Anatomie Physiologie

Mit einem Beitrag von: Jörg Schmal, Waldburg (Kap. 14)

Unter Mitarbeit von: Sibylle Kost, München

ELSEVIER

Elsevier GmbH, Bernhard-Wicki-Str. 5, 80636 München, Deutschland
Wir freuen uns über Ihr Feedback und Ihre Anregungen an kundendienst@elsevier.com

ISBN   978-3-437-25681-3
eISBN   978-3-437-06320-6

Wichtiger Hinweis für den Benutzer
Die medizinischen Wissenschaften unterliegen einem sehr schnellen Wissenszuwachs. Der stetige Wandel von Methoden, Wirkstoffen und Erkenntnissen ist allen an diesem Werk Beteiligten bewusst. Sowohl der Verlag als auch die Autorinnen und Autoren und alle, die an der Entstehung dieses Werkes beteiligt waren, haben große Sorgfalt darauf verwandt, dass die Angaben zu Methoden, Anweisungen, Produkten, Anwendungen oder Konzepten dem aktuellen Wissensstand zum Zeitpunkt der Fertigstellung des Werkes entsprechen.

Der Verlag kann jedoch keine Gewähr für Angaben zu Dosierung und Applikationsformen übernehmen. Es sollte stets eine unabhängige und sorgfältige Überprüfung von Diagnosen und Arzneimitteldosierungen sowie möglicher Kontraindikationen erfolgen. Jede Dosierung oder Applikation liegt in der Verantwortung der Anwenderin oder des Anwenders. Die Elsevier GmbH, die Autorinnen und Autoren und alle, die an der Entstehung des Werkes mitgewirkt haben, können keinerlei Haftung in Bezug auf jegliche Verletzung und/oder Schäden an Personen oder Eigentum, im Rahmen von Produkthaftung, Fahrlässigkeit oder anderweitig übernehmen.

Für die Vollständigkeit und Auswahl der aufgeführten Medikamente übernimmt der Verlag keine Gewähr.
Geschützte Warennamen (Warenzeichen) werden in der Regel besonders kenntlich gemacht (®). Aus dem Fehlen eines solchen Hinweises kann jedoch nicht automatisch geschlossen werden, dass es sich um einen freien Warennamen handelt.

Bibliografische Information der Deutschen Nationalbibliothek
Die Deutsche Nationalbibliothek verzeichnet diese Publikation in der Deutschen Nationalbibliografie; detaillierte bibliografische Daten sind im Internet über https://www.dnb.de abrufbar.

21 22 23 24 25   5 4 3 2 1

Für Copyright in Bezug auf das verwendete Bildmaterial siehe Abbildungsnachweis.

In ihren Veröffentlichungen verfolgt die Elsevier GmbH das Ziel, genderneutrale Formulierungen für Personengruppen zu verwenden. Um jedoch den Textfluss nicht zu stören sowie die gestalterische Freiheit nicht einzuschränken, wurden bisweilen Kompromisse eingegangen. Selbstverständlich sind **immer alle Geschlechter** gemeint.

Planung: Julia Lux München
Projektmanagement: Nicole Kopp, München
Redaktion: Dr. med. Marianne Schoppmeyer, Nordhorn
Herstellung: Dietmar Radünz, Leipzig
Satz: Thomson Digital, Noida/Indien
Druck und Bindung: Drukarnia Dimograf Sp. z o. o., Bielsko-Biała/Polen
Umschlaggestaltung: ZERO Werbeagentur, München
Umschlagherstellung: SpieszDesign, Neu-Ulm
Titelbild: © shutterstock

Aktuelle Informationen finden Sie im Internet unter www.elsevier.de

Vorwort

Anatomie und Physiologie beschäftigen sich mit dem Aufbau und der Funktionsweise des menschlichen Körpers. Diese Fächer erscheinen Pflegenden häufig weit entfernt von ihrem praktischen Alltag – dies zu Unrecht. Denn mit einem soliden Grundlagenwissen lassen sich Krankheiten besser verstehen und Entscheidungen in der Pflege sehr viel besser einordnen.

Fächerübergreifend habe ich in den einzelnen Kapiteln sowohl den Bau und die Struktur als auch die Funktion der verschiedenen Organsysteme beschrieben. Diese Inhalte sind eng miteinander verwoben. In Kästen werden zusätzlich Pflegehinweise gegeben. Fallbeispiele aus dem Pflegealltag stellen die praktische Relevanz des gerade gelernten Stoffes dar. Auszubildende der Pflege mit ihren Fragen stehen dabei im Mittelpunkt. Damit Sie Ihr Wissen überprüfen und festigen können, sind Wiederholungsfragen am Ende jedes Kapitels aufgenommen.

Ich hoffe, dass dieses Buch Ihnen Hilfe im klinischen und schulischen Alltag ist. Durch die kompakte Darstellung des umfangreichen Stoffes ist eine effiziente Prüfungsvorbereitung möglich. Über jegliche Kritik, positive und negative, freue ich mich. Denn ein Buch lebt von den Anregungen und Verbesserungsvorschlägen seiner Leser.

Danken möchte ich meiner Lektorin Nicole Kopp, die mich bereits bei mehreren Buchprojekten kompetent und professionell unterstützt hat. Auch die Mitarbeiter des Urban & Fischer Verlages, die im Hintergrund an der Erstellung dieses Buches mitgewirkt haben, dürfen nicht unerwähnt bleiben.

Mein besonderer Dank gilt meinem Ehemann Konrad sowie meinen Kindern Simon, Lukas, Antonia und Georg ohne deren Geduld und Rücksichtnahme – gerade in Zeiten von Corona – dieses Buch sicher nicht entstanden wäre.

Für die anstehenden Prüfungen wünsche ich allen Examenskandidaten gute Nerven (▶ 2.4), kein Herzflattern (▶ 10.3) oder gar Magenverstimmungen (▶ 6.2.1) sowie viel Erfolg.

Nordhorn, im Mai 2021
Dr. Marianne Schoppmeyer

Abkürzungen

®	Handelsname
↑	hoch, erhöht
↓	tief, erniedrigt
→	daraus folgt
A. (Aa.)	Arterie(n)
ADP	Adenosindiphsphat
ATP	Adenosintriphosphat
BWS	Brustwirbelsäule
Ca^{2+}	chemisches Zeichen für Kalzium
C_n	Cervicales spinales Segment (Halswirbel)
CO_2	chemisches Zeichen für Kohlendioxid
DNS	Desoxyribonukleinsäure
ER	Endoplasmatisches Retikulum
FSH	Follikel-stimulierendes Hormon
GFR	Glomeruläre Filtrationsrate
H^+	chemisches Zeichen für Wasserstoff
H_2O	chemisches Zeichen für Wasser
HWS	Halswirbelsäule
K^+	chemisches Zeichen für Kalium
Kcal	Kalorie
Lig. (Ligg.)	Ligament(e), Band (Bänder)
LH	Luteinisierendes Hormon
L_n	Lumbales spinales Segment (Lendenwirbel)

LWS	Lendenwirbelsäule
M. (Mm.)	Muskel(n)
mmHg	Millimeter Quecksilbersäule (Maß für Blutdruck)
µ	griechischer Buchstabe für m, Abkürzung für Mikro (10^{-6})
mRNS	messenger Ribonukleinsäure
ms	Millisekunde
mV	Millivolt
Na^+	chemisches Zeichen für Natrium
N. (Nn.)	Nerv(en)
NNR	Nebennierenrinde
O_2	chemisches Zeichen für Sauerstoff
pH	pondus Hydrogenii, Maß u. Potenz der Wasserstoffionenkonzentration
RNS	Ribonukleinsäure
S_n	Sakrales spinales Segment (Kreuzbeinwirbel)
Th_n	Thorakales spinales Segment (Brustwirbel)
V. (Vv.)	Vene(n)
ZNS	Zentrales Nervensystem
ZVD	Zentraler Venendruck

Weitere Abkürzungen sind an der betreffenden Textstelle erklärt.

Abbildungsnachweis

Fehler gefunden?

An unsere Inhalte haben wir sehr hohe Ansprüche. Trotz aller Sorgfalt kann es jedoch passieren, dass sich ein Fehler einschleicht oder fachlich-inhaltliche Aktualisierungen notwendig geworden sind. Sobald ein relevanter Fehler entdeckt wird, stellen wir eine Korrektur zur Verfügung. Mit diesem QR-Code gelingt der schnelle Zugriff.

https://else4.de/978-3-437-25681-3

Wir sind dankbar für jeden Hinweis, der uns hilft, dieses Werk zu verbessern. Bitte richten Sie Ihre Anregungen, Lob und Kritik an folgende E-Mail-Adresse: kundendienst@elsevier.com

Inhaltsverzeichnis

01	**Die Zelle**	1
1.1	**Aufbau der Zelle**	1
1.1.1	Zellmembran	1
1.1.2	Zytoskelett	2
1.1.3	Endoplasmatisches Retikulum	2
1.1.4	Ribosomen	3
1.1.5	Golgi-Apparat	3
1.1.6	Peroxisomen und Lysosomen	3
1.1.7	Mitochondrien	3
1.1.8	Interzellularraum und Zellkontakte	3
1.1.9	Oberflächendifferenzierungen	3
1.1.10	Zellkern	3
1.2	**Zellzyklus**	4
1.2.1	Interphase	5
1.2.2	Mitose	5
1.3	**Proteinbiosynthese**	6
1.4	**Meiose**	7
1.5	**Vererbungslehre (Genetik)**	8
1.5.1	Uniformitätsregel (1. Mendel'sche Regel)	9
1.5.2	Aufspaltungsregel (2. Mendel'sche Regel)	9
1.5.3	Unabhängigkeitsregel (3. Mendel'sche Regel)	10
1.5.4	Mutationen	10
02	**Die Gewebe**	13
2.1	**Epithelgewebe**	13
2.1.1	Oberflächenepithel	13
2.1.2	Drüsenepithel	14
2.2	**Binde- und Stützgewebe**	15
2.2.1	Faserarmes Bindegewebe	15
2.2.2	Faserreiches Bindegewebe	15
2.2.3	Zellreiches Bindegewebe	15
2.2.4	Fettgewebe	16
2.2.5	Knorpel	16
2.2.6	Knochen	17
2.3	**Muskelgewebe**	19
2.3.1	Skelettmuskulatur	19
2.3.2	Herzmuskulatur	21
2.3.3	Glatte Muskulatur	21
2.4	**Nervengewebe**	22
2.4.1	Strukturelemente des Nervensystems	22
2.4.2	Informationsweitergabe	24
03	**Der Bewegungsapparat**	27
3.1	**Gelenke**	27
3.2	**Allgemeine Muskellehre**	30
3.3	**Das Skelett**	31
3.4	**Schädel**	32
3.4.1	Hirnschädel	32
3.4.2	Gesichtsschädel	34
3.4.3	Muskulatur des Schädels	35
3.4.4	Muskulatur des Halses	35
3.5	**Rücken**	35
3.5.1	Wirbelsäule	35
3.5.2	Rückenmuskulatur	38
3.6	**Thorax**	39
3.6.1	Knöcherner Thorax	39
3.6.2	Atemmuskulatur	39
3.7	**Abdomen**	40
3.7.1	Bauchwandmuskulatur	40
3.8	**Schultergürtel**	42
3.8.1	Schultergürtelmuskulatur	42
3.8.2	Schultergelenk	42
3.9	**Obere Extremitäten**	44
3.9.1	Oberarm	44
3.9.2	Unterarm	45
3.9.3	Hand	46
3.10	**Becken**	48
3.10.1	Knöchernes Becken	48
3.10.2	Beckenboden	49
3.10.3	Hüftgelenk	49
3.10.4	Hüftmuskulatur	50
3.11	**Untere Extremitäten**	50
3.11.1	Oberschenkel	50
3.11.2	Kniegelenk	51
3.11.3	Unterschenkel	52
3.11.4	Sprunggelenk	53
3.11.5	Fuß	53

Inhaltsverzeichnis

04	Das Nervensystem	57
4.1	Zentrales Nervensystem	57
4.1.1	Großhirn	57
4.1.2	Zwischenhirn	62
4.1.3	Mittelhirn	63
4.1.4	Rautenhirn	63
4.1.5	Kleinhirn	63
4.1.6	Rückenmark	63
4.2	Peripheres Nervensystem	65
4.2.1	Hirnnerven	65
4.2.2	Spinalnerven	66
4.3	Vegetatives Nervensystem	67
4.3.1	Sympathikus	68
4.3.2	Parasympathikus	69
4.4	Hüllen, Liquorräume und Blutversorgung des ZNS	69
4.4.1	Hirnhäute	69
4.4.2	Liquorräume	70
4.4.3	Blutversorgung des Gehirns	71

05	Sensibilität und Sinnesorgane	73
5.1	Auge	73
5.1.1	Augapfel	74
5.1.2	Schutzeinrichtungen des Auges	75
5.1.3	Äußere Augenmuskeln	75
5.1.4	Sehvorgang	75
5.2	Hör- und Gleichgewichtsorgan	76
5.2.1	Hörorgan	76
5.2.2	Gleichgewichtsorgan	78
5.3	Geruchs- und Geschmackssinn	79
5.4	Sinnesfunktion der Haut	79
5.4.1	Aufbau der Haut	79
5.4.2	Hautanhangsgebilde	80
5.4.3	Somatosensibilität	81

06	Das Verdauungssystem	83
6.1	Oberer Verdauungstrakt	85
6.1.1	Mundhöhle	86
6.1.2	Zähne	86
6.1.3	Zunge	88
6.1.4	Speicheldrüsen	88
6.1.5	Gaumen	89
6.1.6	Rachen	89

6.1.7	Speiseröhre	90
6.2	Mittlerer Verdauungstrakt	91
6.2.1	Magen	91
6.2.2	Dünndarm	92
6.2.3	Bauchspeicheldrüse	94
6.2.4	Leber	95
6.2.5	Gallenwege und Gallenblase	97
6.3	Unterer Verdauungstrakt	98
6.3.1	Mastdarm und After	99
6.4	Energiebedarf des menschlichen Körpers	100
6.5	Aufspaltung und Resorption der Nahrungsbestandteile	100
6.5.1	Kohlenhydrate	100
6.5.2	Proteine	101
6.5.3	Fett	101
6.5.4	Vitamine	102
6.5.5	Mineralstoffe und Spurenelemente	102
6.5.6	Ballaststoffe	103

07	Das Hormonsystem	105
7.1	Hypothalamus und Hypophyse	106
7.1.1	Hypothalamus	106
7.1.2	Hypophyse	106
7.2	Schilddrüse	107
7.3	Nebenschilddrüse	108
7.4	Nebenniere	109
7.4.1	Nebennierenrinde	109
7.4.2	Nebennierenmark	111
7.5	Inselorgan der Bauchspeicheldrüse	111

08	Das Blut	115
8.1	Aufgaben des Blutes	115
8.2	Zusammensetzung des Blutes	115
8.3	Blutplasma	115
8.3.1	Plasmaproteine	116
8.4	Erythrozyten	116
8.4.1	Bildung und Abbau der Erythrozyten	116
8.4.2	O_2- und CO_2-Transport	118
8.4.3	Blutgruppen	118
8.5	Thrombozyten und Hämostase	119
8.5.1	Blutstillung und Blutgerinnung	119
8.5.2	Fibrinolyse	121

Inhaltsverzeichnis

8.6	Leukozyten	121
8.6.1	Granulozyten	121
8.6.2	Monozyten	122
8.6.3	Lymphozyten	122
8.7	Das Abwehrsystem des menschlichen Organismus	122
8.7.1	Unspezifische Abwehr	122
8.7.2	Spezifische Abwehr	123
8.7.3	Immunität	125
8.8	Das lymphatische System	125
8.8.1	Lymphbahnen und Lymphknoten	125
8.8.2	Thymus	126
8.8.3	Milz	126

09	Das Kreislaufsystem	129
9.1	Körperkreislauf	129
9.1.1	Arterien des Körperkreislaufs	129
9.1.2	Venen des Körperkreislaufs	132
9.2	Lungenkreislauf	132
9.3	Hoch- und Niederdrucksystem	132
9.4	Gefäße	134
9.4.1	Wandaufbau der Gefäße	134
9.4.2	Arterien	134
9.4.3	Kapillaren	135
9.4.4	Venen	136
9.5	Kreislaufregulation	137
9.6	Der Kreislauf des Ungeborenen	137

10	Das Herz	139
10.1	Aufbau des Herzens	139
10.1.1	Aufbau der Herzwand	140
10.1.2	Blutversorgung des Herzens	140
10.2	Der Herzzyklus	141
10.3	Erregungsbildung und Erregungsleitung	142
10.3.1	Herzleistung und ihre Regulation	143
10.3.2	Herzleistung bei Ruhe und Belastung	143
10.3.3	Das Elektrokardiogramm (EKG)	144

11	Das Atmungssystem	147
11.1	Die Atmungsorgane	147
11.1.1	Nase	147
11.1.2	Kehlkopf	149

11.1.3	Luftröhre	149
11.1.4	Bronchien	150
11.1.5	Lunge	150
11.1.6	Mittelfellraum	151
11.2	Ventilation und Gasaustausch	151
11.2.1	Ventilation	151
11.2.2	Lungen- und Atemvolumina	151
11.2.3	Gasaustausch	153
11.2.4	Atmungsregulation	155
11.3	Säure-Basen-Haushalt	155
11.3.1	Säuren, Basen, pH-Wert	155
11.3.2	Puffer	155
11.3.3	Störungen des Säure-Basen-Haushalts	156

12	Das Harnsystem	159
12.1	Niere	159
12.1.1	Aufbau der Niere	159
12.1.2	Blutversorgung der Niere	159
12.1.3	Feinbau der Niere	160
12.1.4	Zusammensetzung des Endharns	163
12.1.5	Die Niere als Hormondrüse	163
12.2	Ableitende Harnwege	164
12.2.1	Nierenkelche und Nierenbecken	164
12.2.2	Harnleiter	164
12.2.3	Harnblase	164
12.2.4	Harnröhre	164
12.3	Wasser- und Elektrolythaushalt	164
12.3.1	Wasserhaushalt	165
12.3.2	Elektrolythaushalt	165
12.3.3	Regulation des Wasser- und Elektrolythaushalts	165

13	Die Geschlechtsorgane	169
13.1	Geschlechtsorgane der Frau	169
13.1.1	Innere Geschlechtsorgane der Frau	169
13.1.2	Äußere Geschlechtsorgane der Frau	172
13.1.3	Weibliche Brustdrüse	172
13.1.4	Geschlechtshormone	173
13.2	Geschlechtsorgane des Mannes	175
13.2.1	Innere Geschlechtsorgane des Mannes	175
13.2.2	Äußere Geschlechtsorgane des Mannes	177
13.2.3	Männliche Geschlechtshormone	177

Inhaltsverzeichnis

14	**Lernsituationen** **179**	
	Jörg Schmal	
14.1	**Einführung** **179**	
14.2	**Zwischenprüfung** **180**	
14.2.1	Lernsituation „Eine neue Tour" 180	
14.3	**Abschlussprüfung** **182**	
14.3.1	Lernsituation „Sturz mit dem Skateboard" 182	

14.4	**Bachelorprüfung** **183**	
14.4.1	Lernsituation „Dieses blöde Teil" 183	
14.5	**Lösungsvorschläge** **185**	
14.5.1	„Eine neue Tour" 185	
14.5.2	„Sturz mit dem Skateboard" 187	
14.5.3	„Dieses blöde Teil" 188	
	Register **191**	

Die Zelle

Überblick

Jedes Leben entsteht aus einer Zelle. Ohne sie ist weder Wachstum, Stoffwechsel noch Fortpflanzung möglich. So besteht auch der Mensch aus Milliarden von Zellen, die als Bausteine des Körpers Lebensprozesse steuern.

Kenntnisse über die Zelle sind für Pflegende zum Beispiel dann von Bedeutung, wenn durch Schwangerschaft neues Leben entsteht oder wenn Krankheiten auf einer Störung des Zellzyklus beruhen. Daneben ist Wissen über Zellen nötig, um Infektionen und deren Bekämpfung durch das Immunsystem sowie vorbeugende Hygienemaßnahmen zu verstehen.

Um hierfür und für viele weitere Themen eine bezugswissenschaftliche Grundlage zu schaffen, beantwortet dieses Kapitel unter anderem folgende Fragen: Wie ist eine Zelle aufgebaut? Was sind Zellorganellen und welche gibt es? Welche Bedeutung haben Chromosomen? Wie läuft ein Zellzyklus ab? Wie unterscheiden sich Mitose und Meiose? Was besagen die Mendel'schen Regeln?

1.1 Aufbau der Zelle

Alle Lebewesen bestehen aus Zellen. Zellen sind die kleinsten Bau- und Funktionseinheiten des menschlichen Organismus. Abhängig von ihren Leistungen innerhalb eines Gewebeverbandes unterscheiden sie sich in Größe, Gestalt, Funktion und Lebensdauer. Der prinzipielle Bauplan jeder Zelle ist jedoch einheitlich (▶ Abb. 1.1).

Jede Zelle ist von ihrer Umgebung durch eine **Zellmembran** getrennt. Von der Zellmembran umgeben findet sich das **Zytoplasma**. Innerhalb der Zelle kann lichtmikroskopisch der **Zellkern** gesehen werden. Mit Hilfe des Elektronenmikroskops lassen sich weitere **Zellorganellen** innerhalb des Zytoplasmas erkennen:

- Raues und glattes endoplasmatisches Retikulum (ER)
- Ribosomen
- Golgi-Apparat
- Mitochondrien
- Peroxisomen
- Lysosomen

Im Zytoplasma finden sich neben den Zellorganellen und dem Zellkern Speichersubstanzen in Form von Fetttropfen, Zuckerverbindungen als Energiereserve und Pigmente (Farbstoffe). Das Zytoplasma ohne Zellorganellen wird als **Zytosol** bezeichnet.

Daneben besitzt jede Zelle ein **Zytoskelett** (Zellskelett), das ihr mechanische Stabilität verleiht. Im Gewebeverband haben die einzelnen Zellen Kontakte zu den Nachbarzellen.

1.1.1 Zellmembran

Die Zellmembran (Plasmalemm, ▶ Abb. 1.2) grenzt das innere Milieu der Zellen, den Intrazellularraum, vom äußeren Milieu, dem Extrazellularraum, ab. Sie besteht aus einer Doppelschicht von **Lipiden** (Fetten), den Phospholipiden und den Glykolipiden. Die wasserabweisenden (hydrophoben) Teile der Lipid-Doppelschicht stehen sich in der Membranmitte gegenüber, während die wasseranziehenden (hydrophilen) Teile nach außen zeigen. Aufgrund dieses Aufbaus können hydrophile Substanzen wie Ionen und Glukose die Zellmembran nur schwer passieren. Für die Passage dieser Substanzen sind in die Zellmembran **Proteine** eingebaut, die als Kanäle, Transporter und Pumpen dem Stoffaustausch dienen. Andere Membranproteine besitzen Enzymfunktionen, sind für die Kommunikation zwischen den Zellen zuständig, erkennen fremde Zellen oder dienen als Rezeptoren für Hormone oder Transmitter. Die Oberfläche der Zellmembran ist mit Zuckerketten besetzt, die wie Antennen in den Extrazellularraum ragen. Sie stellen das morphologische Korrelat der Blutgruppen-Antigene sowie der Transplantations-Antigene (HLA-Antigene) dar (▶ Abb. 1.2).

Aufgaben der Zellmembran

- Aufnahme und Abgabe von Stoffen mit Hilfe von Transportproteinen, Kanälen oder Pumpen, die in die Zellmembran eingebaut sind
- Kommunikation mit dem Gesamtorganismus über Rezeptoren, die sich auf der Zellmembran

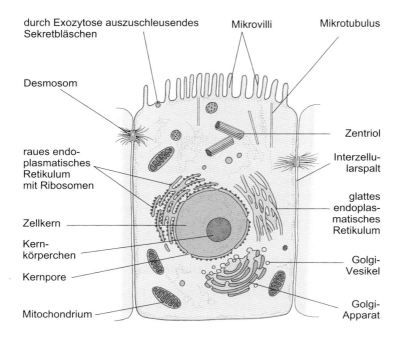

durch Exozytose auszuschleusendes
Sekretbläschen

Mikrovilli

Mikrotubulus

Desmosom

raues endo-
plasmatisches
Retikulum
mit Ribosomen

Zellkern

Kern-
körperchen

Kernpore

Mitochondrium

Zentriol

Interzellu-
larspalt

glattes
endoplas-
matisches
Retikulum

Golgi-
Vesikel

Golgi-
Apparat

Abb. 1.1 Aufbau der Zelle.
[L190]

befinden. Rezeptoren binden bestimmte Stoffe (z. B. Hormone oder Neurotransmitter) und lösen so eine Reaktion der Zelle aus

- Ausbreitung von Erregungen, Weiterleitung von Aktionspotenzialen (▶ 2.4.2)
- Anpassung an Formveränderungen der Zelle z. B. bei Kontraktionen
- Träger der Blutgruppen- und Antigeneigenschaften (▶ 8.4)

1.1.2 Zytoskelett

Das Zytoskelett besteht aus feinen Proteinfäden, den **Filamenten,** und kleinen Röhren, den **Mikrotubuli.** Sie durchspannen und stabilisieren die

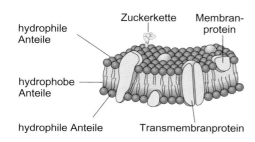

hydrophile
Anteile

Zuckerkette

Membran-
protein

hydrophobe
Anteile

hydrophile Anteile

Transmembranprotein

Abb. 1.2 Aufbau der Zellmembran. [L190]

Zelle und verleihen ihr so die jeweilige charakteristische Gestalt. Zu den Filamenten gehört z. B. das Aktinfilament, das die Zellmembran versteift und am Kontraktionsprozess der Muskelzellen (▶ 2.3.1) beteiligt ist. Zu den Mikrotubuli zählen Kinozilien, Zentriolen und der Spindelapparat. Sie spielen bei Bewegungen innerhalb der Zelle sowie bei der Zellteilung eine wichtige Rolle.

1.1.3 Endoplasmatisches Retikulum

Das endoplasmatische Retikulum (ER) ist ein membranumhülltes Hohlraumsystem im Inneren der Zelle. Diese Hohlräume sind entweder abgeplattet (Zisternen) oder schlauchförmig (Tubuli) und stehen untereinander sowie mit dem Raum um den Zellkern in Verbindung. Man unterscheidet das raue vom glatten ER. Die Membran des rauen ERs ist an ihrer Außenseite mit Ribosomen besetzt. Das glatte ER ist nicht mit Ribosomen besetzt. Das ER ist am Aufbau von Proteinen, Fetten (Lipidsynthese) und Hormonen beteiligt sowie an der Entgiftung köpereigener und körperfremder Stoffe. Die gebildeten Substanzen werden aus dem ER in Transportvesikeln abgeschnürt und z. B. zum Golgi-Apparat transportiert.

1.1.4 Ribosomen

Ribosomen sind kugelförmig und bestehen aus einer größeren und einer kleineren Untereinheit. Sie werden im Zellkern gebildet, den sie über Poren verlassen. Innerhalb der Zelle liegen sie in freier Form oder sie sind an das ER gebunden. Ribosomen bestehen aus ribosomaler Ribonukleinsäure (rRNS) und Proteinen und sind am Aufbau von Proteinen (▶ 1.3) beteiligt.

1.1.5 Golgi-Apparat

Der Golgi-Apparat besteht aus scheibenförmigen Säckchen (Sacculi) oder Zisternen, die in Stapeln aufeinanderliegen und aus Membranen aufgebaut sind. Der Golgi-Apparat erhält vom rauen endoplasmatischen Retikulum in Vesikeln verpackte Proteine. Diese Proteine werden im Golgi-Apparat sortiert, ggf. umgebaut und in Vesikeln verpackt. Als Lysosomen verbleiben sie in der Zelle, als Sekretgranula werden sie per Exozytose aus der Zelle ausgeschleust.

1.1.6 Peroxisomen und Lysosomen

Peroxisomen sind kleine, runde Organellen, die vom endoplasmatischen Retikulum abgeschnürt werden und von einer Membran umhüllt sind. In ihrem Inneren befinden sich zahlreiche Enzyme, die der Entgiftung von Stoffwechselprodukten (z. B. Phenolen, Ethanol) dienen.

Lysosomen sind ebenfalls runde membranumhüllte Zellorganellen, die sich vom Golgi-Apparat abschnüren. In ihrem Inneren befinden sich zahlreiche Enzyme. Lysosomen bauen sowohl zellfremdes (z. B. Bakterien) als auch zelleigenes Material (z. B. Proteine, Lipide, Glykogen, funktionsloses Material) intrazellulär ab.

1.1.7 Mitochondrien

Mitochondrien haben eine ovale Form und sind aus einer inneren und einer äußeren Membran aufgebaut. Die innere Membran bildet zahlreiche, ins Innere des Mitochondriums gerichtete Ausstülpungen in Form von Leisten (Cristae) oder Schläuchen (Tubuli). Mitochondrien dienen der Energiegewinnung (ATP-Produktion) der Zelle. Dementsprechend besitzen Zellen mit hohem Energiebedarf viele, Zellen mit geringem Energiebedarf wenige Mitochondrien. Die Mitochondrien beherbergen daneben mitochondriale RNS und DNS, über die ein Teil der mitochondrialen Proteine aufgebaut wird.

1.1.8 Interzellularraum und Zellkontakte

Zwischen den einzelnen Zellen liegt der **Interzellularraum**. Er ist je nach Gewebe unterschiedlich groß. Beim Epithelgewebe (▶ 2.1) ist er z. B. ein schmaler Spalt, während er beim Binde- und Stützgewebe (▶ 2.2) aufgrund der Interzellularsubstanzen weit ist.

Zellkontakte verbinden die Zellen untereinander. Es werden unterschieden:
- Haftkontakte für die mechanische Verhaftung der Zellen untereinander, z. B. Desmosomen, Zonula adhaerens
- Verschlusskontakte für die Abdichtung der Interzellularräume, sodass Substanzen aus dem äußeren Milieu nicht unkontrolliert in den Interzellularraum gelangen können, z. B. tight junction, Zonula occludens
- Kommunikationskontakte für die elektrische (ionale) Kopplung benachbarter Zellen, z. B. Synapsen

1.1.9 Oberflächendifferenzierungen

Oberflächendifferenzierungen werden häufig an Epithelzellen gefunden. Sie werden zur Ausführung besonderer Aufgaben benötigt. Zu ihnen gehören:
- **Mikrovilli:** fingerförmige Ausstülpungen der Zelle zur Zelloberflächenvergrößerung, z. B. an den Dünndarmepithelzellen. Dicht stehende, gleich lange Mikrovilli bilden einen **Bürstensaum.**
- **Flimmerhärchen** (Kinozilien): bewegliche Oberflächendifferenzierungen, die länger sind als Mikrovilli. An ihrer Oberfläche wird Schleim oder Flüssigkeit transportiert, z. B. das Flimmerepithel der Luftröhre.
- **Stereozilien** sind lange Mikrovilli. Sie kommen an einigen Rezeptorzellen vor, z. B. im Hörorgan (▶ 5.2.1) und im Gleichgewichtsorgan (▶ 5.2.2).

1.1.10 Zellkern

Der Zellkern (Nukleus) ist vom Zytoplasma durch zwei Membranen getrennt, die von zahlreichen Poren zur Kommunikation mit der Zelle durchsetzt sind. Zwischen den zwei Membranen befindet sich der perinukleäre Raum. Der Zellkern ist das

Steuerzentrum der Zelle und Träger der Erbanlagen. Er enthält:

- **46 Chromosomen,** die die Erbsubstanz (Genom) in Form von DNS enthalten
- Ein oder mehrere **Kernkörperchen** (Nukleoli)
- **Kernsaft** (Karyoplasma), der verschiedene Enzyme und Ionen enthält

Chromosomen

Jede menschliche Zelle enthält 46 Chromosomen (Ausnahme Geschlechtszellen, ▶ 1.4), von denen 23 Chromosomen von der Mutter und 23 Chromosomen vom Vater stammen. 44 der 46 Chromosomen lassen sich zu 22 Paaren zusammenstellen. Diese 22 Paare werden als **Autosomen** bezeichnet. Dabei haben die zwei jeweils zusammengelagerten Chromosomen ein identisches Aussehen. Sie werden homologe Chromosomen genannt. Daneben gibt es die zwei Geschlechtschromosomen (**Gonosomen,** Heterosomen), die beim Mann ein ungleiches Paar bilden (X- und Y-Chromosom). Bei der Frau liegen dagegen zwei gleichgroße X-Chromosomen beieinander.

DNS-Doppelhelix

Chromosomen sind die Träger der genetischen Information (Erbinformation). Wichtigster Bestandteil der Chromosomen sind zwei schraubenartig umeinander gewundene DNS-Fäden (**DNS-Doppelhelix),** deren Einzelglieder aus jeweils einer stickstoffhaltigen Base (Adenin, Thymin, Guanin und Cytosin) sowie aus Zucker- (Desoxyribose) und Phosphorsäureestern bestehen. Aufgrund der chemischen Struktur der Basen, ist Adenin immer mit Thymin verbunden und Cytosin immer mit Guanin. Daher bestimmt die Reihenfolge der Basen (**Basensequenz**) des einen Stranges immer auch die Reihenfolge der Basen des anderen Stranges. Die Stränge verhalten sich **komplementär** zueinander (▶ Abb. 1.3). In dieser Form bilden sie die **DNS,** die als Strang jedes Chromosom durchzieht und den Bauplan sämtlicher Proteine (▶ 1.3) liefert.

Genom

Alle Informationen über ein Lebewesen liegen in der DNS verschlüsselt vor. **Gene** sind DNS-Abschnitte, die die Informationen für die Bildung eines Proteins tragen. Die Gesamtheit aller Gene wird als **Genom** bezeichnet. Es umfasst etwa 23.000 Protein-codierende Gene.

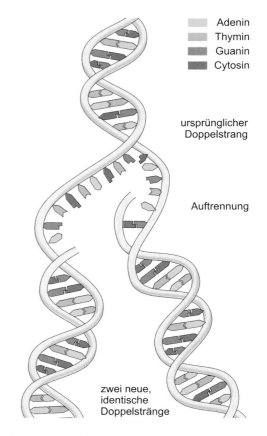

Adenin
Thymin
Guanin
Cytosin

ursprünglicher Doppelstrang

Auftrennung

zwei neue, identische Doppelstränge

Abb. 1.3 Verdoppelung der DNS. [L190]

Eine wichtige Eigenschaft der Chromosomen ist ihre Fähigkeit zur identischen Verdoppelung (**Reduplikation**). Dies ist Voraussetzung für die Zellteilung und die Weitergabe (Vererbung) der jeweiligen Zelleigenschaften an die Nachfolgezellen.

1.2 Zellzyklus

Die meisten Zellen des menschlichen Organismus haben eine begrenzte Lebensdauer (z. B. Erythrozyten 120 Tage, Darmepithelzellen 1–2 Tage) und müssen daher laufend erneuert werden. Das geschieht durch die Teilung bereits vorhandener Zellen. Daneben dient die Zellteilung der Fortpflanzung, dem Wachstum und der Reparatur von Gewebedefekten.

Jede teilungsfähige Zelle durchläuft einen Zellzyklus (▶ Abb. 1.4). Dabei teilt sich eine Mutterzelle innerhalb eines Zellzyklus in zwei erbgleiche

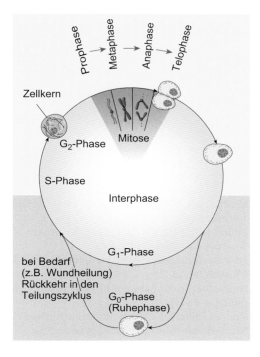

Abb. 1.4 Der Zellzyklus. [L190]

Tochterzellen. Der Zellzyklus besteht aus verschiedenen Phasen: G_1-, S-, und G_2-Phase werden als **Interphase** (die Zeit zwischen den Zellteilungen) zusammengefasst. Darauf folgt die eigentliche Zellteilung, die **Mitose,** die in Pro-, Meta-, Ana- und Telophase eingeteilt wird. Bei der Mitose wird die gesamte genetische Information erbgleich von der Mutterzelle an die zwei Tochterzellen weitergegeben.

1.2.1   Interphase

G_1-Phase
In dieser Phase wächst die Zelle zu ihrer festgelegten Größe heran und entwickelt die für sie typischen Aktivitäten. In der Regel steht die Proteinbiosynthese im Vordergrund.

S-Phase
In dieser Synthesephase findet die Verdoppelung der DNS im Zellkern statt. Dafür wird die doppelsträngige DNS wie ein Reißverschluss in der Mitte aufgetrennt. Die zwei so entstandenen Einzelstränge werden jeweils erneut zu einem Doppelstrang vervollständigt (▶ Abb. 1.3). Dabei lagern sich an die frei werdenden Basen der Einzelstränge jeweils die korrespondierenden Basen an, also Adenin an Thymin und Cytosin an Guanin. Es liegen nun zwei Doppelstränge vor, die mit dem ursprünglichen völlig identisch sind. Aus einem Chromosom sind zwei **Chromatiden** entstanden. Diese Doppelchromatiden werden in der folgenden Mitose wieder getrennt und auf zwei Tochterzellen verteilt.

G_2-Phase
In dieser Wachstumsphase wird vermehrt Energie für die folgende Mitose gespeichert. Die Chromosomen werden auf Fehler geprüft und bei Bedarf repariert.

1.2.2   Mitose

Prophase
In der Prophase (▶ Abb. 1.5) löst sich die Kernhülle langsam auf. Die Zentriolen im Zytoplasma wandern zu den entgegengesetzten Zellpolen. Zwischen ihnen bildet sich der Spindelapparat aus, der zusammen mit den Zentriolen die nachfolgenden Bewegungen der Chromatiden steuert.

Metaphase
Die noch zusammenhängenden Chromatiden ordnen sich in der Mittelebene (Äquatorialplatte) der Zelle an.

Anaphase
Jeweils zwei identische Chromatiden trennen sich und werden vom Spindelapparat zu den entgegengesetzten Zellpolen gezogen. In der späten Anaphase beginnt auch die Teilung des Zellleibs, bei der zwei gleich große Tochterzellen mit eigenem Zytoplasma und Zellorganellen entstehen.

Telophase
Der jeweils an einem Pol der Zelle befindliche Chromosomensatz wird erneut von einer Kernhülle umgeben. Der Spindelapparat verschwindet und die Nukleoli werden wieder sichtbar. Die Teilung des Zellleibs wird beendet. Im Anschluss an die Telophase durchlaufen die beiden Tochterzellen erneut den Zellzyklus.

Nerven- und Herzmuskelzellen können sich nicht teilen. Sie verharren in der **G_0-Phase,** der Ruhephase des Zellzyklus. Auch teilungsfähige Zellen können in die G_0-Phase eintreten und erst auf einen speziellen Reiz hin den Zellzyklus erneut durchlaufen.

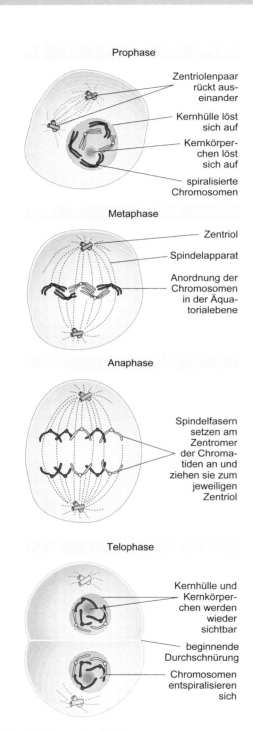

Prophase

Zentriolenpaar rückt auseinander

Kernhülle löst sich auf

Kernkörperchen löst sich auf

spiralisierte Chromosomen

Metaphase

Zentriol

Spindelapparat

Anordnung der Chromosomen in der Äquatorialebene

Anaphase

Spindelfasern setzen am Zentromer der Chromatiden an und ziehen sie zum jeweiligen Zentriol

Telophase

Kernhülle und Kernkörperchen werden wieder sichtbar

beginnende Durchschnürung

Chromosomen entspiralisieren sich

Abb. 1.5 Mitosestadien. [L190]

> **Besonderheiten älterer Menschen**
>
> Im Alter kommt es vermehrt zu Schäden an der DNS, während die Fähigkeit zur Reparatur dieser Schäden abnimmt. Die Zellen altern schneller und das Gewebe fibrosiert zunehmend. Insgesamt steigt das Risiko, an einem Tumor zu erkranken.

1.3 Proteinbiosynthese

Proteine (Eiweiße) sind für die Struktur und die Funktion der einzelnen Zelle, eines Gewebes und damit des gesamten menschlichen Organismus von herausragender Bedeutung. Proteine
- katalysieren (beschleunigen) als Enzyme Stoffwechselvorgänge,
- bilden als Kollagen den Grundbaustein von Knorpel, Knochen, Sehnen u. a.,
- sind als Aktin und Myosin Hauptbestandteil des Muskels (▶ 2.3.1),
- sind an der Immunabwehr beteiligt (Immunglobuline, ▶ 8.7.2),
- sind als Puffersubstanzen an der Regulation des Säure-Basen-Haushalts beteiligt (▶ 11.3.2),
- werden für den Transport von Stoffen in und aus der Zelle benötigt, z. B. Hämoglobin für den Sauerstofftransport (▶ 8.4.2),
- kontrollieren als Hormone (▶ Kap. 7) Stoffwechsel, Wachstum und Reproduktionsvorgänge (z. B. Insulin, Parathormon).

Die Herstellung der Proteine, die sogenannte Proteinbiosynthese, ist eine wesentliche Aufgabe der Zellen des Organismus. Proteine sind aus einer Vielzahl verschiedener **Aminosäuren** zusammengesetzt. Art und Reihenfolge der Aminosäuren für den Aufbau eines bestimmten Proteins sind durch die DNS genetisch exakt festgelegt. Die Gesamtheit der genetischen Information (**Genotyp**) wird in den Aufbau von Proteinen umgesetzt, die dann in das Stoffwechselgeschehen eingreifen können und zur Ausbildung von Eigenschaften und des Erscheinungsbildes wie Haarfarbe oder Geschlecht beitragen (**Phänotyp**). Der Phänotyp wird zusätzlich durch Umweltfaktoren beeinflusst.

Transkription und Translation

Die Proteinbiosynthese findet in den Ribosomen statt. Da sich die genetische Information über den Aufbau eines Proteins allerdings im Zellkern befindet, wird von der DNS eine Kopie angefertigt. Dieser Vorgang wird als **Transkription** bezeichnet (▶ Abb. 1.6). Für die Transkription entspiralisiert sich die DNS in einem Teilbereich. Hier wird eine einsträngige Kopie mit den komplementären Basen gebildet, die **messenger-RNS** (mRNS). Die mRNS stellt die Information für die Synthese eines bestimmten Proteins zur Verfügung. Diese mRNS gelangt durch die Kernporen ins Zytoplasma zu den Ribosomen. Das Ribosom wandert nun entlang der einsträngigen mRNS und übersetzt den mRNS-Code in eine Aminosäuresequenz. Dabei enthalten jeweils drei benachbarte Basen der mRNS (Triplett, Kodon) die genetische Information für eine Aminosäure. So entsteht eine wachsende Aminosäurekette, die schließlich ein fertiges Protein ergibt. Dieser Vorgang wird als **Translation** bezeichnet.

Der Abschnitt der DNS, der die genetische Information für den Aufbau eines Proteins enthält, ist ein **Gen.**

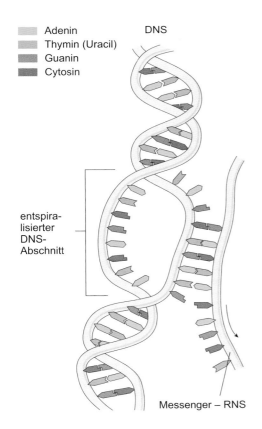

Adenin
Thymin (Uracil)
Guanin
Cytosin

DNS

entspira-
lisierter
DNS-
Abschnitt

Messenger – RNS

Abb. 1.6 Transkription. [L190]

1.4 Meiose

Die Meiose (► Abb. 1.7) ist die besondere Form der Zellteilung von unreifen Keimzellen zu **Geschlechtszellen** (Ei- und Samenzellen). Dabei kommt es nicht zur DNS-Verdoppelung wie bei der Mitose, sondern der Chromosomensatz wird auf 23 Chromosomen reduziert. Die Geschlechtszellen enthalten im Gegensatz zu den somatischen Zellen des Organismus lediglich 23 Chromosomen. Erst durch die **Befruchtung** (Verschmelzung von Ei- und Samenzelle) entsteht eine Zelle, die **Zygote,** die wie jede andere Körperzelle 46 Chromosomen enthält. Dieser in jeder Körperzelle vorhandene Satz homologer Chromosomen wird als **diploid** (doppelt), der in den Geschlechtszellen vorliegende einfache Chromosomensatz als **haploid** (einfach) bezeichnet.

Die Entwicklung der Geschlechtszellen (Gametogenese) erfolgt beim Mann als **Spermatogenese** (Spermium = Samenzelle) in den Hoden (► 13.2.1), bei der Frau als **Oogenese** (Oozyte = Eizelle) in den Eierstöcken (► 13.1.1). Bei der Reifung der Geschlechtszellen (Gameten) muss ein Prozess stattfinden, durch den der diploide Chromosomensatz der unreifen Geschlechtszelle auf einen haploiden reduziert wird. Ansonsten würden in der Zygote und den daraus hervorgehenden Körperzellen 2 × 46 Chromosomen vorliegen. Diese Reduktion geschieht durch zwei aufeinanderfolgende Kern- und Zellteilungen, bei denen der diploide Chromosomensatz einer unreifen Geschlechtszelle auf vier reife Geschlechtszellen mit haploidem Chromosomensatz verteilt wird. Dieser Vorgang wird als **Meiose** bezeichnet. Sie verläuft in zwei Schritten, der **1.** und der **2. Reifeteilung.**

1. Reifeteilung

In der unreifen Geschlechtszelle mit 46 Chromosomen werden die paarweise aneinander gelagerten homologen Chromosomen voneinander getrennt. Die Verteilung der Chromosomen – mütterlicher oder väterlicher Herkunft – auf die zwei entstehenden Tochterzellen erfolgt dabei rein zufällig. Der diploide Chromosomensatz wird so auf einen haploiden reduziert. Weiterhin kommt es in verschiedenem Ausmaß zum Austausch von Chromosomenbruchstücken zwischen den Chromatiden mütterlicher oder väterlicher Herkunft (Crossing over). Diese Vorgänge führen zu einer Durchmischung der Chromosomen elterlicher Herkunft, zu der sogenannten **Rekombination,** auf der die

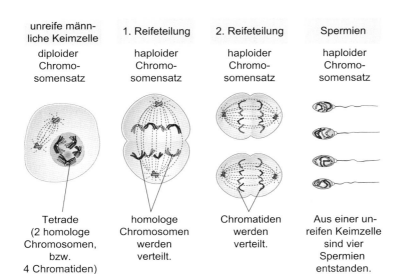

unreife männ- liche Keimzelle	1. Reifeteilung	2. Reifeteilung	Spermien
diploider Chromo- somensatz	haploider Chromo- somensatz	haploider Chromo- somensatz	haploider Chromo- somensatz
Tetrade (2 homologe Chromosomen, bzw. 4 Chromatiden)	homologe Chromosomen werden verteilt.	Chromatiden werden verteilt.	Aus einer un- reifen Keimzelle sind vier Spermien entstanden.

Abb. 1.7 Die Meiose am Beispiel der Spermatogenese. [L190]

Unterschiedlichkeit aller Lebewesen beruht. Ergebnis der 1. Reifeteilung sind zwei Tochterzellen mit je 23 Chromosomen, wobei jedes Chromosom aus zwei Chromatiden besteht.

2. Reifeteilung

Bei der sich anschließenden 2. Reifeteilung werden die Chromatiden der in den zwei Tochterzellen vorhandenen 23 Chromosomen getrennt und wiederum auf zwei Tochterzellen verteilt. Nach Abschluss der Meiose liegen nun vier Geschlechtszellen mit haploidem Chromosomensatz vor. Das von Vater und Mutter kommende Genmaterial ist ausgetauscht und neu verteilt, wobei jedes Chromosom nur aus einem Chromatid besteht. Die bei der Meiose stattfindende Umordnung der Chromosomen und Gene trägt zur genetischen Vielfalt bei.

Spermatogenese und Oogenese

Zwischen den Geschlechtern bestehen jedoch Unterschiede. Während beim Mann aus einer unreifen Geschlechtszelle vier reife Samenzellen entstehen (Spermatogenese), werden bei der Frau eine große Eizelle und drei kleine Polkörperchen gebildet, die absterben. Die Oogenese beginnt bereits während der Embryonalphase, während in den Hoden erst mit Beginn der Pubertät kontinuierlich Samenzellen heranreifen.

1.5 Vererbungslehre (Genetik)

Die Zellen des menschlichen Organismus enthalten 46 paarweise zusammenliegende Chromosomen. Dabei bildet je ein Chromosom der Mutter mit dem entsprechenden Chromosom des Vaters ein Paar. Gene, die auf dem mütterlichen und dem väterlichen Chromosom an gleicher Stelle lokalisiert sind, werden als **Allel** bezeichnet. Sind die beiden Allele völlig identisch, ist der Träger in diesem Merkmal **homozygot,** reinerbig. Unterscheiden sie sich, ist er **heterozygot,** mischerbig.

Die Weitergabe der auf den Chromosomen liegenden Gene erfolgt nach bestimmten Gesetzmäßigkeiten. Diese wurden Mitte des 19. Jahrhunderts von Gregor Mendel an Hand von Tausenden von Kreuzungsversuchen mit Erbsenpflanzen aufgestellt und werden als Mendel'sche Regeln bezeichnet. Es gelten die

- Uniformitätsregel (1. Mendel'sche Regel)
- Aufspaltungsregel (2. Mendel'sche Regel)
- Unabhängigkeitsregel (3. Mendel'sche Regel)

Diese Regeln haben auch heute noch Gültigkeit und bestimmen die Vererbung bestimmter Merkmale beim Menschen.

1.5.1 Uniformitätsregel (1. Mendel'sche Regel)

Es werden zwei Pflanzen gekreuzt, die sich lediglich in ihrer Blütenfarbe Rot bzw. Weiß unterscheiden. Im Chromosomensatz der einen Geschlechtszelle liegt das Allel r(ot) vor, im Chromosomensatz der anderen das Allel w(eiß). Nach Verschmelzung der beiden Geschlechtszellen ist in der Körperzelle r immer mit w kombiniert. Alle Tochterorganismen sind daher in Bezug auf die Blütenfarbe heterozygot mit den Allelen r und w, sie sind uniform. Wenn sich die beiden Allele r und w gleich stark durchsetzen, d. h. wenn sie **kodominant** sind, ist die Blütenfarbe der Tochterorganismen immer Rosa. Dies entspricht einem intermediären Erbgang (▶ Abb. 1.8).

Bei einem heterozygoten Allelpaar wie es in der Tochtergeneration vorliegt, ist jedoch häufig die Genwirkung eines Allels stärker als die des anderen. Das heißt, das eine Allel ist **dominant** und überdeckt die Wirkung des anderen, **rezessiven** Gens. Wird nun eine rotblühende homozygote Pflanze (RR) mit einer weißblühenden homozygoten Pflanze (ww) gekreuzt, und die Blütenfarbe Rot ist über die Blütenfarbe Weiß dominant, ist die Toch-

tergeneration einheitlich (uniform) rotblühend, jedoch heterozygot (Rw). Dies entspricht einem autosomal dominanten Erbgang.

Zusammenfassend kann gesagt werden: Kreuzt man zwei homozygote Pflanzen, die sich nur in einem Merkmal unterscheiden, sehen alle Pflanzen der Tochtergeneration gleich aus.

1.5.2 Aufspaltungsregel (2. Mendel'sche Regel)

Bei der Kreuzung der Tochtergeneration aus dem intermediären Erbgang untereinander werden in der Meiose Geschlechtszellen gebildet, die entweder das Chromosom mit dem Gen r oder das Chromosom mit dem Gen w enthalten. Bei der Befruchtung entstehen in der Enkelgeneration jetzt Pflanzen mit den Allelkombinationen rr, rw, ww im Zahlenverhältnis 1 : 2 : 1 (▶ Abb. 1.8).

Bei Kreuzung der Tochtergeneration aus dem autosomal-dominanten Erbgang spaltet sich die Enkelgeneration genotypisch im Verhältnis 1 : 2 : 1 auf. Im Phänotyp liegt jedoch ein Verhältnis von 3 : 1 vor (drei rotblühende, eine weißblühende Pflanze, ▶ Abb. 1.9).

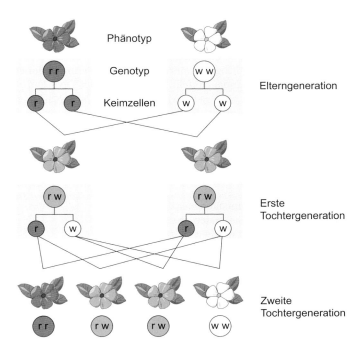

Abb. 1.8 Intermediärer Erbgang in der Tochtergeneration. [L190]

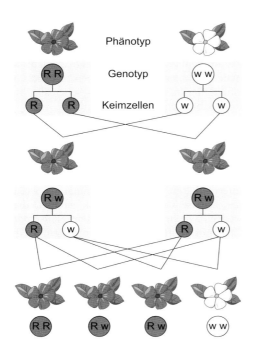

Abb. 1.9 Autosomal dominanter Erbgang (Aufspaltungsregel) [L190]

1.5.3 Unabhängigkeitsregel (3. Mendel'sche Regel)

Werden Pflanzen mit mehreren Merkmalunterschieden (z.B. Farbe und Form) untereinander gekreuzt, werden diese Merkmale aufgrund der Neuzusammenstellung des Erbguts während der Meiose unabhängig voneinander verteilt. Daraus ergeben sich entsprechend viele neue Merkmalkombinationen. Voraussetzung ist allerdings, dass die Gene, die für die Ausprägung der untersuchten Merkmale verantwortlich sind, nicht auf dem gleichen Chromosom liegen.

1.5.4 Mutationen

Mutationen sind spontan entstandene Veränderungen des Erbmaterials. Sie treten meist ohne erkennbaren Grund auf und machen sich in einer Änderung eines Stoffwechselvorgangs oder des Erscheinungsbildes des menschlichen Organismus bemerkbar. Beim Menschen haben sie häufig Krankheitswert. Es werden unterschieden:
- **Numerische Chromosomenmutationen:** Änderung der Zahl der Chromosomen (z.B. besteht bei der Trisomie 21, dem Down-Syndrom, das Chromosomenpaar 21 aus drei Chromosomen).
- **Strukturelle Chromosomenmutationen:** Die Struktur eines Chromosoms ist verändert, z.B. durch Abbruch oder Verdoppelung eines Teils (z.B. Katzenschrei-Syndrom).
- **Genmutationen:** punktuelle Veränderungen der DNS-Doppelspirale auf molekularer Ebene. Die DNS-Basenfolge eines Gens ist verändert, sodass ein verändertes bzw. funktionsgestörtes Protein produziert wird (z.B. Mukoviszidose, Hämophilie).

Fallbeispiel
Trisomie 21 – Veränderungen im Erbgut

Heute dürfen die Auszubildenden in Kleingruppen eine Einrichtung für Menschen mit Behinderung besuchen. Ida Bergen, Esra Demir und Greta Larsson sind heute im sonderpädagogischen Förderzentrum. Begrüßt werden sie vom dreizehnjährigen Leon mit Down-Syndrom, der ihnen das Haus zeigen darf. Er spricht undeutlich, aber lächelt bei jedem Satz, dass die Auszubildenden sofort davon angesteckt werden. Nach der Führung sprechen sie mit Herrn Löblein, der die Nachmittagsbetreuung leitet. Er sagt: „Menschen mit Trisomie 21 haben Herz. Sie sehen anders aus – die doppelte Lidfalte, der kurze Hals und der kleine Kopf –, auch verhalten sie sich anders. Häufig sind sie dazu gesundheitlich beeinträchtigt. Aber letztlich haben sie nur ein Chromosom zu viel." Als die Auszubildenden auf dem Heimweg sind, sagt Greta: „Verrückt, was Veränderungen im Erbgut bewirken können." Esra antwortet: „Kommt eben darauf an, wie das Erbgut verändert ist. Du hast rote Haare, Greta blonde und ich schwarze. Bei Leon ist es eine geistige Beeinträchtigung. Aber auch Krebs entsteht durch Mutationen auf Zellebene." Ida runzelt die Stirn und sagt: „Das ist wirklich komplex. Ich glaube der Unterricht zur Zelle ist doch wichtiger, als ich dachte."

Wiederholungsfragen

1. Welche Aufgaben haben Ribosomen?
2. Was ist die Aufgabe der Mitochondrien?
3. Wozu dienen Mikrovilli?
4. Welches ist die Hauptaufgabe des Zellkerns?
5. Nennen Sie die vier Unterphasen der Mitose!
6. Wo sind die Gene lokalisiert?
7. Wie viele Chromosomen hat der haploide Satz des Menschen und in welchen Zellen findet er sich?
8. Was ist die Aufgabe der Meiose?
9. Erläutern Sie die drei Mendel'schen Regeln!

Die Gewebe

Überblick

Die Zellen des Menschen schließen sich zu unterschiedlichen Verbänden zusammen. Erfüllen sie eine gemeinsame Aufgabe, werden sie als Gewebe bezeichnet. Aus verschiedenen Gewebearten bilden sich dann Organe und letztendlich der gesamte Körper.

Pflegende benötigen histologische Kenntnisse, um Vorgänge auf Zellebene verstehen und bei spezifischen medizinischen Maßnahmen mitwirken zu können. Dabei erfordert insbesondere die Onkologie ein ausgeprägtes Begriffsverständnis. Hier nehmen Pflegende häufig Vermittlungspositionen ein, indem sie den Patienten komplexe Sachverhalte erklären.

Daneben ist das Wissen zu Gewebe auch wichtig für die professionelle Beurteilung von Wunden und deren Versorgung.

Um hierfür grundlegendes Fachwissen zu schaffen, beantwortet folgendes Kapitel unter anderem diese Fragen: Welche Gewebearten können unterschieden werden? Was ist Interzellularsubstanz? Woraus besteht Knorpel? Welche Bedeutung haben Osteoblasten und Osteoklasten für das Knochengewebe? Wie funktioniert eine Muskelkontraktion? Wie sind Nerven aufgebaut?

Gewebe sind Zellverbände, die in der Regel gleich aufgebaut sind und die gleiche Funktion erfüllen. Es werden vier Grundgewebe unterschieden:

- Epithelgewebe
- Binde- und Stützgewebe
- Muskelgewebe
- Nervengewebe

Diese Grundgewebe sind die Baumaterialien der Organe und sind in jedem Organ unterschiedlich verteilt.

Als **Parenchym** werden die Zellen eines Organs bezeichnet, die die eigentliche Aufgabe erfüllen. Demgegenüber besitzt das **Stroma** eines Organs überwiegend Stützfunktionen. Es besteht in der Regel aus Bindegewebe und enthält Blutgefäße und Nerven zur Versorgung der Zellen. Zwischen den Zellen eines Organs liegen die Interzellularräume (Zwischenzellräume), die eine Rolle beim Stoffaustausch zwischen den Zellen spielen. Die einzelnen Zellen sind über spezifische Zellkontakte miteinander verbunden (▶ 1.1.8).

2.1 Epithelgewebe

Epithelgewebe bedeckt die äußere Oberfläche des menschlichen Körpers und kleidet seine Hohlräume aus. Es erfüllt unterschiedliche Funktionen und wird daher in **Oberflächenepithel** und **Drüsenepithel** unterteilt. Dies ist jedoch keine strenge Unterscheidung, da sowohl das Oberflächenepithel Substanzen sezernieren (abgeben) als auch das Drüsenepithel einen Oberflächenschutz bilden kann. Daneben gibt es Epithelzellen mit spezifischen Aufgaben, z. B. das Sinnesepithel im Auge (▶ 5.1.1) sowie Myoepithelzellen, die sich kontrahieren können.

2.1.1 Oberflächenepithel

Oberflächenepithel bedeckt die Körperoberfläche als Oberhaut (Epidermis, ▶ 5.4.1) und innere Oberflächen, z. B. im Magen-Darm-Kanal, in den Atemwegen, in den Blutgefäßen, in den serösen Höhlen (Bauchfell, Brustfell, Herzbeutel). Die **Basalmembran,** eine dünne zellfreie Schicht, trennt das Epithel vom darunter liegenden Bindegewebe. Je nach Zellform, Schichtenbildung und Aussehen der freien Zelloberfläche werden verschiedene Oberflächenepithelien unterschieden (▶ Tab. 2.1):

- Schichtenbildung:
  - Einschichtig: Besteht aus einer Zelllage
  - Mehrschichtig: Besteht aus mehreren übereinander liegenden Zelllagen
  - Mehrreihig: Alle Zellen haben Beziehung zur Basalmembran, nicht aber zur freien Oberfläche
- Zellform:
  - Platt
  - Isoprismatisch (kubisch)
  - Hochprismatisch (Zylinderepithel)
- Oberflächendifferenzierung:
  - Verhornt

Tab. 2.1 Verschiedene Epithelarten. [L190]

Epithelart		Vorkommen
	Einschichtiges Plattenepithel	• Alveolen • Blutgefäße (Endothel) • Brust-, Bauchfell (Mesothel)
	Einschichtiges isoprismatisches Epithel	• Drüsenausführungsgänge • Nierenkanälchen
	Einschichtiges hochprismatisches Epithel; links Flimmerepithel	• Verdauungskanal von Magen bis Rektum • Mit Flimmerepithel: Eileiter
	Mehrreihiges hochprismatisches Flimmerepithel	• Nasenhöhle • Bronchien • Luftröhre • Eileiter
	Übergangsepithel (Urothel), Sonderform eines mehrschichtigen Epithels	• Nierenbecken • Harnblase • Harnleiter
	Mehrschichtiges unverhorntes Plattenepithel	• Verdauungskanal von Mundhöhle bis Speiseröhre • Anus • Vagina
	Mehrschichtiges verhorntes Plattenepithel	• Epidermis (Oberhaut)

– Unverhornt
– Mit und ohne Bürstensaum (bestehend aus Mikrovilli) oder Flimmerepithel (bestehend aus Kinozilien)

2.1.2 Drüsenepithel

Drüsen sind Zellkomplexe oder Einzelzellen, die Sekrete bilden und absondern (Sekretion). Je nach Art der Ausscheidung werden exokrine von endokrinen Drüsen unterschieden.

Exokrine Drüsen besitzen einen Ausführungsgang, über den sie ihr Sekret an die Oberfläche von Haut (z. B. Schweißdrüsen) oder Schleimhaut (z. B. Becherzellen des Darmes) abgeben. Je nach Beschaffenheit dieses Sekrets unterscheidet man:
• Seröse Drüsen, die ein eiweißreiches, dünnflüssiges Sekret bilden (z. B. Bauchspeichel, Tränen)
• Muköse Drüsen, die einen zähflüssigen Schleim bilden
• Gemischte seromuköse Drüsen mit serösen und mukösen Anteilen, die dementsprechend gemischtes Sekret bilden

Endokrine Drüsen besitzen keinen Ausführungsgang. Sie bilden Hormone (▸ Kap. 7), die direkt in das umliegende Gewebe oder die Blut- oder Lymphbahn abgegeben werden und so zu ihren Wirkungsorten transportiert werden.

2.2 Binde- und Stützgewebe

Das Binde- und Stützgewebe ist entscheidend an der Formgebung und -gestaltung des menschlichen Organismus beteiligt. Es kommt überall im Körper vor.

Aufgaben

Die Aufgaben des Binde- und Stützgewebes sind:
- Bildung des Grundgewebes (Stroma) von Organen
- Umhüllung von Organen als Organkapsel
- Verbindung verschiedener Gewebe miteinander, z. B. Epithel mit Muskulatur
- Bindet Blutgefäße und Nerven in das umgebende Gewebe ein
- Beteiligung an körpereigener Abwehr, Wasserhaushalt und Stoffaustausch

Aufbau

Alle diese Gewebe enthalten:
- **Bindegewebszellen.** Sie werden unterschieden in
  - Ortsständige fixe Zellen (Fibroblasten, Fibrozyten, Mesenchymzellen, Retikulumzellen): Sie bilden die Interzellularsubstanz
  - Bewegliche freie Zellen (Granulozyten, Lymphozyten, Plasmazellen, Makrophagen, Mastzellen, Monozyten): Sie sind für die spezifische und unspezifische Abwehr zuständig (▶ 8.7.1)
- **Interzellularsubstanz** (Zwischenzellsubstanz) bestehend aus:
  - Kollagenfasern: finden sich im gesamten Körper, besonders in Sehnen und Gelenkbändern, haben eine hohe Zugfestigkeit, sind kaum dehnbar
  - Elastischen Fasern: finden sich z. B. in Lunge und Arterien, sind stark dehnbar
  - Retikulären Fasern: finden sich in Milz, Lymphknoten und zahlreichen anderen Organen, sind geringfügig dehnbar und nur wenig mechanisch belastbar
  - Amorpher Grundsubstanz: kittartige Masse aus Proteinen und Kohlenhydraten (Proteoglykanen), bindet Gewebewasser

Bindegewebszellen und Interzellularsubstanz liegen je nach Gewebetyp in unterschiedlicher Menge und Anordnung vor.

Einteilung

Das **Bindegewebe** wird unterteilt in:
- Faserarmes Bindegewebe
- Faserreiches Bindegewebe
- Zellreiches Bindegewebe
- Fettgewebe

Zum **Stützgewebe** zählen:
- Knorpel
- Knochen

2.2.1 Faserarmes Bindegewebe

Das faserarme Bindegewebe besteht aus:
- Kollagenfasern
- Viel Grundsubstanz
- Freien Bindegewebszellen

Es füllt im Körper Hohlräume zwischen verschiedenen Organen sowie innerhalb eines Organs aus und umhüllt Nerven, Blut- und Lymphgefäße. Außerdem dient es als Verschiebeschicht, als Wasserspeicher und spielt eine wichtige Rolle bei Abwehrvorgängen.

2.2.2 Faserreiches Bindegewebe

Das faserreiche Bindegewebe besteht überwiegend aus Kollagenfasern (▶ Abb. 2.1), weniger aus Zellen und Grundsubstanz. Es findet sich aufgrund seiner hohen mechanischen Belastbarkeit vor allem in Sehnen, Bändern und Organkapseln.

2.2.3 Zellreiches Bindegewebe

Das zellreiche Bindegewebe besteht aus dicht gelagerten, spindelförmigen Zellen, die in Zügen verlaufen, und wenig Interzellularsubstanz. Es kommt in der Rinde des Eierstockes vor.

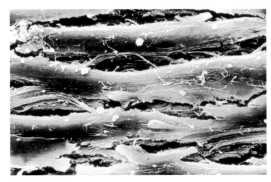

Abb. 2.1 Kollagenfasern in rasterelektronenmikroskopischer Vergrößerung. [X243]

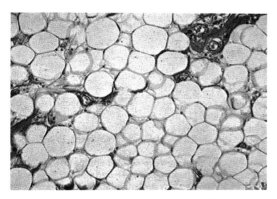

Abb. 2.2 Weißes Fettgewebe. Zytoplasma und Zellkerne sind von den Fetttropfen an den Rand der Zelle gedrängt. [M375]

2.2.4 Fettgewebe

Das Fettgewebe ist eine Sonderform des Bindegewebes. Es besteht aus **Fettzellen** (Adipozyten), die
Fett speichern, und aus **retikulären Fasern,** die die
Fettzellen umgeben. Es wird unterteilt in weißes
und braunes Fettgewebe. Die Fettzellen des weißen Fettgewebes enthalten einen großen Fetttropfen, den sie je nach Bedarf speichern oder abgeben
können (▶ Abb. 2.2). Fettgewebe hat mechanische
Aufgaben (z. B. Druckpolster an Hand- und Fuß-
sohlen), füllt den Raum zwischen den Organen aus
und dient als Energiespeicher/Kaloriendepot und
Kälteschutz. 15–20 % des menschlichen Organismus bestehen aus Fettgewebe.

Besonderheiten beim Kind

Beim Säugling findet sich vermehrt braunes Fettgewebe (z. B. Nackenbereich, Mediastinum, um die Nieren).
Es dient der zitterfreien Wärmeproduktion. Die im
Fett gespeicherte Energie wird nicht in ATP abgebaut,
sondern als Wärme freigesetzt. Diese wird dann über
das Blut im Körper verteilt. Säuglinge sind besonders
gefährdet, Wärmeverluste zu erleiden, weil ihre wär-
meverlierende Körperoberfläche im Verhältnis zum
wärmeproduzierenden Körperkern sehr groß ist. Das
braune Fettgewebe wird sowohl vor als auch nach der
Geburt durch weißes Fettgewebe ersetzt.

Praxistipp

Die Kanüle zur intramuskulären (i. m.) Injektion muss
so gewählt werden, dass die Fettgewebeschicht durch-
drungen wird, damit das Medikament auch wirklich
intramuskulär gespritzt wird.

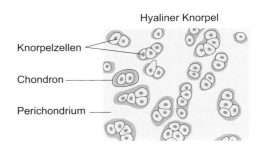

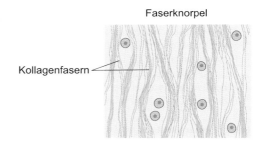

Abb. 2.3 Drei verschiedene Knorpelarten [L190]

2.2.5 Knorpel

Knorpel besteht aus **Knorpelzellen** (Chondrozyten) und **Interzellularsubstanz.** Die Knorpelzellen
liegen in kleinen Gruppen zusammen und bilden
die **Chondrone.** Knorpel ist gefäß- und nervenfrei
und hat eine geringe Regenerationsfähigkeit. Seine
Ernährung erfolgt in erster Linie über die Knorpel-
haut (Perichondrium). Aufgrund seiner Festigkeit
zählt Knorpel zum Stützgewebe. Durch Druck und
Zug verformt er sich, kehrt jedoch beim Nachlas-
sen dieser Kräfte in seine Ausgangsform zurück.
Je nach Zusammensetzung werden drei Knorpelarten unterschieden (▶ Abb. 2.3):
• **Hyaliner Knorpel** ist der häufigste Knorpel.
  Er besteht hauptsächlich aus Kollagenfasern,

Knorpelzellen und Grundsubstanz. Er ist in den Wänden von Luftröhre und Bronchien, im Kehlkopf sowie an den Gelenken vorhanden.

- **Elastischer Knorpel** ist selten. Er enthält neben Kollagenfasern und Knorpelzellen auch elastische Fasern. Er kommt in der Ohrmuschel und im Kehlkopfdeckel vor.
- **Faserknorpel** (kollagener Knorpel) besteht aus einem dichten Flechtwerk von Kollagenfasern. Er findet sich in den Bandscheiben der Wirbelsäule, der Schambeinfuge und in den Meniski des Kniegelenks.

2.2.6 Knochen

Knochen ist stabil gegen Druck, Zug, Biegung und Torsion. Er gehört zu den härtesten Strukturen des Körpers und besteht aus:

- **Interzellularsubstanz:** enthält Kollagenfasern und eingelagert anorganische Kalksalze (Kalziumphosphat, Kalziumkarbonat), die u. a. für die Härte des Knochens verantwortlich sind
- **Knochenzellen:** sind für den ständigen Umbau des Knochens, d. h. Auf- und Abbau zuständig
  - Osteoblasten scheiden die organischen Substanzen für den Aufbau der Interzellularsubstanz aus. Dadurch mauern sie sich langsam selbst ein. Wenn sie ringsum von Interzellularsubstanz umgeben sind, schränken sie ihre Synthesetätigkeit ein und werden zu Osteozyten.
  - Osteozyten sitzen in Aussparungen der harten Interzellularsubstanz. Über lange Zellfortsätze nehmen sie Kontakt zueinander auf.
  - Osteoklasten sind Gegenspieler der Osteoblasten, sie bauen Knochen ab.

Zwischen Auf- und Abbau des Knochens besteht ein ständiges Gleichgewicht. Für dieses Gleichgewicht sind eine ausgewogene mechanische Belastung und eine ausreichende Versorgung des Knochens mit Nährstoffen erforderlich. Die versorgenden Blutgefäße verlaufen innerhalb des Knochens.

> **Besonderheiten älterer Mensch**
>
> Beim älteren Menschen nehmen sowohl die Knochendichte als auch die Knochenmasse ab (Osteoporose). Dies wird erklärt mit einer Aktivitätszunahme der knochenabbauenden Osteoklasten, während die Aktivität der knochenaufbauenden Osteoblasten abnimmt. Das Knochengewebe wird spröder, was u. a. eine Ursache für häufigere Knochenbrüche ist.

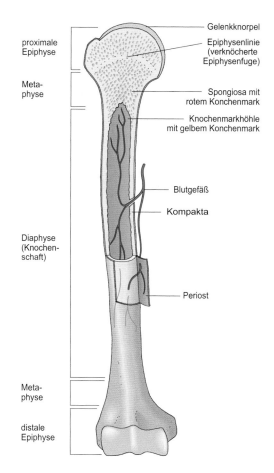

Abb. 2.4 Aufbau eines teilweise eröffneten Röhrenknochens. [L190]

Knochen ist aufgebaut aus (▶ Abb. 2.4):

- **Knochengewebe**
  - Kompakta (Knochenrinde, Kortikalis): oberflächliche Schicht aus kompaktem Knochen
  - Spongiosa (Knochenschwamm): im Inneren der Knochen, bestehend aus Knochenbälkchen
- **Knochenmark**
  - Rotes Knochenmark enthält viele rote Blutkörperchen und deren Vorstufen. Es ist für die Blutbildung (▶ 8.4) verantwortlich und kommt beim Erwachsenen in den kurzen und platten Knochen sowie in den Epiphysen der Röhrenknochen vor.

(Bildbeschriftungen Abb. 2.4:)
proximale Epiphyse
Metaphyse
Diaphyse (Knochenschaft)
Metaphyse
distale Epiphyse
Gelenkknorpel
Epiphysenlinie (verknöcherte Epiphysenfuge)
Spongiosa mit rotem Konchenmark
Knochenmarkhöhle mit gelbem Konchenmark
Blutgefäß
Kompakta
Periost

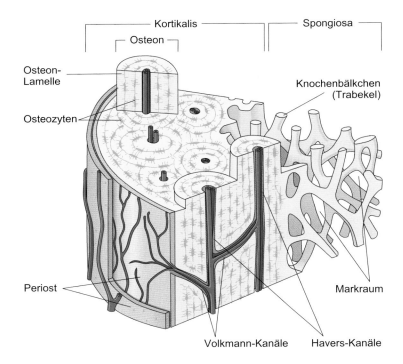

Abb. 2.5 Aufbau eines Lamellenknochens. [L190]

– Gelbes Knochenmark ist reich an gelben Fettzellen und nicht an der Blutbildung beteiligt. Es findet sich in den Diaphysen der Röhrenknochen.
* **Knochenhaut** (Periost) umgibt den Knochen strumpfartig und besteht aus zwei Bindegewebsschichten. Die dem Knochengewebe unmittelbar anliegende Schicht ist nerven- und gefäßreich und an der Ernährung des Knochens beteiligt.

Lamellen- und Geflechtknochen

Knochen lassen sich in Lamellen- und Geflechtknochen einteilen. Bei Erwachsenen besteht das Skelett vor allem aus **Lamellenknochen.** Im Zentrum enthalten sie Spongiosa, die von Kompakta umgeben ist. Spongiosa und Kompakta sind aus sehr feinen, dünnen Plättchen, den Lamellen, aufgebaut. Diese Lamellen sind innerhalb des Knochens abhängig von ihrer Belastung regelmäßig und in typischer Weise angeordnet: In der Kompakta liegen sie röhrenförmig um einen Kanal, den **Havers-Kanal.** Innerhalb dieses Kanals verlaufen Gefäße und Nerven für die Ernährung der Osteozyten. Diese Gefäße erhalten ihre Zuflüsse über die quer verlaufenden Volkmann-Kanäle. So entsteht eine Vielzahl nebeneinander liegender feiner Säulen, die **Osteone.** In der Spongiosa sind die Osteone deutlich weniger ausgerichtet (► Abb. 2.5).

Geflechtknochen besitzt diese typische Lamellenanordnung nicht. Er kommt beim Erwachsenen nur an wenigen Stellen vor (Ansatzstellen von Sehnen und Bändern sowie in der Umgebung der Schädelnähte). Außerdem ist jeder neugebildete Knochen Geflechtknochen (z. B. in den Wachstumsphasen beim Kind oder bei der Knochenbruchheilung), der dann in Lamellenknochen umgebaut wird.

Fallbeispiel

Grünholzfraktur: Das gibt es nur beim Kind

Die Auszubildende Andrea Schemm ist aktuell in der Notaufnahme eingesetzt. Am Morgen bringt der Rettungsdienst die achtjährige Nele in die Klinik. Sie ist in der Schule vom Klettergerüst gefallen. „Diese Fraktur gibt es nur beim Kind", sagt Frau Dr. Schneider, während sie das Röntgenbild betrachtet. In diesem Moment trifft Herr Abels, der Vater von Nele, ein und sagt: „Entschuldigen Sie, ich habe mich beeilt, aber ich habe eine eigene Gärtnerei. Ist der Arm gebrochen?" Die Ärztin wendet sich zu ihm: „Ja. Ihre Tochter hat eine Grünholzfraktur. Die Elle ist betroffen." Herr Abels und Andrea Schemm blicken verwundert zur Ärztin. Herr Abels sagt: „Soll das ein Scherz sein?" Die Ärztin antwortet: „Nein, bei Kindern ist das Knochengewebe noch biegsam und die Haut, die den Knochen umgibt, viel dicker. So kann es sein, dass die Knochenhaut, das Periost, erhalten bleibt und der Knochen nicht komplett durchbricht. Wie wenn Sie einen grünen Ast brechen." Herr Abels nickt. „Wir versorgen den Bruch mit einem Gips", sagt Frau Dr. Schneider und wendet sich an Andrea Schemm: „Kannst du hierfür eine erfahrene Pflegefachperson dazu holen?" Andrea verlässt den Raum und denkt nach: „Was für ein Zufall. Wer könnte das besser verstehen als ein Gärtner?"

Knochenformen

Die große Anzahl der Knochen lässt sich abhängig von ihrer Form in verschiedene Typen einteilen:

- **Röhrenknochen** (▶ Abb. 2.4) besitzen einen langen röhrenförmigen Schaft (Diaphyse) und zwei meist verdickte Enden (Epiphyse). Zwischen Dia- und Epiphyse liegt die Metaphyse. Röhrenknochen bestehen außen aus einer dicken, kompakten Knochenschicht, der Kompakta (Knochenrinde, Kortikalis), während sie innen eine aufgelockerte Struktur, die Spongiosa (Schwammknochen), besitzen. Typische lange Röhrenknochen sind z. B. der Oberschenkel- und Oberarmknochen. Zu den kurzen Röhrenknochen zählen z. B. Mittelhandknochen und Fingerknochen.

Besonderheiten beim Kind

Bei Kindern und Jugendlichen liegt zwischen Meta- und Epiphyse eine schmale Wachstumsfuge, die Epiphysenfuge. In den Epiphysenfugen findet das Längenwachstum der Knochen statt. Mit der Verknöcherung dieser Fugen ist das Längenwachstum abgeschlossen.

- **Kurze Knochen** sind meist unregelmäßig oder würfelförmig. Sie besitzen eine dünne Kompakta, die ohne scharfe Grenze in die Spongiosa übergeht. Zu ihnen zählen z. B. Wirbelkörper und Handwurzelknochen.
- **Platte Knochen** besitzen zwischen zwei dünnen Kompaktaschichten eine schmale Spongiosa. Zu ihnen zählen Brustbein, Schulterblatt, Rippen, Darmbeinschaufeln und Schädelknochen.

2.3 Muskelgewebe

Das Muskelgewebe ermöglicht die Bewegungen des Körpers, den Herzschlag und viele weitere lebensnotwendige Körperfunktionen. Es besteht aus **Muskelzellen** (Myozyten), die von Bindegewebe umhüllt sind.

Werden Muskelzellen durch Impulse des Nervensystems erregt, ziehen sie sich zusammen und ermöglichen so die **Kontraktion** eines Muskels. Man unterscheidet:

- Quergestreifte Muskulatur: Sie gliedert sich in Skelett- und Herzmuskulatur
- Glatte Muskulatur

2.3.1 Skelettmuskulatur

Aufgaben

Die Skelettmuskulatur kann sich kontrahieren (zusammenziehen) und ermöglicht die aufrechte Haltung sowie die aktiven Bewegungen des Körpers. Daneben wird bei jeder Muskelkontraktion Wärme erzeugt, die zur Regulation der Körpertemperatur eingesetzt wird. Um diese Aufgaben zu erfüllen, weist die Skelettmuskulatur einen hochspezialisierten Aufbau auf.

Besonderheiten älterer Mensch

Im Alter verändert sich die Zusammensetzung des Körpergewebes: Die Zahl der Muskelfasern verringert sich. Man spricht von einer altersbedingten Muskelatrophie. Die Muskelkraft nimmt insgesamt ab.

Aufbau

Die Skelettmuskulatur besteht aus bis zu 10 cm langen und 0,1 mm dicken, vielkernigen Muskelzellen (Myozyten), die auch **Muskelfasern** genannt werden. Diese liegen in Bündeln zusammen und werden von Bindegewebe (Endo- und Perimysium) umgeben. Innerhalb des Bindegewebes verlaufen Nerven und Blutgefäße, die den Muskel versorgen. Das Bindegewebe ermöglicht die Verschiebung der Muskelfaserbündel gegeneinander. Der gesamte Muskel ist von einer bindegewebigen Hülle, der **Muskelfaszie,** umgeben. Mit dem Skelett ist die Muskulatur durch **Sehnen** verbunden, die die Kraft auf den jeweiligen Knochen übertragen (▶ Abb. 2.6).

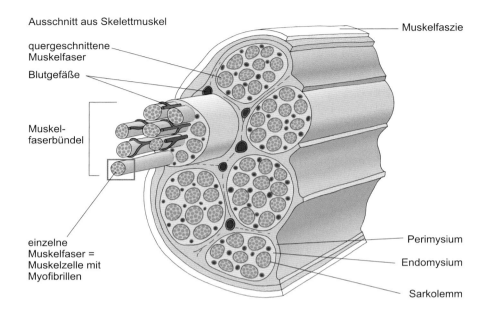

Ausschnitt aus Skelettmuskel

quergeschnittene Muskelfaser

Blutgefäße

Muskelfaserbündel

einzelne Muskelfaser = Muskelzelle mit Myofibrillen

Muskelfaszie

Perimysium

Endomysium

Sarkolemm

Abb. 2.6 Skelettmuskel im Querschnitt. [L190]

Feinbau

Im Zytoplasma der Skelettmuskelfaser verlaufen parallel in Längsrichtung zahlreiche fadenförmige Proteine, die **Myofibrillen.** Diese werden aus vielen **Myofilamenten** aufgebaut, die der Skelettmuskulatur die charakteristische Querstreifung verleihen (► Abb. 2.7):

- **Myosin(filament):** dickes Myofilament mit Ausläufern in Form von kleinen Köpfen.

- **Aktin(filament):** dünnes Myofilament, das zwischen die Myosinfilamente ragt. Dem Aktin aufgelagert finden sich die Proteine Troponin und Tropomyosin.

Die verschiedenen Querstreifen der Myofibrillen wiederholen sich stets in gleicher Reihenfolge und gliedern die Muskelfaser in viele aneinander gereihte funktionelle Untereinheiten, die **Sarkomere.**

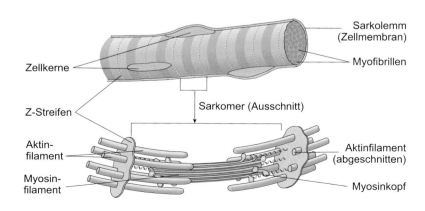

Zellkerne

Z-Streifen

Aktinfilament

Myosinfilament

Sarkolemm (Zellmembran)

Myofibrillen

Sarkomer (Ausschnitt)

Aktinfilament (abgeschnitten)

Myosinkopf

Abb. 2.7 Feinbau einer Skelettmuskelfaser. [L190]

Die Begrenzung eines Sarkomers erfolgt durch zwei Z-Streifen.

Kontraktion der Skelettmuskulatur

Kontraktionen der Skelettmuskulatur werden vom zentralen Nervensystem gesteuert und sind meist dem Willen unterworfen (Ausnahme: Rachen, obere Speiseröhre) oder erfolgen unwillkürlich, beispielsweise über spinale Reflexe (► 4.2.2).

Motorische Einheit

Ein Nerv (Motoneuron) versorgt mit seinem Neurit bis zu 200 Muskelfasern. Nerv und zugehörige Muskelfasern bilden eine **motorische Einheit** (► Abb. 2.8). Die Feinabstufung der Muskelkraft ist abhängig von der Anzahl und der Größe der motorischen Einheiten eines Muskels. Je kleiner die motorische Einheit eines Muskels, desto feiner können Bewegungen abgestuft werden. Kleine motorische Einheiten finden sich beispielsweise an der Augenmuskulatur. Hier werden 5–10 Muskelfasern von einem Neurit innerviert. Große motorische Einheiten weisen dagegen die Muskeln von Rumpf, Oberarm oder Bein auf. Hier versorgt ein Neurit bis zu 1000 Muskelfasern.

Innervation einer einzelnen Muskelfaser

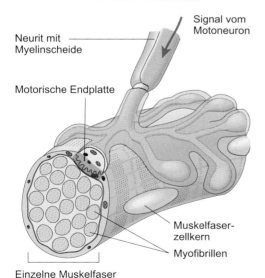

Signal vom Motoneuron

Neurit mit Myelinscheide

Motorische Endplatte

Muskelfaser-zellkern

Myofibrillen

Einzelne Muskelfaser

Abb. 2.8 Einzelne Muskelfaser mit dem versorgenden Neuriten. [L190]

Gleitfilamenttheorie

Eine Muskelkontraktion erfolgt durch die gleichzeitige Verkürzung zahlreicher Sarkomere. Voraussetzung ist die Erregung der Muskelfasermembran durch ein Aktionspotenzial des versorgenden Nerven. Daraufhin werden Ca^{2+}-Ionen in das Zytosol der Muskelfaser freigesetzt. Die Ca^{2+}-Ionen lösen dann die Kontraktion aus (elektromechanische Koppelung).

Bei einer Kontraktion schieben sich zahlreiche Myosin- und Aktinfilamente teleskopartig ineinander: Die Myosinköpfe binden an das Aktinfilament und bewegen sich dabei wie die Ruder eines Bootes unter Verbrauch des Energielieferanten ATP auf der Oberfläche des Aktinfilaments. Abhängig von der Stärke der Kontraktion werden die Aktinfilamente mehr oder weniger weit zwischen die Myosinfilamente gezogen. Dadurch nähern sich die Z-Streifen einander, und das Sarkomer verkürzt sich (► Abb. 2.9).

2.3.2 Herzmuskulatur

Die Herzmuskulatur (**Myokard,** ► 10.1.1) bildet den größten Teil der Herzwand und ist für die Pumpfunktion des Herzens verantwortlich. Herzmuskelzellen (Kardiomyozyten) sind wie die Skelettmuskelzellen quergestreift, weisen jedoch einige Besonderheiten auf (► Abb. 2.10):

- Sie besitzen ein bis zwei zentral gelegene Zellkerne, sind sehr viel kleiner, unregelmäßig verzweigt und bilden ein Netzwerk.
- Sie sind an ihren Enden jeweils durch sogenannte Glanzstreifen miteinander verbunden. Diese dienen u. a. der Befestigung der Myofibrillen.
- Sie kontrahieren sich spontan und regelmäßig. Die Kontraktion wird nicht durch Nerven ausgelöst, sondern ist Folge einer inneren Impulsbildung im Sinusknoten des Herzens (► 10.3). Sympathikus und Parasympathikus beeinflussen die Herztätigkeit (► 4.3).
- Sie verharren nach jeder Kontraktion in einer Ruhephase (Refraktärzeit, ca. 300 ms), in der keine erneute Kontraktion stattfindet. Das ermöglicht die gleichmäßige und gleichzeitige Kontraktion der Herzmuskelzellen.

2.3.3 Glatte Muskulatur

Die glatte Muskulatur kommt in den Wänden von Hohlorganen wie Magen-Darm-Trakt, Urogenitalsystem und Gefäßen vor. Sie besteht aus in Bün-

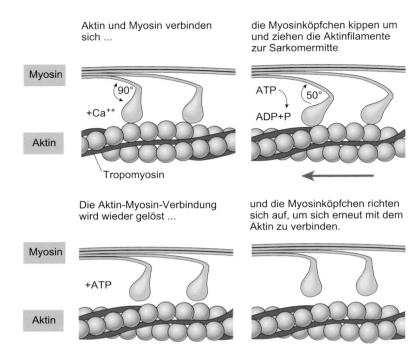

Aktin und Myosin verbinden sich ...

die Myosinköpfchen kippen um und ziehen die Aktinfilamente zur Sarkomermitte

Myosin

90°

ATP

50°

+Ca⁺⁺

ADP+P

Aktin

Tropomyosin

Die Aktin-Myosin-Verbindung wird wieder gelöst ...

und die Myosinköpfchen richten sich auf, um sich erneut mit dem Aktin zu verbinden.

Myosin

+ATP

Aktin

Abb. 2.9 Gleitfilamenttheorie der Muskelkontraktion und -erschlaffung. [190]

deln zusammenliegenden spindelförmigen und verzweigten Muskelzellen, die in einer Gitterstruktur angeordnet sind. Diese Anordnung bedingt die große Dehnbarkeit der glatten Muskulatur. Im Gegensatz zur Skelettmuskulatur sind die Zellen der glatten Muskulatur sehr viel kleiner und enthalten jeweils nur einen Zellkern. Aktin- und Myosinfilamente sind nicht parallel angeordnet, weshalb auch keine Querstreifung zustande kommt. Verankert sind sie im Zellinneren an sogenannten dense bodies (▶ Abb. 2.11).

Auch in der glatten Muskulatur wird eine Kontraktion durch das Zusammenspiel von Aktin- und Myosinfilamenten hervorgerufen. Ausgelöst wird eine Kontraktion unbewusst durch das vegetative Nervensystem (▶ 4.3) oder durch lokale Faktoren wie Hormone oder Wanddehnung. Sie ist damit nicht dem Willen unterworfen. Die Kontraktion breitet sich wellenförmig von einer Muskelfaser auf die benachbarte aus und verläuft daher fünf- bis fünfhundertmal langsamer als die der quergestreiften Muskulatur.

2.4 Nervengewebe

Das Nervensystem lässt sich gliedern in:
- **Zentrales Nervensystem (ZNS),** das aus Gehirn und Rückenmark besteht
- **Peripheres Nervensystem,** das sich ausgehend vom Rückenmark mit seinen Nerven in alle Teile des Körpers erstreckt

Das Nervengewebe dient der Informationsaufnahme, -weiterleitung und -verarbeitung.

2.4.1 Strukturelemente des Nervensystems

Die Aufgaben des Nervensystems werden von den hochspezialisierten **Nervenzellen** (Neuronen) – im menschlichen Gehirn ca. 100 Milliarden – übernommen. Daneben besteht das Nervengewebe aus **Gliazellen** (Stützzellen), die Ernährungs- und Stützfunktionen besitzen.

Nervenzelle

Die Nervenzelle besteht aus dem **Zellkörper** (Perikaryon) mit dem Zellkern, weiteren Zellorganellen und zahlreichen **Zellfortsätzen** (▶ Abb. 2.12):

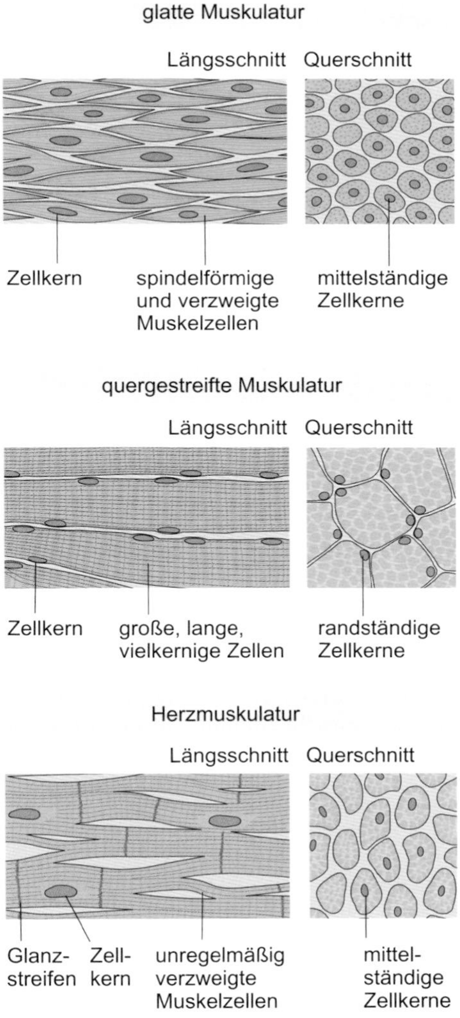

glatte Muskulatur

Längsschnitt Querschnitt

| Zellkern | spindelförmige und verzweigte Muskelzellen | mittelständige Zellkerne |

quergestreifte Muskulatur

Längsschnitt Querschnitt

| Zellkern | große, lange, vielkernige Zellen | randständige Zellkerne |

Herzmuskulatur

Längsschnitt Querschnitt

| Glanz-streifen | Zell-kern | unregelmäßig verzweigte Muskelzellen | mittel-ständige Zellkerne |

Abb. 2.10 Übersicht über die Muskulaturtypen: Skelett-, Herz- und glatte Muskulatur. [L190]

- **Axon,** auch Neurit genannt, das bis zu 1 m lang sein kann und die Verbindung zu anderen Nerven-, Muskel- oder Drüsenzellen herstellt. Eine Nervenzelle besitzt jeweils ein Axon, das von Hüllzellen umgeben ist. Die Einheit aus Axon und Umhüllung bildet eine **Nervenfaser.**
- **Dendriten,** die baumartig verzweigt sind und Signale von den Axonen anderer Nervenzellen aufnehmen und zum Zellkörper leiten. In der Regel besitzt eine Nervenzelle viele Dendriten.

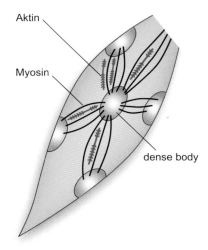

Aktin

Myosin

dense body

Abb. 2.11 Anordnung von Aktin- und Myosinfilamenten in der glatten Muskelzelle. [L157]

Nerv

Nerven bestehen aus in Bündeln zusammenliegenden Nervenfasern, die von Bindegewebe umgeben sind. Sie verbinden die Körperperipherie mit dem ZNS und umgekehrt. Abhängig von der Richtung ihrer Signalweiterleitung werden unterschieden:
- **Afferente Nervenfasern,** die Informationen aus der Körperperipherie (z. B. von Auge, Haut, Zunge) zum ZNS leiten und so eine bewusste Empfindung ermöglichen. Es handelt sich dabei u. a. um sensible und sensorische Nervenfasern.
- **Efferente Nervenfasern,** die Informationen vom ZNS zur Körperperipherie, z. B. zur Muskulatur leiten und so Bewegungen ermöglichen. Es handelt sich dabei u. a. um motorische Nervenfasern.

Die meisten Nerven enthalten sowohl afferente als auch efferente Nervenfasern und werden daher als **gemischte Nerven** bezeichnet.

Gliazellen

Die nicht erregbaren Gliazellen (Neuroglia) leiten selber keine nervalen Informationen weiter, sind aber für den raschen und reibungslosen Informationstransport der Nervenfasern mitverantwortlich. Sie dienen außerdem dem Stofftransport, der Ernährung der Nervenzellen, der körpereigenen Abwehr und erfüllen Isolierungs- und Barrierefunktionen. Folgende Gliazellen werden unterschieden:

23

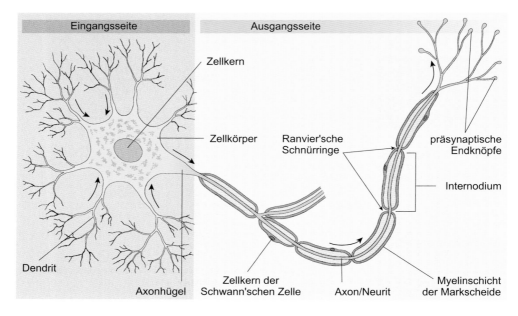

Abb. 2.12 Aufbau einer Nervenzelle. [L190]

- **Schwann'sche Zellen** bilden die schlauchartige Umhüllung der Axone außerhalb des ZNS. Diese Umhüllung wird auch **Mark-** oder **Myelinscheide** genannt. Sie ist in Abständen von 2–3 mm durchbrochen, wodurch die **Ranvier'schen Schnürringe** entstehen. Die Markscheiden dienen der elektrischen Isolierung des Axons. Es werden markhaltige Axone mit verschieden dicker Markscheide von marklosen Axonen ohne Markscheide unterschieden.
- **Oligodendrozyten** übernehmen innerhalb des ZNS die Funktion der Schwann'schen Zellen.
- **Astrozyten** (Sternzellen) bilden im ZNS u. a. eine dichte Membran um Blutgefäße und beeinflussen so den Übertritt von Stoffen aus dem Blut in die Nervenzellen **(Blut-Hirn-Schranke)**.
- **Weitere Zellen:** Mikrogliazellen, Ependymzellen (Auskleidung der Hirnventrikel und des Zentralkanals), Pituizyten, Mantelzellen.

2.4.2 Informationsweitergabe

Im Nervensystem werden Informationen in Form elektrischer Signale verschlüsselt und weitergeleitet. Voraussetzung dafür ist eine **elektrische Potenzialdifferenz** an der Zellmembran. Diese elektrische Potenzialdifferenz beträgt im Ruhezustand an der Nervenzellmembran –70 mV (Ruhemembranpotenzial), wobei das Zellinnere gegenüber dem Zelläußeren negativ geladen ist.

Ruhemembranpotenzial

Ursache des Ruhemembranpotenzials von –70 mV ist eine ungleiche Verteilung kleinster negativ und positiv geladener Teilchen (Ionen) zwischen Zellinnerem und umgebendem Milieu. Eine wesentliche Rolle spielen dabei die positiv geladenen Kalium-Ioenen (K^+). Da die Zellmembran für K^+ gut durchlässig ist, strömen diese Ionen durch Diffusion (▶ 9.4.3) aus dem Zellinneren nach außen. Im Gegensatz dazu ist die Zellmembran für Protein-Ionen undurchlässig und für Natrium-Ionen (Na^+) nur wenig durchlässig. Im Zellinneren entsteht dadurch ein Mangel an positiven Ladungen, was zu der Potenzialdifferenz von –70 mV führt. Dieses Ruhemembranpotenzial findet sich an praktisch allen Zellen des Körpers.

Aktionspotenzial

Die Besonderheit der Nervenzellen beruht darauf, dass sie – im Gegensatz zu anderen Zellen – ihr Ruhemembranpotenzial verändern können. Die Abfolge solcher Membranpotenzialschwankungen

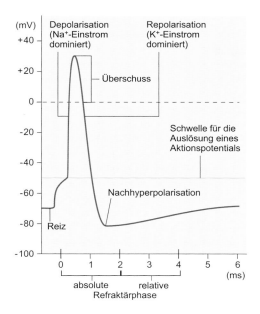

Abb. 2.13 Zeitlicher Ablauf der Potentialänderung eines Aktionspotentials. [L190]

wird **Aktionspotenzial** (► Abb. 2.13) genannt. Aktionspotenziale sind die Signale, durch die das ZNS über Vorgänge in der Körperperipherie informiert wird und über die das ZNS Informationen in die Peripherie schickt.

Ursache der Aktionspotenziale ist eine kurzfristige (1–2 ms) Ladungsverschiebung, die durch die Ionen der Zelle hervorgerufen wird, sodass das Membranpotenzial von –70 mV in Ruhe auf Werte von bis zu +30 mV ansteigt (entspricht der **Depolarisationsphase** eines Aktionspotenzials) und wieder zum Ausgangswert von –70 mV zurückkehrt (entspricht der **Repolarisationsphase** eines Aktionspotenzials). Eine wesentliche Rolle spielt dabei das positiv geladene Ion Na^+, das bei Reizung einer Nervenzelle durch Na^+-Kanäle massiv in das Zellinnere einströmt. Folge ist, dass jetzt das Zellinnere gegenüber dem Zelläußeren positiv geladen ist. Im Ruhezustand ist dies umgekehrt. Der Na^+-Einstrom in die Zelle nimmt jedoch rasch ab und der K^+-Ausstrom aus der Zelle zu, sodass das Ruhemembranpotenzial wiederhergestellt wird. Die entstandene Ladungsverschiebung wird als Aktionspotenzial über eine Nervenfaser zum Gehirn geleitet. Im Gehirn wird die Abfolge vieler

Aktionspotenziale in eine bewusste Empfindung umgesetzt.

Während und unmittelbar nach Ablauf eines Aktionspotentials ist die Nervenzelle nicht erneut erregbar. Diese 1–2 ms andauernde Zeitspanne wird **Refraktärzeit** genannt.

Der Prozess der Aktionspotenzialbildung ist hier stark vereinfacht dargestellt. Im menschlichen Körper wird er durch unzählige nicht erwähnte Prozesse beeinflusst und verändert.

Fortleitung des Aktionspotenzials von Zelle zu Zelle

Die in Aktionspotenzialen verschlüsselten Informationen werden an den **Ranvier'schen Schnürringen** (► Abb. 2.12) entlang der Nervenfasermembran zur nächsten Nerven-, Muskel- oder Drüsenzelle weitergeleitet (saltatorische Erregungsweiterleitung). Die Übermittlung auf diese Zellen erfolgt an speziellen Kontaktstellen der Nervenzelle, den **Synapsen** (► Abb. 2.14).

Synapse

Synapsen bestehen aus:
- Den **präsynaptischen Endknöpfen** am Ende des vorgeschalteten Axons. Sie enthalten in kleinen Bläschen gespeicherte chemische Überträgersubstanzen, die **Transmitter.**
- Dem **postsynaptischen Anteil,** der aus der Membran der nachgeschalteten Zelle besteht. Er trägt **Rezeptoren,** an die der Transmitter des präsynaptischen Endknopfes bindet.
- Dem **synaptischen Spalt** zwischen prä- und postsynaptischen Anteilen der Synapse.

Funktionsweise einer Synapse

Trifft ein Aktionspotenzial am präsynaptischen Endknopf ein, kommt es zur Ausschüttung des Transmitters in den synaptischen Spalt. Der Transmitter bindet nach dem Schlüssel-Schloss-Prinzip an die Rezeptoren der postsynaptischen Membran. An dieser Membran liegt ein Ruhemembranpotenzial von –70 mV vor. Infolge der Bindung des Transmitters ändert sich das Ruhemembranpotenzial. Je nachdem, welcher und wie viel chemischer Transmitter ausgeschüttet wird, verschiebt sich das Ruhemembranpotenzial in negative oder positive Richtung. Dies erfolgt über die Öffnung von Ionenkanälen innerhalb der postsynaptischen Membran, sodass bestimmte Ionen (z. B. K^+, Na^+) vermehrt die Membran passieren.

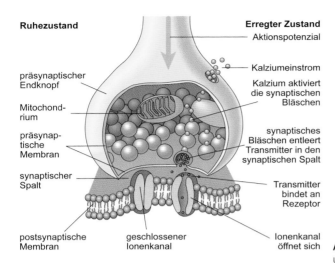

Ruhezustand

präsynaptischer Endknopf

Mitochondrium

präsynaptische Membran

synaptischer Spalt

postsynaptische Membran

geschlossener Ionenkanal

Erregter Zustand

Aktionspotenzial

Kalziumeinstrom

Kalzium aktiviert die synaptischen Bläschen

synaptisches Bläschen entleert Transmitter in den synaptischen Spalt

Transmitter bindet an Rezeptor

Ionenkanal öffnet sich

Abb. 2.14 Verhalten einer Synapse im Ruhezustand und bei Eintreffen eines Aktionspotenzials. [L190]

Dadurch wird die Entstehung neuer Aktionspotenziale an der postsynaptischen Membran gefördert (Verschiebung des Membranpotenzials in positive Richtung) oder gehemmt (Verschiebung des Membranpotenzials in negative Richtung).

Transmitter wirken auf die postsynaptische Membran entweder erregend wie Acetylcholin und Glutamat oder hemmend wie Glycin.

Praxistipp

Die Berührung der Haut wird über afferente Nervenfasern an das ZNS gemeldet. Eine angenehme Berührung wird in der Regel positiv wahrgenommen. Sie ist wichtig für den Heilungsprozess und fördert den Kontakt zum Patienten.

Wiederholungsfragen
1. Welche vier Grundgewebe gibt es?
2. Woraus besteht das Bindegewebe?
3. Welche Knochentypen werden unterschieden?
4. Was ist die Funktion des roten Knochenmarks?
5. Beschreiben Sie den Feinbau einer Skelettmuskelfaser!
6. Wie unterscheiden sich Herz- und Skelettmuskulatur?
7. Welche Aufgaben hat das Nervensystem?
8. Was ist die Aufgabe afferenter und efferenter Nervenfasern?
9. Welche Gliazellen werden unterschieden?
10. Was ist das Ruhemembranpotenzial?

Der Bewegungsapparat

Überblick

Der Bewegungsapparat gibt dem Menschen seine äußere Form. Er schützt innere Organe, stabilisiert den Körper und bewegt ihn. Bewegungen beeinflussen das physische und psychische Wohlbefinden, Immobilität ist Risikofaktor für zahlreiche Erkrankungen.

Pflegende informieren und erstellen Angebote zur Mobilitätsförderung und instruieren zu Bewegungsabläufen. Sie unterstützen Patienten beim Orts- und Positionswechsel und setzen hierzu technische und digitale Hilfsmittel ein. Fachkenntnisse sind bei speziellen Tätigkeiten, wie beispielsweise intramuskulärer Injektionen, notwendig.

Darüber hinaus ist die eigene Mobilität zentrales Moment pflegerischer Begegnung. Deshalb sind Pflegende dazu angehalten, das eigene Bewegungsverhalten zu reflektieren und sich selbst gesund zu erhalten. Hierzu achten sie auf eine rückenschonende Arbeitsweise, erkennen Grenzen körperlicher Belastbarkeit und gehen selbstfürsorglich mit sich um.

Für all diese Aspekte schafft dieses Kapitel die Grundlage und beantwortet unter anderem folgende Fragen: Welche Aufgaben haben Knochen, Gelenke und Muskeln? Wie unterscheiden sich Sehnen und Bänder? Was sind Bestandteile des Schädels? Welche Aufgabe besitzt die Wirbelsäule? Welche Muskulatur ist an der Atmung beteiligt? Wozu dient der Beckenboden?

Der Bewegungsapparat setzt sich aus dem Skelett (▶ 3.3) und der Muskulatur (▶ 2.3.1) zusammen.

Die **Skelettmuskulatur** – bestehend aus etwa 400 Skelettmuskeln – bewegt die einzelnen Skelettteile gegeneinander oder fixiert sie in einer bestimmten Stellung.

Der Mensch besitzt etwa 210 verschiedene Knochen. Die Gesamtheit dieser Knochen wird als **Skelettsystem** bezeichnet. Es erfüllt wichtige Aufgaben:
- Formgebung für den menschlichen Körper
- Stütz- und Bewegungsfunktion
- Schutz innerer Organe vor Verletzungen
- Speicherung lebensnotwendiger Mineralien, insbesondere Kalzium und Phosphat
- Ansatzstelle von Muskeln und Sehnen

Knochen ist stabil gegen Druck, Zug, Biegung und Drehung um sich selbst.

Richtungs- und Lagebezeichnungen

Um Lage und Richtungen von Körperteilen und deren Bewegung genau definieren zu können, sind spezielle Fachbegriffe eingeführt worden (▶ Abb. 3.1).

3.1 Gelenke

Die verschiedenen Bewegungen des Körpers werden durch Gelenke ermöglicht. Nach ihrer Beweglichkeit werden sie in echte und unechte Gelenke unterteilt.

Unechte Gelenke

Unechte Gelenke (Synarthrosen) verbinden die beteiligten Knochen durch Bindegewebe, sodass ihre Beweglichkeit sehr gering ist. Es werden unterschieden:
- **Syndesmosen** bestehen aus straffem faserreichem Bindegewebe (▶ 2.2.2), z.B. an den Schädelnähten.
- **Synchondrosen** bestehen aus knorpeligen Verbindungen, z.B. an der Symphyse.
- **Synostosen** bestehen aus knöchernen Verwachsungen benachbarter Knochen, z.B. die Verknöcherung des Kreuzbeines aus fünf Wirbelkörpern.

Echte Gelenke

Echte Gelenke (Diarthrosen, ▶ Abb. 3.2) erlauben je nach Konstruktion Bewegungen in mindestens einer Ebene (▶ Tab. 3.1). Zwischen den zwei gelenkbildenden Knochenenden, der Gelenkpfanne und dem Gelenkkopf, liegt der Gelenkspalt. Er ist mit Synovia (Gelenkschmiere) gefüllt, welche die Bewegungen der Knochen gegeneinander ermöglicht. Hyaliner Knorpel (▶ 2.2.5) überzieht die Gelenkflächen, sorgt für eine glatte Oberfläche

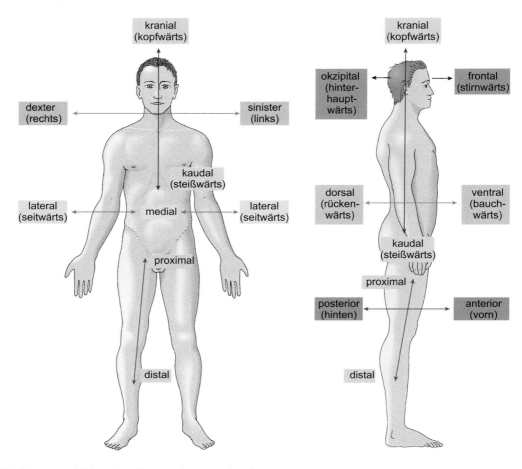

Abb. 3.1 Lage- und Richtungsbezeichnungen des Körpers. [L190]

und reduziert die Reibung zwischen den Knochenenden. Er wird über die Synovia versorgt. Der Gelenkspalt wird von einer bindegewebigen Hülle, der Gelenkkapsel, umschlossen. Bänder verstärken die Gelenkkapsel und stabilisieren das Gelenk.

Sehnen, Bänder und Schleimbeutel
Sehnen
Sehnen (Tendines, Einzahl: Tendo) treten aus Muskeln aus und sind an der Oberfläche benachbarter Knochen befestigt. Sie bestehen aus parallel, in Zugrichtung angeordneten kollagenen Fasern (▶ 2.2.2) und übertragen die Kontraktionskraft der Muskeln auf die zu bewegenden Knochen. Die Knochenanheftungsstellen haben häufig besondere Strukturen wie beispielsweise die Kondylen und Epikondylen des

Oberarmknochens. An bestimmten Orten besitzen Sehnen ein eigenes Hüllsystem, die **Sehnenscheiden**, z. B. im Bereich der Endsehnen der Fingerbeuger.

Bänder
Bänder (Ligamenta, Einzahl: Ligamentum) haben einen ähnlichen Bau wie Sehnen. Sie verbinden Knochen untereinander zum Zweck einer besseren Stabilität.

Schleimbeutel
Schleimbeutel (Bursae synoviales) enthalten Gelenkschmiere und bilden eine Art Polster am Gelenk. Sie finden sich meist an Orten höherer Belastung, wo Sehnen oder Muskeln über Knochenvorsprünge hinweggleiten und eine Druckverteilung notwendig ist.

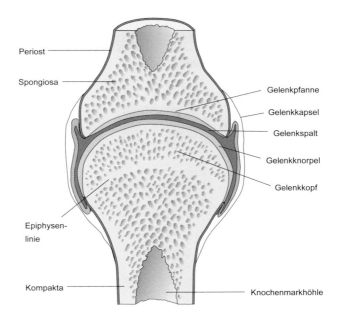

Periost
Spongiosa
Gelenkpfanne
Gelenkkapsel
Gelenkspalt
Gelenkknorpel
Gelenkkopf
Epiphysen-linie
Kompakta
Knochenmarkhöhle

Abb. 3.2 Schema eines echten Gelenks. [L190]

Besonderheiten älterer Menschen ●

Im Alter verändern sich durch langjährige Be- und Überlastung der Gelenkknorpel und die Knochenstrukturen. Bänder und Sehnen, welche die Gelenke stabilisieren, sind weniger dehnbar. Es kommt zur Gelenkdeformierung mit abnehmender Gelenkbeweglichkeit und Schmerzen, der Arthrose.

Praxistipp ●

Bei der Positionierung eines Patienten muss auf die physiologische Stellung (mittlere Funktionsstellung) der Gelenke geachtet werden. Sind Gelenke falsch gelagert oder werden nicht regelmäßig bewegt, schrumpfen die Bänder, die Gelenkschmiere verringert sich und es kommt zu Kontrakturen.

Tab. 3.1 Die Gelenkgrundformen mit ihren Bewegungsmöglichkeiten. [L190]

Gelenkform	Beispiel	Aufbau	Bewegungen
Kugelgelenk	Hüftgelenk, Schultergelenk	Kugelförmiger Gelenkkopf mit entsprechend geformter Gelenkpfanne	• Innen- und Außenrotation • Beugung und Streckung • Seithebung und Seitsenkung • Kreiselbewegungen
Eigelenk	Proximales Handgelenk, Atlantooccipitalgelenk	Eiförmiger Gelenkkopf mit entsprechend geformter Gelenkpfanne	• Beugung und Streckung • Seithebung und Seitsenkung • Leichte Kreiselbewegungen

Tab. 3.1 Die Gelenkgrundformen mit ihren Bewegungsmöglichkeiten. [L190] *(Forts.)*

Gelenkform	Beispiel	Aufbau	Bewegungen
Sattelgelenk	Daumengrundgelenk	Die Gelenkflächen besitzen jeweils die Form eines Reitsattels	• Beugung und Streckung • Seithebung und Seitsenkung • Leichte Kreiselbewegungen
Scharniergelenk	Ellenbogengelenk, Finger-, Zehengelenke, Oberes Sprunggelenk	Eine nach außen gewölbte Gelenkfläche in Rollenform wird von einer nach innen gewölbten Gelenkfläche schalenförmig umgriffen	• Drehung um die Querachse (Beugung und Streckung)
Dreh- oder Radgelenk	Radioulnargelenk, Atlantoaxialgelenk	Eine nach außen gewölbte zylindrische Gelenkfläche wird von einer nach innen gewölbten Gelenkfläche schalenförmig umgriffen	• Rotationsbewegungen

3.2 Allgemeine Muskellehre

Damit ein Skelettmuskel seine Kontraktionskraft auf das Skelett übertragen kann, ist er an zwei oder mehreren Knochen(teilen) angeheftet. Der Muskel zieht über ein oder mehrere Gelenke.

An den Muskelenden befinden sich **Sehnen** aus faserreichem Bindegewebe, die den Muskel mit den Knochen verbinden. Sehnen besitzen in einigen Bereichen ein eigenes Hüllsystem, die **Sehnenscheiden** (z. B. an den Endsehnen der Fingerbeuger).

Als **Ursprung** eines Muskels wird die Anheftungsstelle am weniger beweglichen Skelettteil bezeichnet, als **Ansatz** eines Muskels die Anheftungsstelle am stärker beweglichen Skelettteil. An den Extremitäten liegt der Ursprung meist proximal – also nah am Rumpf – und der Ansatz distal. Der Muskelteil zwischen Ursprung und Ansatz wird **Muskelbauch** genannt. Der Muskel ist umhüllt von einer **Muskelfaszie** aus straffem Bindegewebe, die seinem Schutz und seiner Formerhaltung dient.

Muskelmechanik

Die Sehnen übertragen die bei einer Kontraktion des Muskels entstehenden Kräfte auf die Knochen. So halten sie die Gelenke entweder zusammen oder ermöglichen eine Bewegung im betroffenen Gelenk. Für eine kontrollierte Bewegung ist in der Regel das Zusammenspiel zweier gegensätzlich wirkender Muskeln notwendig: Der **Agonist** (Synergist, Spieler) führt die Bewegung aus, während der **Antagonist** (Gegenspieler) für die entgegengesetzte Bewegung verantwortlich ist (► Abb. 3.3).

Kontraktionsformen

Die Verkürzung eines Muskels, bei der sich sein Spannungszustand (Muskeltonus) kaum verändert, wird als **isotonische Kontraktion** bezeichnet, z. B. die Kontraktion der Armmuskulatur beim Anheben eines Gewichts. Demgegenüber steht die **iso-**

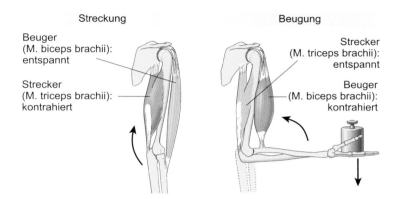

Abb. 3.3 Zusammenspiel von Agonist und Antagonist am Beispiel von Beuger (M. biceps brachii) und Strecker (M. triceps brachii) des Oberarmes. [L190]

metrische **Kontraktion,** bei der die Spannung des Muskels ansteigt, der Muskel sich jedoch nicht verkürzt. Diese Form der Kontraktion tritt z. B. beim Tragen eines Gewichts am hängenden Arm auf. Bei den meisten Kontraktionen des menschlichen Körpers treten gleichzeitig eine Verkürzung und eine Spannungsveränderung des Muskels auf. Es handelt sich dann um eine **auxotonische Kontraktion.**

Praxistipp

Isometrische Übungen sind eine kreislaufschonende Form der Mobilisation, die von den Patienten selbstständig im Bett durchgeführt werden können. Es werden einzelne Muskelgruppen für 7–8 Sekunden angespannt und für max. 12 Sekunden entspannt. Dies wird 10-mal durchgeführt und 3–5-mal täglich wiederholt. Dadurch wird der Kreislauf angeregt und einem Muskelabbau entgegengewirkt.

Energiestoffwechsel des Muskels

Muskeln sind reich mit Blutgefäßen versorgt. Die einzelnen Muskelfasern sind von Kapillarnetzen umgeben, damit sie gut mit O_2 und Nährstoffen versorgt werden können. Als O_2-Träger im Muskel dient das Myoglobin (vergleichbar dem Hämoglobin im Blut). Bei Muskelarbeit kann die Durchblutung eines Muskels um das 20-Fache gesteigert werden.

Der Muskel benötigt Energie für die Kontraktionen. Hierzu dient ihm ATP (Adenosintriphosphat). ATP wird unter Energiefreisetzung zu ADP (Adenosindiphosphat) und Phosphat gespalten. Wenn ATP nach einigen Sekunden verbraucht ist, greift der Muskel auf das wesentlich energiereichere Kreatinphosphat zurück. Dieses wird gespalten und so werden die ATP-Speicher rasch wieder aufgefüllt (Kreatinphosphat + ADP → Kreatin + ATP). Dauert die Muskelarbeit länger an, so erschöpft sich auch der Vorrat an Kreatinphosphat, und es wird Glukose als Energieträger verstoffwechselt (Glukose → CO_2 + H_2O + 38 ATP). Hierfür ist Sauerstoff erforderlich.

Wiederholungsfragen

1. Beschreiben Sie den Aufbau eines Gelenks!
2. Was ist eine Syndesmose?
3. Zu welcher Gelenkart zählen das Ellen-Speichengelenk, das Hüftgelenk, das proximale Handwurzelgelenk, das Karpometakarpalgelenk (Daumengrundgelenk) und das Ellenbogengelenk?
4. Nennen Sie reine Scharniergelenke des Körpers!
5. Was ist Myoglobin?
6. Welche Energiequellen stehen dem Muskel zur Verfügung?

3.3 Das Skelett

Das Skelett kann in verschiedene Knochengruppen eingeteilt werden:
- **Schädel** (Cranium) mit Gesichts- und Hirnschädel
- **Rumpf** mit Brustraum (Thorax) und Bauchraum (Abdomen)
- **Schultergürtel**
- **Obere Extremitäten**
- **Becken** ()
- **Untere Extremitäten**

Das Skelett verleiht dem Körper seine Stabilität und ermöglicht gemeinsam mit Muskeln, Sehnen und Gelenken seine Beweglichkeit.

3.4 Schädel

Am Schädel werden zwei Anteile unterschieden, der **Hirnschädel** (Neurocranium) und der **Gesichtsschädel** (Viscerocranium). Er dient dem Schutz des Gehirns und der Sinnesorgane (▶ Abb. 3.4).

3.4.1 Hirnschädel

Der Hirnschädel (Neurocranium) besteht aus folgenden Knochen (▶ Abb. 3.4):
* **Stirnbein** (Os frontale), das die Stirnhöhlen enthält
* Paarige **Scheitelbeine** (Ossa parietalia)
* Paarige **Schläfenbeine** (Ossa temporalia), die Hör- und Gleichgewichtsorgane beinhalten und mit dem Unterkiefer das Kiefergelenk bilden
* **Hinterhauptsbein** (Os occipitale), das durch ein Gelenk mit dem ersten Wirbelkörper verbunden ist
* Paarige **Keilbeine** (Ossa sphenoidales)
* **Siebbein** (Os ethmoidale) mit der oberen und mittleren Nasenmuschel (Concha nasalis superior und medialis)

Diese Knochen bilden gemeinsam die **Schädelkalotte** (Schädeldach) und die **Schädelbasis.** Eine scharfe Grenze zwischen Schädelkalotte und Schädelbasis existiert nicht.

Schädelkalotte
Die Knochen der Schädelkalotte bilden das Dach des Schädels und liegen schalenförmig über dem Gehirn. Sie sind durch **Schädelnähte** (Suturen) miteinander verbunden (▶ Abb. 3.4).
* **Kranznaht** (Sutura coronalis) zwischen Stirnbein und den beiden Scheitelbeinen
* **Lambdanaht** (Sutura lambdoidea) zwischen Hinterhauptsbein und den beiden Scheitelbeinen
* **Pfeilnaht** (Sutura sagitalis) zwischen den beiden Scheitelbeinen, verbindet die große mit der kleinen Fontanelle
* **Schuppennaht** (Sutura squamosa) jeweils zwischen Schläfen- und Scheitelbein

Wo mehr als zwei Schädelknochen aneinandergrenzen, weiten sich die Schädelnähte zu den **Fontanellen** aus.

Im Verlauf der Pfeilnaht sind dies:
* **Große Fontanelle:** Hier grenzen die beiden Scheitelbeine und das Stirnbein aneinander.
* **Kleine Fontanelle** oder Hinterhauptfontanelle: Hier grenzen die beiden Scheitelbeine und das Hinterhauptbein aneinander.

Besonderheiten beim Kind

> Sowohl Schädelnähte als auch Fontanellen sind beim Neugeborenen lediglich durch Bindegewebe verschlossen. Die kleine Fontanelle verschließt sich etwa im 3. Lebensmonat knöchern, während die große Fontanelle bis zum 2. Lebensjahr geöffnet sein kann. Ein Teil der Schädelnähte verknöchert erst im Erwachsenenalter, sodass ein ungestörtes Größenwachstum des Gehirns und der Schädelknochen besonders im 1. Lebensjahr möglich ist. Im Alter von einem Jahr hat der Kopfumfang bereits 80 % des Wertes eines Erwachsenen erreicht.

Schädelbasis
Die Schädelbasis stellt den Boden dar, auf dem das Gehirn liegt. Sie besteht aus drei grubenförmigen Abschnitten, die wie Stufen versetzt angeordnet sind (▶ Abb. 3.5):
* **Vordere Schädelgrube:** Sie wird von Teilen des Stirnbeins, des Siebbeins und des Keilbeins gebildet und nimmt den Stirnlappen der Großhirnrinde auf. Sie bildet das Dach der Nasen- und Augenhöhle (Orbita) (▶ 5.1).
* **Mittlere Schädelgrube:** Sie wird von Teilen des Keilbeins und Siebbeins gebildet und beinhaltet die Schläfenlappen und die Hypophyse.
* **Hintere Schädelgrube:** Sie wird vom Hinterhauptsbein und Teilen des Schläfenbeins und Keilbeins gebildet und beinhaltet das Kleinhirn. Durch das Foramen magnum (großes Hinterhauptsloch) verlässt das verlängerte Mark die hintere Schädelgrube.

Die Schädelbasis besitzt zahlreiche Öffnungen, durch die Blutgefäße und Nerven hindurchtreten, die das Gehirn mit dem Körper verbinden, z. B. die Durchtrittsstelle des N. facialis und N. vestibulocochlearis (Porus acusticus internus), den Sehnervenkanal (Canalis opticus).

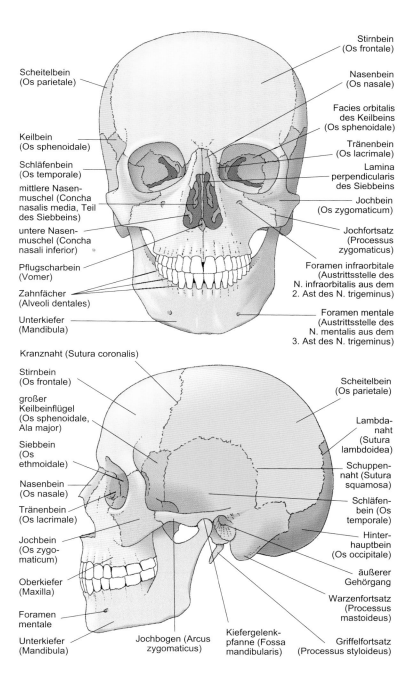

Stirnbein
(Os frontale)

Scheitelbein
(Os parietale)

Nasenbein
(Os nasale)

Facies orbitalis
des Keilbeins
(Os sphenoidale)

Keilbein
(Os sphenoidale)

Tränenbein
(Os lacrimale)

Schläfenbein
(Os temporale)

Lamina
perpendicularis
des Siebbeins

mittlere Nasen-
muschel (Concha
nasalis media, Teil
des Siebbeins)

Jochbein
(Os zygomaticum)

untere Nasen-
muschel (Concha
nasali inferior)

Jochfortsatz
(Processus
zygomaticus)

Pflugscharbein
(Vomer)

Foramen infraorbitale
(Austrittsstelle des
N. infraorbitalis aus dem
2. Ast des N. trigeminus)

Zahnfächer
(Alveoli dentales)

Unterkiefer
(Mandibula)

Foramen mentale
(Austrittsstelle des
N. mentalis aus dem
3. Ast des N. trigeminus)

Kranznaht (Sutura coronalis)

Stirnbein
(Os frontale)

Scheitelbein
(Os parietale)

großer
Keilbeinflügel
(Os sphenoidale,
Ala major)

Lambda-
naht
(Sutura
lambdoidea)

Siebbein
(Os
ethmoidale)

Schuppen-
naht (Sutura
squamosa)

Nasenbein
(Os nasale)

Schläfen-
bein (Os
temporale)

Tränenbein
(Os lacrimale)

Hinter-
hauptbein
(Os occipitale)

Jochbein
(Os zygo-
maticum)

äußerer
Gehörgang

Oberkiefer
(Maxilla)

Warzenfortsatz
(Processus
mastoideus)

Foramen
mentale

Unterkiefer
(Mandibula)

Jochbogen (Arcus
zygomaticus)

Kiefergelenk-
pfanne (Fossa
mandibularis)

Griffelfortsatz
(Processus styloideus)

Abb. 3.4 Schädel in Vorder-
und Seitenansicht. [L190]

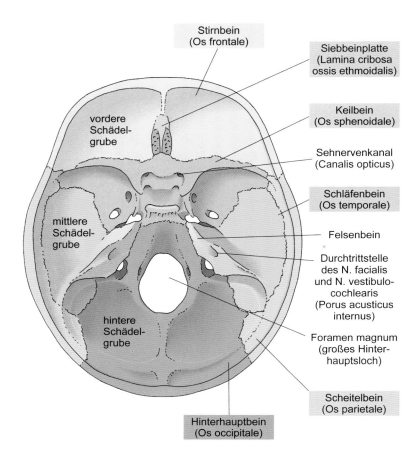

Stirnbein
(Os frontale)

Siebbeinplatte
(Lamina cribosa
ossis ethmoidalis)

Keilbein
(Os sphenoidale)

vordere
Schädel-
grube

Sehnervenkanal
(Canalis opticus)

Schläfenbein
(Os temporale)

mittlere
Schädel-
grube

Felsenbein

Durchtrittstelle
des N. facialis
und N. vestibulo-
cochlearis
(Porus acusticus
internus)

hintere
Schädel-
grube

Foramen magnum
(großes Hinter-
hauptsloch)

Scheitelbein
(Os parietale)

Hinterhauptbein
(Os occipitale)

Abb. 3.5 Schädelbasis,
Ansicht von oben nach Entfernung der Schädelkalotte und
des Gehirns. [L190]

Praxistipp

Eine Vertiefung der großen Fontanelle beim Säugling
weist auf eine Dehydrierung hin, z. B. durch Fieber,
Durchfall oder Erbrechen.
Eine Fraktur der Schädelbasis ist u. a. an einer Blutung
aus Ohr oder Nase zu erkennen.

3.4.2 Gesichtsschädel

Der Gesichtsschädel besteht aus folgenden Knochen (▶ Abb. 3.4):
- **Nasenbein** (Os nasale)
- **Oberkiefer** (Os maxillare), enthält die paarig angelegten Kieferhöhlen und trägt die Oberkiefer-
  zähne
- **Jochbein** (Os zygomaticum), das als Erhaben-
  heit der oberen Gesichtshälfte zu tasten ist

- **Unterkiefer** (Os mandibulare), trägt die Unter-
  kieferzähne und ist am Kiefergelenk beteiligt
- Paarige **Tränenbeine** (Ossa lacrimalia)
- **Gaumenbein** (Os palatinum), setzt den Ober-
  kiefer nach hinten fort
- **Untere Nasenmuschel** (Concha nasalis inferior)
- **Pflugscharbein** (Vomer), bildet einen Teil des
  Nasenseptums (Nasenscheidewand) (▶ 11.1.1)
- **Gehörknöchelchen** (Ossa auditiva)

An der Vorderfläche des Schädels finden sich drei
große Öffnungen: die Augenhöhlen (Orbita, ▶
5.1), die Nasenhöhle (▶ 11.1.1) und die Mundhöhle (▶ 6.1.1).

Kiefergelenk

Das Kiefergelenk (Articulatio temporomandibu-
laris) wird beidseits durch einen nach oben zie-
henden Fortsatz des Unterkiefers und durch die
Unterkiefergrube des Schläfenbeins gebildet. Die

beiden Kiefergelenke sind an allen Kieferbewegungen beteiligt:

- Senken und Heben des Unterkiefers (Öffnen und Schließen des Mundes)
- Vor- und Zurückschieben des Unterkiefers
- Seitwärtsbewegungen (Mahlbewegungen)

3.4.3 Muskulatur des Schädels

Zu den Muskeln des Schädels zählen die mimische Muskulatur, die Mundbodenmuskulatur und die Kaumuskulatur (► Abb. 3.6).

Mimische Muskulatur

Die mimische Muskulatur (u. a. M. frontalis, Mm. orbicularis oculi und oris, Mm. zygomaticus major und minor) setzt meist mit dem einen Ende am Schädelknochen an und mit dem anderen Ende direkt an der Gesichtshaut. Daher kommt es bei ihrer Kontraktion zu Hautverschiebungen mit der Bildung von Falten, Runzeln und Grübchen, der Mimik. Daneben ist die mimische Muskulatur für den Verschluss der Augenlider und Lippen verantwortlich. Die mimische Muskulatur wird durch den N. facialis (VII. Hirnnerv) innerviert.

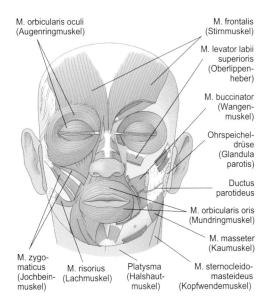

M. orbicularis oculi (Augenringmuskel)

M. frontalis (Stirnmuskel)

M. levator labii superioris (Oberlippen- heber)

M. buccinator (Wangen- muskel)

Ohrspeichel- drüse (Glandula parotis)

Ductus parotideus

M. orbicularis oris (Mundringmuskel)

M. masseter (Kaumuskel)

M. zygo- maticus (Jochbein- muskel)

M. risorius (Lachmuskel)

Platysma (Halshaut- muskel)

M. sternocleido- masteideus (Kopfwendemuskel)

Abb. 3.6 Muskulatur des Schädels. Die rechte Gesichtshälfte zeigt die oberflächliche Muskelschicht, die linke Gesichtshälfte zeigt die tiefer liegende Muskelschicht. [L190]

Mundbodenmuskulatur

Die Mundbodenmuskulatur (u. a. M. digastricus, M. mylohyoideus) verschließt die Mundhöhle nach kaudal.

Kaumuskulatur

Aufgabe der **Kaumuskulatur** (M. masseter, M. temporalis, Mm. pterygoideus medialis und lateralis) ist die Bewegung des Unterkiefers gegenüber dem Oberkiefer. Dadurch wird Nahrung zerkleinert und das Sprechen ermöglicht. Die Kaumuskulatur gehört zu den kräftigsten Muskeln des menschlichen Körpers.

Praxistipp

Mimik ist nonverbale Kommunikation. Sie gilt auch als Spiegel der Seele und ist daher ein wichtiger Bestandteil der Krankenbeobachtung.

3.4.4 Muskulatur des Halses

Der Hals ist das bewegliche Bindeglied zwischen Kopf und Rumpf. Zu den Muskeln des Halses zählen u. a.:

- M. sternocleidomastoideus (Kopfwendemuskel): prominentester Muskel am Hals, kippt den Kopf nach hinten und hebt das Gesicht zur Seite (► Abb. 3.6, ► Abb. 3.13). Bei fixiertem Kopf dient er als Atemhilfsmuskel.
- Infrahyale Muskulatur (untere Zungenbeinmuskulatur): hebt und senkt den Kehlkopf beim Schlucken (► 11.1.2).
- Mm. scaleni (Treppenmuskeln): heben die oberen beiden Rippen (Atemhilfsmuskulatur) und neigen den Hals zur Seite (► Abb. 3.11).

3.5 Rücken

Der Rücken gehört zum Rumpf und ist hinterer Bestandteil von Brust, Bauch und Becken. Er reicht von der Untergrenze des Nackens bis zum Gesäß. Seitlich geht er in Brust- und Bauchwand über.

3.5.1 Wirbelsäule

Die Wirbelsäule (Columna vertebralis) bildet die bewegliche Achse des menschlichen Körpers (► Abb. 3.7). Sie hält den Körper aufrecht und verleiht ihm seine umfangreiche Beweglichkeit. Geschützt innerhalb der Wirbelsäule, ausgehend vom

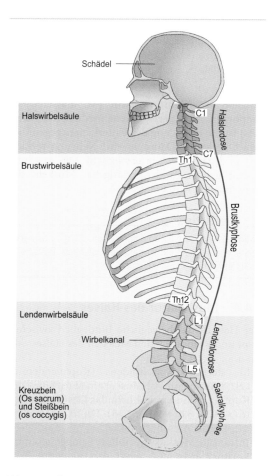

Abb. 3.7 Aufbau der Wirbelsäule im Längsschnitt. [L190]

Foramen magnum, verläuft das Rückenmark im Wirbelkanal.

Aufbau der Wirbelsäule

Die Wirbelsäule besteht aus fünf Abschnitten:

- **Halswirbelsäule** (HWS) mit 7 Halswirbeln (C_1–C_7)
- **Brustwirbelsäule** (BWS) mit 12 Brustwirbeln (Th_1–Th_{12})
- **Lendenwirbelsäule** (LWS) mit 5 Lendenwirbeln (L_1–L_5)
- **Kreuzbein** (Os sacrum), bestehend aus 5 Sakralwirbeln, die zu einem Knochen verschmolzen sind

- **Steißbein** (Os coccygis), bestehend aus 4 rudimentären Steißwirbeln, die zu einem Knochen verschmolzen sind

Die Wirbelsäule weist beim Blick von der Seite charakteristische Krümmungen auf. Die konvexe Krümmung nach ventral im Bereich der Hals- und Lendenwirbelsäule heißt **Hals-** bzw. **Lendenlordose,** die konvexe Krümmung nach dorsal im Bereich der Brustwirbelsäule und des Kreuzbeines heißt **Brust-** bzw. **Sakralkyphose.**

Besonderheiten beim Kind

Die Wirbelsäule Neugeborener weist die typischen Krümmungen noch kaum auf, sondern ist eher rund gebogen.

Die **Wirbel** (Vertebrae) sind durch die Zwischenwirbelgelenke miteinander verbunden. Diese Synchondrosen (▶ 3.1) verleihen der Wirbelsäule Stabilität und ermöglichen Bewegungen nach vorne, nach hinten, zur Seite und um die eigene Achse. Diese Bewegungen sind vor allem in Hals- und Lendenwirbelsäule möglich. Unterstützt werden die Bewegungen durch die zwischen je zwei Wirbeln liegenden **Bandscheiben** (Zwischenwirbelscheiben). Diese bestehen aus dem faserknorpeligen Außenring (Anulus fibrosus) und einem gallertigen Kern (Nucleus pulposus).

Besonderheiten älterer Mensch

Der faserknorpelige Außenring der Bandscheibe verliert mit zunehmendem Alter an Elastizität, sodass sich der gallertige Kern vorwölben oder ganz austreten kann. Bei einem solchen Bandscheibenvorfall können Teile des gallertigen Kerns in die Zwischenwirbellöcher gelangen und dort die Spinalnervenwurzel komprimieren. Folgen sind Schmerzen, Sensibilitätsausfälle und Lähmungen. Am häufigsten betroffen ist der Lendenwirbelbereich.

Bauplan der Wirbel

Die einzelnen Wirbel (▶ Abb. 3.8) sind einander ähnlich aufgebaut. Sie werden von kranial nach kaudal größer, da sie zunehmend mehr Gewicht tragen müssen. Der **Wirbelkörper** (Corpus vertebrae), eine dicke „Knochenscheibe", stellt den gewichttragenden Teil der Wirbelsäule dar. Nach dorsal schließt sich der **Wirbelbogen** (Arcus ver-

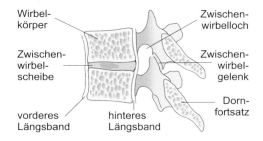

Wirbel-körper

Zwischen-wirbelloch

Zwischen-wirbel-scheibe

Zwischen-wirbel-gelenk

Dorn-fortsatz

vorderes Längsband

hinteres Längsband

Abb. 3.8 Zwei benachbarte Wirbel (Bewegungssegment) im Längsschnitt. [L190]

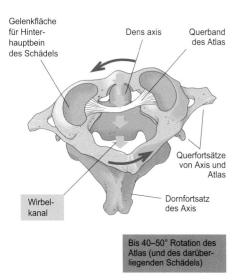

Gelenkfläche für Hinter-hauptbein des Schädels

Dens axis

Querband des Atlas

Querfortsätze von Axis und Atlas

Wirbel-kanal

Dornfortsatz des Axis

Bis 40–50° Rotation des Atlas (und des darüber-liegenden Schädels)

Abb. 3.9 Atlas und Axis; die roten Pfeile verdeutlichen die Dreh-bewegung des Kopfes. [L190]

tebrae) mit dem **Wirbelloch** (Foramen vertebrale) an. Die einzelnen Wirbellöcher bilden den **Wirbelkanal** (Canalis vertebralis), in dem das Rückenmark geschützt durch die Wirbelbögen verläuft. Jeder Wirbelbogen bildet mit den jeweils benachbarten Wirbelbögen die **Zwischenwirbelgelenke** sowie die **Zwischenwirbellöcher** (Foramina intervertebralia) für den Austritt der vom Rückenmark kommenden bzw. zum Rückenmark führenden Spinalnerven. Weiterhin besitzt jeder Wirbel mehrere **Wirbelfortsätze:** den Dornfortsatz, die Querfortsätze sowie die oberen und unteren Gelenkfortsätze.

Bänder der Wirbelsäule

Zwischen den einzelnen Wirbeln befinden sich das Zwischenbogenband (Lig. flavum), das Zwischendornfortsatzband (Lig. interspinale) und das Zwischenquerfortsatzband (Lig. intertransversarium). Entlang der gesamten Wirbelsäule verlaufen das vordere und das hintere Längsband (► Abb. 3.8) zur Stabilisierung der Wirbelsäule.

Atlas und Axis

Abhängig von ihrer Lage innerhalb der Wirbelsäule und ihrer dementsprechenden statischen Belastung unterscheiden sich die einzelnen Wirbelkörper in ihrem Bau. Größere Unterschiede weisen der erste und der zweite Halswirbel auf (► Abb. 3.9):
• Der **erste Halswirbel** (Atlas) besitzt keinen Wirbelkörper, sondern besteht lediglich aus einem knöchernen Ring. Er bildet die Verbindung zum Hinterhauptbein (**Atlantookzipitalgelenk,** oberes Kopfgelenk) und ermöglicht durch ein Eigelenk die Nickbewegung des Kopfes.
• Der **zweite Halswirbel** (Axis) besitzt einen in den Knochenring des Atlas hineinragenden Knochenzahn (Dens axis), der am **Atlantoaxial-**

gelenk (unteres Kopfgelenk) beteiligt ist, das die Drehbewegungen des Kopfes ermöglicht.

Kreuzbein und Steißbein

Das **Kreuzbein** ist ein dreieckiger, schaufelförmiger Knochen und besteht aus den fünf im Laufe der Kindheit miteinander verschmolzenen Sakralwirbeln. Es ist durch ein sehr unbewegliches, unechtes Gelenk, dem **Iliosakralgelenk,** mit den beiden Hüftknochen verbunden (► Abb. 3.21). Außerdem ist es nach kranial mit dem 5. Lendenwirbelkörper über das **Lumbosakralgelenk** und nach kaudal mit dem nur noch rudimentär ausgebildeten **Steißbein** über ein straffes Gelenk verbunden.

Fallbeispiel: Bandscheibenvorfall

Vorfall oder Vorfall?

Heute erhalten die Schülerinnen und Schüler des ersten Ausbildungsjahres von Herrn Kleier, dem Betriebsarzt, eine Unterrichtseinheit zum rückenschonenden Arbeiten. Gemeinsam führen sie hierzu Bewegungsübungen durch. Schülerin Julia Frenzel: „Wozu brauchen wir das? Wir sind doch noch jung." Herr Kleier stellt eine Gegenfrage: „Haben Sie schon etwas von einem Bandscheibenvorfall gehört?" Schüler Ivan Masic: „Ja, wenn man plötzlich starke Schmerzen im Rücken hat. Ein schlimmer Vorfall eben. Eine Kollegin auf Station fällt schon sechs Wochen deswegen aus." Herr Kleier:

„Ja, fast. Aber es heißt nicht Vorfall, weil es ein Vorfall im Sinne eines Geschehens ist. Die Bandscheibe, die als knorpelige Verbindung zwischen den Wirbeln liegt, um Druck und Stöße abzufangen, wird überlastet und ihr Kern tritt aus, fällt also vor. Das kann zur Kompression von Nerven führen und Schmerzen, Sensibilitätsausfälle und Lähmungen verursachen." Julia: Frenzel: „Ach, deswegen Vorfall. Und weshalb die Übungen?" Herr Kleier klärt auf: „Wenn Sie eine korrekte Haltung haben, Ihre Rückenmuskulatur trainieren und einige Regeln beim Heben und Tragen einhalten, werden Sie sehr viel seltener Rückenprobleme oder gar einen Bandscheibenvorfall haben. Sie schaffen dadurch ein gutes Verhältnis zwischen Belastung und Belastbarkeit. Damit können Sie nicht früh genug beginnen."

3.5.2 Rückenmuskulatur

Die Rückenmuskulatur wird für alle Bewegungen des Rumpfes benötigt und stabilisiert die Wirbelsäule dauerhaft. Sie gliedert sich in eine **oberflächliche Muskelgruppe** und in eine tiefe bzw. **autochthone Muskelgruppe** (▶ Abb. 3.10). Zur oberflächlichen Gruppe gehören die Muskeln, die zwischen Wirbelsäule und Schultergürtel verlaufen (Schultergürtelmuskulatur, ▶ 3.9.1), sowie die Muskeln, die zwischen Wirbelsäule und Arm verlaufen (Rumpf-Arm-Muskulatur).

Die autochthone Rückenmuskulatur (Wirbelsäulenaufrichter, M. erector spinae) wird entsprechend ihrer Lage unterteilt:
- **Medialer Trakt:** liegt zwischen den Dorn- und Querfortsätzen der Wirbel und verbindet zwei oder mehr benachbarte Wirbel miteinander. Er hält die Wirbelsäule gegen die Schwerkraft aufrecht und sichert ihre physiologischen Krümmungen. Zu ihm gehören folgende Muskeln:
  - Mm. interspinales (Zwischendornmuskeln)
  - Mm. spinales (Dornmuskeln)
  - Mm. rotatores longi, Mm. rotatores brevi (Drehmuskeln)
  - Mm. semispinales (Halbdornmuskeln)
  - Mm. multifidus cervicis, M. multifidus lumborum (vielgefiederte Muskeln)
- **Lateraler Trakt:** liegt seitlich und über dem medialen Trakt. Er besteht aus langen, kräftigen Muskelzügen, die vom Kreuzbein und den Beckenknochen zu den einzelnen Wirbelbögen und teilweise bis zum Hinterhauptbein ziehen.

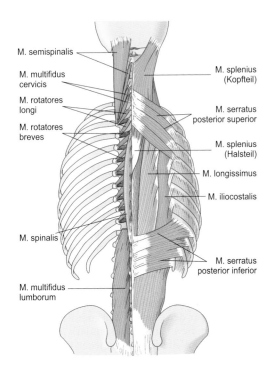

Abb. 3.10 Autochthone Rückenmuskulatur sowie Mm. serrati. [L190]

Er ermöglicht Seitwärtsbewegungen und Drehungen um die eigene Achse. Zu ihm gehören folgende Muskeln:
- M. longissimus (längster Muskel)
- M. iliocostalis (Darmbein-Rippen-Muskel)
- Mm. splenii (Riemenmuskeln)

Zur Regulation der Stellung des Kopfes und seiner verschiedenen Bewegungen sind am Übergang von der Wirbelsäule zum Schädel auf beiden Seiten jeweils vier kurze Muskeln vorhanden, die **tiefe Nackenmuskulatur.**

Praxistipp

Die Wirbelsäule wird bei Pflegepersonen stark beansprucht. Um Schmerzen und frühzeitigen Abnutzungserscheinungen vorzubeugen, sollten eine rückenschonende Arbeitsweise, Sport (zur Stärkung der Rückenmuskulatur z.B. Schwimmen, Gymnastik) und Entspannungsübungen durchgeführt werden.

3.6 Thorax

Der Thorax (Brust) wird vom knöchernen Thorax gebildet, der die Brusthöhle (Cavitas thoracis) mit Herz und Lunge schützend umgibt. Die Brusthöhle wird nach kaudal vom Zwerchfell begrenzt. Es schließt sich die Bauchhöhle an.

3.6.1 Knöcherner Thorax

Der knöcherne Thorax (Brustkorb) wird vom **Brustbein** (Sternum), den **zwölf Rippenpaaren** (Costae) und der **Brustwirbelsäule** gebildet (► Abb. 3.11).

Brustbein
Das Brustbein (Sternum) ist ein platter Knochen. Es besteht aus drei Teilen:
- **Brustbeinhandgriff** (Manubrium sterni), der mit dem Schlüsselbein (Clavicula, ► Abb. 3.13) und dem 1. Rippenpaar über ein Gelenk verbunden ist. Faserknorpel bildet die Übergangsstelle zum
- **Brustbeinkörper** (Corpus sterni). Dieser besitzt Gelenkflächen für das 3.–7. Rippenpaar. Das 2. Rippenpaar ist mit dem Brustbein an der o. g. Übergangsstelle verbunden.
- **Schwertfortsatz** (Processus xiphoideus) schließt sich nach kaudal an.

Rippen
Auch die Rippen (Costae) gehören zu den platten Knochen. Jede der zwölf Rippen besteht aus einem langen knöchernen Anteil, der über ein Gelenk mit der BWS verbunden ist, und einem kurzen knorpeligen Anteil, der teilweise über ein Gelenk mit dem Brustbein verbunden ist. Je nach dieser Verbindung werden unterschieden:
- **Echte Rippen** (Costae verae). Sie setzen mit ihren knorpeligen Enden über ein Gelenk direkt an das Brustbein an. Dies gilt für die 1.–7. Rippe. Selten kann auch vom 7. Halswirbelkörper eine Rippe ausgehen (Halsrippe).
- **Falsche Rippen** (Costae spuriae). Sie sind entweder indirekt oder gar nicht mit dem Brustbein verbunden. Die knorpeligen Enden der 8.–10. Rippe sind jeweils mit dem knorpeligen Abschnitt der darüberliegenden Rippe und so auch indirekt mit dem Brustbein verbunden. Dadurch entsteht der tastbare **Rippenbogen.**
- Die 11. und 12. Rippe enden frei in der Bauchmuskulatur.

3.6.2 Atemmuskulatur

Die Atemmuskulatur erweitert den knöchernen Thorax bei der **Einatmung** (Inspiration) und verkleinert ihn bei der **Ausatmung** (Exspiration). Dafür stehen verschiedene Muskeln zur Verfügung: Zwerchfell, Zwischenrippenmuskulatur, Atemhilfsmuskulatur an Rücken, Hals und Brust sowie Bauchwandmuskulatur.

Zwerchfell
Das Zwerchfell (Diaphragma) (► Abb. 3.11) ist der wichtigste Atemmuskel. Es ist kuppelförmig zwischen dem Brustbein (Brustbeinteil, Pars sternalis), der 7.–12. Rippe (Rippenteil, Pars costalis) und der LWS (Lendenteil, Pars lumbalis) verspannt und bildet eine 3–5 mm dicke Trennschicht zwischen Brust- und Bauchraum. Im Zwerchfell befinden sich drei Öffnungen, durch die folgende Strukturen verlaufen:
- **Hiatus aorticus:** Aorta (► 9.1.1), Ductus lymphaticus (► 8.8.1)
- **Hiatus oesophageus:** Speiseröhre (► 6.1.7), N. vagus (► 4.2.1), ein Ast des linken N. phrenicus
- **Foramen venae cavae:** V. cava inferior (► 9.1.2), ein Ast des rechten N. phrenicus

Bei Kontraktion des Zwerchfells senkt sich seine Kuppel nach kaudal. Dies führt zu einer Vergrößerung des Brustraums. Durch den entstehenden Unterdruck strömt Luft in die Lunge (Einatmung). Bei der Ausatmung findet durch die Erschlaffung des Zwerchfells der entgegengesetzte Bewegungs-

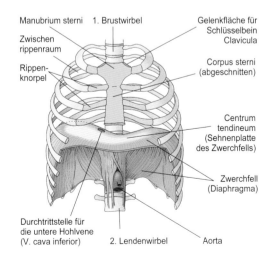

Manubrium sterni   1. Brustwirbel
Zwischen rippenraum
Rippen- knorpel
Gelenkfläche für Schlüsselbein Clavicula
Corpus sterni (abgeschnitten)
Centrum tendineum (Sehnenplatte des Zwerchfells)
Zwerchfell (Diaphragma)
Durchtrittstelle für die untere Hohlvene (V. cava inferior)   2. Lendenwirbel   Aorta

Abb. 3.11 Knöcherner Thorax. [L190]

ablauf statt. Dieser Atemtyp wird Zwerchfell- oder Bauchatmung genannt.

Zwischenrippenmuskulatur

An der Rippen- oder Brustatmung sind die Zwischenrippenmuskeln (Interkostalmuskeln) beteiligt. Sie verlaufen im Zwischenrippenraum (Interkostalraum). Je nach Verlauf heben (Mm. intercostales externi) oder senken (Mm. intercostales interni) sie die Rippen. Bei Hebung der Rippen kommt es zu einer Erweiterung des Brustraums und der Lunge und damit zur Einatmung. Bei Senkung der Rippen findet die Ausatmung mit umgekehrtem Bewegungsablauf statt.

Normalerweise wirken Rippen- und Zwerchfellatmung zusammen.

Atemhilfsmuskulatur

Bei verstärkter Atemtätigkeit werden verschiedene Atemhilfsmuskeln eingesetzt (▶ Abb. 3.12). Diese liegen am Rücken (Mm. serratus posterior superior und posterior inferior, ▶ Abb. 3.10), am Hals (Mm. scaleni, M. sternocleidomastoideus) und an der Brust (Mm. pectorales major und minor, M. serratus anterior, ▶ Abb. 3.13).

Auch die Bauchwandmuskulatur (▶ 3.7.1) unterstützt den Atemvorgang.

> **Praxistipp**
>
> Die Atemhilfsmuskulatur wird durch einen aufrechten Oberkörper mit Abstützen der Arme (Kutschersitz) auf den Oberschenkeln eingesetzt. So wird die Atmung z. B. bei einem Asthmaanfall erleichtert.

3.7 Abdomen

Das Abdomen (Bauch) wird durch die Bauchwand und den Lendenabschnitt des Rückens umgeben und beinhaltet die Bauchorgane (▶ 6.2).

3.7.1 Bauchwandmuskulatur

Die Bauchwandmuskulatur (▶ Abb. 3.12, ▶ Abb. 3.13) schließt den Bauchraum nach ventral und lateral ab. Sie ist für die Spannung der Bauchdecke, z. B. bei der Atmung oder bei verschiedenen Füllungszuständen des Magen-Darm-Trakts verantwortlich. Weiterhin ist sie an der Bauchpresse (Erhöhung des Drucks im Bauchraum durch Kontraktion der Bauchmuskulatur, z. B. bei Darm- und Harnblasenentleerung) sowie an der Beugung, Seitwärtsneigung und Drehung des Rumpfes beteiligt.

Die vordere und seitliche Bauchwand besteht aus mehreren platten, schichtweise übereinander liegenden Muskeln. Die flächigen Sehnenplatten (**Aponeurose**) einiger dieser Bauchmuskeln verei-

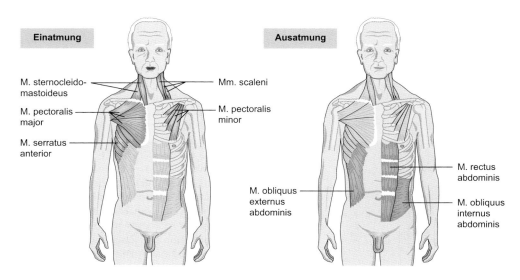

Abb. 3.12 Atemhilfsmuskulatur, links bei Inspiration, rechts bei Exspiration. [L157]

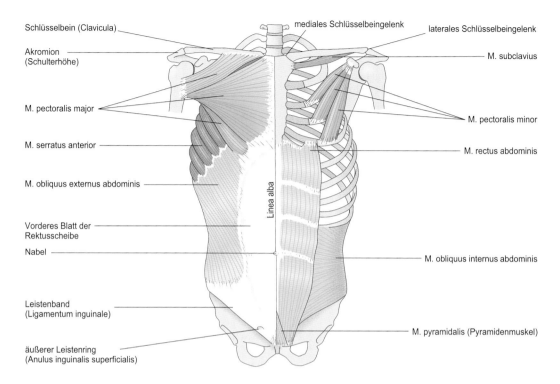

Schlüsselbein (Clavicula)

mediales Schlüsselbeingelenk

laterales Schlüsselbeingelenk

Akromion (Schulterhöhe)

M. subclavius

M. pectoralis major

M. pectoralis minor

M. serratus anterior

M. rectus abdominis

M. obliquus externus abdominis

Linea alba

Vorderes Blatt der Rektusscheibe

Nabel

M. obliquus internus abdominis

Leistenband (Ligamentum inguinale)

M. pyramidalis (Pyramidenmuskel)

äußerer Leistenring (Anulus inguinalis superficialis)

Abb. 3.13 Bauchwandmuskulatur und Schultergürtelmuskulatur, auf der linken Körperseite ist die obere Muskelschicht abgetragen. [L190]

nigen sich in der Mitte der Bauchwand (Linea alba) und bilden die **Rektusscheide.** Der vordere und die seitlichen Bauchmuskeln heißen:

- **M. rectus abdominis** (gerader Bauchmuskel), zieht beidseits vom 5.–7. Rippenknorpel nach kaudal zum Schambein. Er liegt in einer derben Bindegewebshülle, der Rektusscheide. Die Rektusscheide umgibt den Muskel mit einem vorderen und einem hinteren Blatt.
- **M. obliquus externus abdominis** (schräger äußerer Bauchmuskel), zieht beidseits schräg von lateral-oben nach medial-unten und setzt am vorderen Blatt der Rektusscheide an. Er wird unterkreuzt vom
- **M. obliquus internus abdominis** (schräger innerer Bauchmuskel). Dieser zieht beidseits fächerförmig vom Beckenkamm nach medial und setzt am vorderen und hinteren Blatt der Rektusscheide an.
- **M. transversus abdominis** (querer Bauchmuskel) bildet die tiefste Schicht der Bauchwand-

muskulatur und verläuft beidseits gürtelförmig von lateral nach medial. Er setzt am hinteren Blatt der Rektusscheide an.

Den muskulären Abschluss der Bauchwand nach dorsal bilden die dorsal liegenden Bauchmuskeln, der **M. quadratus lumborum** (viereckiger Lendenmuskel) sowie der **M. psoas major** (großer Lendenmuskel).

Leistenkanal

Die Aponeurose des M. obliquus externus verstärkt sich nach unten zu dem kräftigen **Leistenband** (Ligamentum inguinale), das schräg von oben seitlich nach medial unten verläuft. Oberhalb dieses Bandes durchsetzt der Leistenkanal die vordere Bauchwand und verbindet die Bauchhöhle und äußere Schamgegend. Er besitzt eine innere und äußere Öffnung (**Leistenringe**) (► Abb. 3.13). Beim Mann verläuft durch den Leistenkanal der Samenstrang auf seinem Weg vom Hoden zur Prostata (► 13.2.1).

Unter dem Leistenband treten die großen Gefäße zur Versorgung des Beins aus der Bauchhöhle aus.

Wiederholungsfragen

1. Wie ist die Wirbelsäule aufgebaut?
2. Aus welchen Strukturen besteht ein Bewegungssegment der Wirbelsäule?
3. Beschreiben Sie den Aufbau des ersten Wirbelkörpers (Atlas)!
4. In welchem Anteil der Wirbelsäule findet hauptsächlich die Seitwärtsbewegung statt?
5. Aus welchen Knochen besteht der knöcherne Thorax?
6. Was ist eine Halsrippe?
7. Beschreiben Sie den Aufbau des Zwerchfells!
8. Welche Strukturen ziehen durch den Hiatus aorticus des Zwerchfells?
9. Was geschieht bei der Kontraktion des Zwerchfells?
10. Was versteht man unter Brust- und Bauchatmung?
11. Wo liegt die Linea alba?

3.8 Schultergürtel

Der Schultergürtel (▶ Abb. 3.13) bildet die Verbindung zwischen Rumpf und oberen Extremitäten. Er setzt sich beidseits zusammen aus:
- **Schlüsselbein** (Clavicula), ein S-förmiger in seinem Verlauf tastbarer Knochen, der über das mediale Schlüsselbeingelenk (Sternoclaviculargelenk) mit dem Brustbein und über das laterale Schlüsselbeingelenk (Akromioclaviculargelenk, Schultereckgelenk) mit dem Schulterblatt verbunden ist
- **Schulterblatt** (Scapula), ein dreieckiger, platter Knochen, an dessen dorsaler Seite die Schulterblattgräte (Spina scapulae) tastbar hervorspringt. Diese endet lateral im Akromion (Schulterhöhe), das mit dem Schlüsselbein über das laterale Schlüsselbeingelenk verbunden ist.

3.8.1 Schultergürtelmuskulatur

Die Schultergürtelmuskulatur (▶ Abb. 3.14) verläuft zum größten Teil zwischen Wirbelsäule und Schultergürtel. Sie fixiert das Schulterblatt an der hinteren Brustwand und bewirkt dessen Drehung sowie dessen Zug nach kranial und kaudal. Dies ist Voraussetzung für die Bewegungen des Oberarms im Schultergelenk. Folgende Schultergürtel-

muskeln gehören zur Rückenmuskulatur (**hintere Schultergürtelmuskulatur**):
- M. trapezius (Kapuzenmuskel)
- Mm. rhomboidei major und minor (großer und kleiner Rautenmuskel)
- M. levator scapulae (Schulterblattheber)
- M. serratus anterior (vorderer Sägezahnmuskel)

Zur **vorderen Schultergürtelmuskulatur** gehören der M. subclavius (Unterschlüsselbeinmuskel), der an der vorderen Brustwand zwischen der 1. Rippe und der Clavicula liegt, sowie der M. pectoralis minor und der M. serratus anterior, die auch zur Atemhilfsmuskulatur gehören (▶ Abb. 3.13).

3.8.2 Schultergelenk

An der lateralen oberen Ecke des Schulterblattes befindet sich die Schultergelenkspfanne, die zusammen mit dem Kopf des Oberarmknochens das Schultergelenk bildet. Das Schultergelenk ist ein Kugelgelenk und das beweglichste Gelenk des menschlichen Körpers. Es ist von einer Kapsel und der ausgeprägten Schultermuskulatur umgeben.

Die **Schultermuskulatur** (▶ Abb. 3.14) entspringt an Schlüsselbein und Schulterblatt und setzt am Oberarmknochen an. So sichert sie die Führung und Stabilität des Schultergelenks. Zusätzlich strahlen die Endsehnen der vier Muskeln der **Rotatorenmanschette** in die Gelenkkapsel ein und verstärken diese:
- M. supraspinatus (Obergrätenmuskel, kranial)
- M. infraspinatus (Untergrätenmuskel, dorsal oben)
- M. teres minor (kleiner Rundmuskel, dorsal unten)
- M. subscapularis (Unterschulterblattmuskel, ventral)

Der Oberarm kann im Schultergelenk in sechs verschiedene Richtungen bewegt werden (▶ Tab. 3.2).

Praxistipp

Bei Impfungen wird der Impfstoff häufig intramuskulär (i. m.) in den M. deltoideus gespritzt. Bei Kindern wird diese Injektionsstelle aufgrund der geringeren Muskelmasse nur in Ausnahmefällen gewählt.

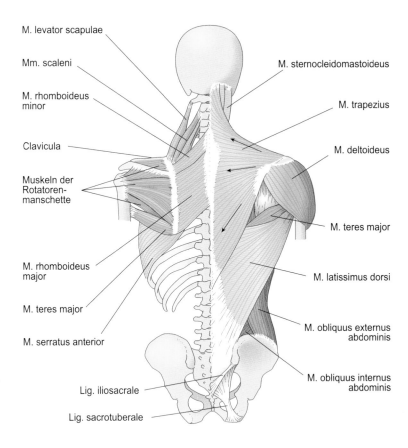

M. levator scapulae

Mm. scaleni

M. rhomboideus minor

Clavicula

Muskeln der Rotatoren-manschette

M. rhomboideus major

M. teres major

M. serratus anterior

M. sternocleidomastoideus

M. trapezius

M. deltoideus

M. teres major

M. latissimus dorsi

M. obliquus externus abdominis

M. obliquus internus abdominis

Lig. iliosacrale

Lig. sacrotuberale

Abb. 3.14 Schultermuskulatur und hintere Schultergürtelmuskulatur, auf der linken Körperseite ist die obere Muskelschicht abgetragen. [L190]

Tab. 3.2 Bewegungen im Schultergelenk.

Bewegungen im Schultergelenk	Beteiligte Muskeln
Abduktion (Abspreizen des Armes vom Körper weg)	M. deltoideus (Deltamuskel, dreieckiger Schultermuskel, ▶ Abb. 3.14) M. supraspinatus (Obergrätenmuskel, ▶ Abb. 3.14)
Adduktion (Heranziehen des Armes an den Körper)	M. pectoralis major (großer Brustmuskel, ▶ Abb. 3.13) M. latissimus dorsi (breiter Rückenmuskel, ▶ Abb. 3.14)
Anteversion (Vorwärtsbewegung des Armes)	M. deltoideus (Deltamuskel, dreieckiger Schultermuskel, ▶ Abb. 3.14) M. pectoralis major (großer Brustmuskel, ▶ Abb. 3.13)
Retroversion (Rückwärtsbewegung des Armes)	M. latissimus dorsi (breiter Rückenmuskel) M. triceps brachii (dreiköpfiger Armmuskel, ▶ Abb. 3.17) M. teres major (großer Rundmuskel, ▶ Abb. 3.14)
Innenrotation (Einwärtsdrehung des Armes)	M. pectoralis major (großer Brustmuskel) M. subscapularis (Unterschulterblattmuskel)
Außenrotation (Auswärtsdrehung des Armes)	M. infraspinatus (Untergrätenmuskel, ▶ Abb. 3.14) M. teres minor (kleiner Rundmuskel, ▶ Abb. 3.14) M. deltoideus (Deltamuskel, dreieckiger Schultermuskel)

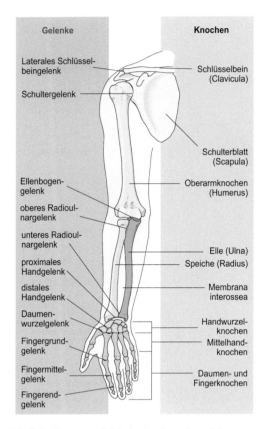

Abb. 3.15 Knochen und Gelenke der oberen Extremität von vorne. [L190]

3.9 Obere Extremitäten

Die oberen Extremitäten sind mit dem Schultergürtel über das Schultergelenk verbunden (▶ Abb. 3.15). Sie bestehen aus **Oberarm, Unterarm** und **Hand.**

3.9.1 Oberarm

Der Oberarm wird vom Oberarmknochen und der Oberarmmuskulatur (▶ Abb. 3.17) gebildet. Er ist mit dem Unterarm über das Ellenbogengelenk verbunden.

Oberarmknochen

Der Oberarmknochen (Humerus) (▶ Abb. 3.15) ist ein Röhrenknochen, der mit seinem Kopf (Caput humeri) in der Schultergelenkspfanne liegt. Dem Kopf schließt sich der Oberarmschaft (Corpus humeri) an, der mehrere Knochenvorsprünge (Tuberculum majus und minus, Tuberositas deltoi-

dea) für den Ansatz verschiedener Oberarm- und Rückenmuskeln besitzt. Distal verbreitert sich der Oberarmknochen, um die Gelenkflächen für das Ellenbogengelenk zu bilden. Die medial gelegene Rolle des Oberarmknochens (Trochlea humeri) ist dabei die Gelenkfläche für die Elle (Ulna), das lateral gelegene Oberarmköpfchen (Capitulum humeri) die für die Speiche (Radius). Distal am Oberarmknochen liegen außerhalb des Ellenbogengelenks die tastbaren Oberarmknorren (Epicondylus medialis und lateralis), an denen verschiedene Unterarmmuskeln entspringen (▶ Abb. 3.16).

Ellenbogengelenk

Das Ellenbogengelenk ist ein kombiniertes **Drehscharniergelenk,** an dem der Oberarmknochen, die Elle und die Speiche beteiligt sind. In ihm finden folgende Bewegungen statt:
* **Scharnierbewegungen,** d. h. Beugung (Flexion) und Streckung (Extension) zwischen Oberarmknochen und Elle sowie Speiche

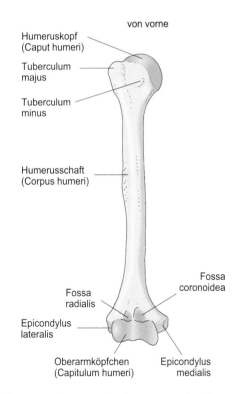

Abb. 3.16 Rechter Oberarmknochen von vorne. [L190]

Tab. 3.3 Bewegungen im Ellenbogengelenk mit beteiligten Muskeln (▶ Abb. 3.17).

Bewegungen im Ellenbogengelenk	Beteiligte Muskeln
Flexion (Beugung)	M. biceps brachii (zweiköpfiger Armmuskel) M. brachialis (Armbeuger) M. brachioradialis (Oberarm-Speichen-Muskel)
Extension (Streckung)	M. triceps brachii (dreiköpfiger Armmuskel)

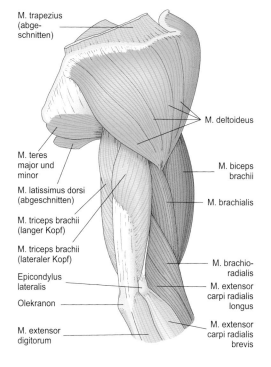

M. trapezius (abgeschnitten)

M. teres major und minor

M. latissimus dorsi (abgeschnitten)

M. triceps brachii (langer Kopf)

M. triceps brachii (lateraler Kopf)

Epicondylus lateralis

Olekranon

M. extensor digitorum

M. deltoideus

M. biceps brachii

M. brachialis

M. brachioradialis

M. extensor carpi radialis longus

M. extensor carpi radialis brevis

Abb. 3.17 Hauptmuskeln der rechten oberen Extremität von hinten. [L190]

- **Drehbewegungen** (Pronation und Supination) von Elle und Speiche um ihre Längsachse, die den Umwendebewegungen des Unterarms und der Hand entsprechen.

Die Beugemuskulatur verläuft an der ventralen Seite des Oberarms, die Streckmuskulatur an der dorsalen Seite des Oberarms. M. biceps und M. triceps verhalten sich dabei antagonistisch (▶ Abb. 3.3).

3.9.2 Unterarm

Der Unterarm wird von der Unterarmmuskulatur und den zwei Unterarmknochen gebildet:
- Die medial gelegene **Elle** (Ulna), die proximal über das gut tastbare Olekranon mit dem Oberarmknochen durch ein Gelenk verbunden ist. Ihr Schaft (Corpus ulnae) hat eine dreieckige Form, an den sich distal der Kopf (Caput ulnae) anschließt. Er bildet mit der Speiche das untere Radioulnargelenk.
- Die lateral gelegene **Speiche** (Radius), die proximal durch ihren Kopf (Caput radii) mit dem Oberarmknochen und der Elle gelenkig verbunden ist. An den Kopf schließen sich Hals (Collum radii) und Schaft (Corpus radii) an. Distal verbreitert sich die Speiche zum Kontakt mit den Handwurzelknochen.

Die Unterarmknochen (▶ Abb. 3.15) liegen nebeneinander und werden durch eine feste Membran miteinander verbunden (Membrana interossea). Sie bilden miteinander das obere und untere Radioulnargelenk.

Oberes und unteres Radioulnargelenk

Das obere und untere Radioulnargelenk (oberes und unteres Speichen-Ellen-Gelenk) sind Radgelenke, in denen die Umwendebewegung des Unterarms und der Hand erfolgt (▶ Abb. 3.18). Dabei wird unterschieden:
- **Supinationsbewegung** u. a. durch den M. supinator bei gebeugtem Unterarm (Auswärtsdreher) und M. biceps brachii. Die Handinnenfläche wird nach oben gedreht, der Daumen steht lateral. Elle und Speiche liegen parallel.
- **Pronationsbewegung** u. a. durch den M. pronator teres (runder Einwärtsdreher) und M. pronator quadratus (quadratischer Einwärtsdreher). Die Handinnenfläche wird nach unten gedreht, dabei überkreuzt die Speiche die Elle. Der Daumen steht medial.

Weiterhin bilden Elle und Speiche distal mit den Handwurzelknochen das proximale Handgelenk.

Proximales Handgelenk

Das proximale Handgelenk ist ein Eigelenk, in dem Elle und Speiche sowie drei der vier proximalen Handwurzelknochen artikulieren (▶ Abb. 3.19). Hier finden folgende Bewegungen statt:
- **Beugung** in Richtung Handinnenfläche. Die Beugemuskulatur (▶ Abb. 3.20) hat ihren Ursprung am medialen Oberarmknorren (Epicon-

45

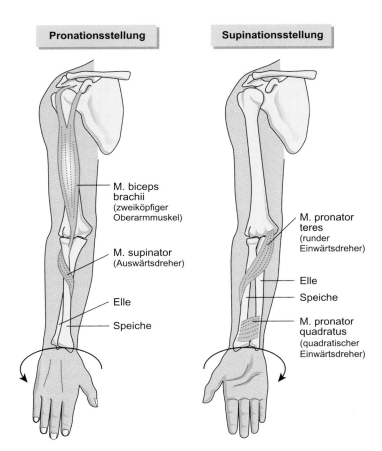

Pronationsstellung

Supinationsstellung

M. biceps
brachii
(zweiköpfiger
Oberarmmuskel)

M. supinator
(Auswärtsdreher)

Elle

Speiche

M. pronator
teres
(runder
Einwärtsdreher)

Elle

Speiche

M. pronator
quadratus
(quadratischer
Einwärtsdreher)

Abb. 3.18 Supinations-
(links) und Pronationsbewegung (rechts) im oberen und
unteren Radioulnargelenk.
[L157]

dylus medialis), zieht mit ihren langen Sehnen über das Handgelenk hinweg und setzt in der Hohlhand an den Hand- und Fingerknochen an. Beuger im Handgelenk sind u. a.:
- Mm. flexor carpi radialis und ulnaris (radialer und ulnarer Handbeuger)
- M. palmaris longus (langer Hohlhandmuskel), dessen Sehne sich in der Hohlhand fächerförmig zur **Palmaraponeurose** ausbreitet
• **Streckung** in Richtung Handrücken. Die Streckmuskulatur (▶ Abb. 3.20) entspringt am lateralen Oberarmknorren. Ihre Sehnen ziehen über das Handgelenk hinweg und setzen dorsal an den Mittelhandknochen an. Strecker im Handgelenk sind u. a.:
- Mm. extensor carpi radialis longus und brevis (langer und kurzer radialer Handstrecker)

- M. extensor carpi ulnaris (ulnarer Handstrecker)
• **Radialabduktion** und **Ulnaradduktion** als Seitwärtsbewegung/Kippbewegungen der Hand nach radial zur Daumenseite bzw. nach ulnar zur Kleinfingerseite durch einen Teil der bereits genannten Unterarmmuskeln und weitere.

3.9.3 Hand

Die Hand (▶ Abb. 3.19) besteht aus den Handwurzel-, Mittelhand- und Fingerknochen sowie der Handmuskulatur.

Handwurzelknochen

Die Handwurzel setzt sich aus zwei Reihen mit jeweils vier nebeneinander liegenden **Handwurzelknochen** (Ossa carpi) zusammen. In der proximalen Reihe sind dies von radial nach ulnar:

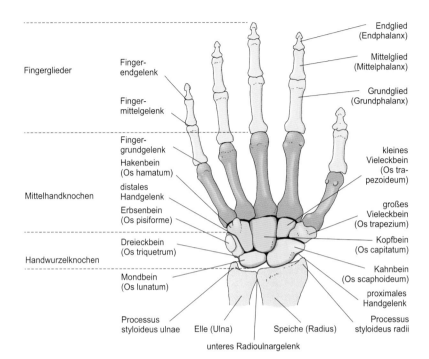

Fingerglieder	Endglied (Endphalanx)
	Finger-endgelenk · Mittelglied (Mittelphalanx)
	Finger-mittelgelenk · Grundglied (Grundphalanx)
	Finger-grundgelenk · kleines Vieleckbein (Os trapezoideum)

Abb. 3.19 Rechtes Hand-skelett (Handinnenfläche) mit distalem und proximalem Handgelenk sowie unterem Radioulnargelenk. [L190]

Labels in figure:
- Fingerglieder
- Finger-endgelenk
- Finger-mittelgelenk
- Finger-grundgelenk
- Mittelhandknochen
- Hakenbein (Os hamatum)
- distales Handgelenk
- Erbsenbein (Os pisiforme)
- Handwurzelknochen
- Dreieckbein (Os triquetrum)
- Mondbein (Os lunatum)
- Processus styloideus ulnae
- Elle (Ulna)
- Speiche (Radius)
- Processus styloideus radii
- unteres Radioulnargelenk
- Endglied (Endphalanx)
- Mittelglied (Mittelphalanx)
- Grundglied (Grundphalanx)
- kleines Vieleckbein (Os trapezoideum)
- großes Vieleckbein (Os trapezium)
- Kopfbein (Os capitatum)
- Kahnbein (Os scaphoideum)
- proximales Handgelenk

- Kahnbein (Os scaphoideum)
- Mondbein (Os lunatum)
- Dreiecksbein (Os triquetrum)
- Erbsenbein (Os pisiforme)

In der distalen Reihe sind dies von radial nach ulnar:

- Großes Vieleckbein (Os trapezium)
- Kleines Vieleckbein (Os trapezoideum)
- Kopfbein (Os capitatum)
- Hakenbein (Os hamatum)

Distales Handgelenk

Zwischen der proximalen und der distalen Reihe der Handwurzelknochen befindet sich das **distale Handgelenk** (▶ Abb. 3.19), in dem in eingeschränktem Maße Beugung und Streckung stattfinden.

Daumensattelgelenk

Die distalen Handwurzelknochen sind mit den **Mittelhandknochen** über straffe Bänder verbunden, sodass in diesen Gelenken praktisch keine Bewegungen möglich sind. Lediglich der Mittelhandknochen des Daumens bildet ein Sattelgelenk mit dem großen Vieleckbein. In diesem Gelenk, dem **Daumensattelgelenk,** sind folgende Bewegungen möglich:

- Abduktion und Adduktion: Der Daumen wird vom Zeigefinger abgespreizt bzw. wieder herangeführt.
- Opposition und Reposition: Der Daumen wird den anderen Fingern gegenübergestellt und wieder zurückgeführt. Dies ist wichtig für die Greifbewegung der Hand.

Mittelhand und Finger

Den fünf Mittelhandknochen folgen die Finger, die aus drei (beim Daumen aus zwei) Fingergliedern, den **Grund-, Mittel-** und **Endphalangen,** bestehen. Mittelhandknochen und Grundphalanx sind jeweils über ein Kugelgelenk, dem Fingergrundgelenk, miteinander verbunden. Aufgrund der Bänder- und Muskelführung können die Finger in diesen Gelenken jedoch nur gebeugt, gestreckt, gespreizt (Abduktion) und zusammengeführt (Adduktion) werden. Eine Rotation ist praktisch unmöglich. Zwischen den übrigen Fingergliedern bestehen Scharniergelenke: Fingermittelgelenk und Fingerendgelenk. Diese Gelenke können nur gebeugt und gestreckt werden.

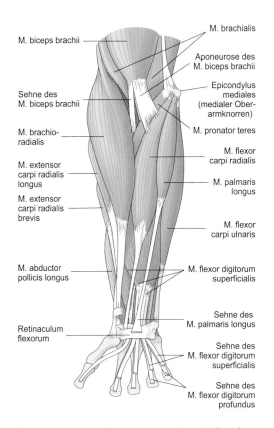

M. biceps brachii

M. brachialis

Aponeurose des
M. biceps brachii

Sehne des
M. biceps brachii

Epicondylus
mediales
(medialer Ober-
armknorren)

M. brachio-
radialis

M. pronator teres

M. flexor
carpi radialis

M. extensor
carpi radialis
longus

M. palmaris
longus

M. extensor
carpi radialis
brevis

M. flexor
carpi ulnaris

M. abductor
pollicis longus

M. flexor digitorum
superficialis

Retinaculum
flexorum

Sehne des
M. palmaris longus

Sehne des
M. flexor digitorum
superficialis

Sehne des
M. flexor digitorum
profundus

Abb. 3.20 Unterarmmuskulatur von vorne (ventral). [L190]

Unterarm- und Fingermuskulatur

Die Finger werden über die Unterarm- und Finger-
muskulatur bewegt (▶ Abb. 3.20). Sie wird eingeteilt in:

- **Lange Fingermuskeln**, die sich mit ihren Mus-
kelbäuchen am Unterarm befinden. Die meist
langen Sehnen dieser Muskeln ziehen über das
Handgelenk hinweg und setzen an den Fingergliedern an. Zu den langen Fingerbeugern gehören u.a. Mm. flexor digitorum superficialis
und profundus (oberflächlicher und tiefer Fingerbeuger). Die Streckung der Finger erfolgt u.a.
durch den M. extensor digitorum (Fingerstre-
cker), den M.extensor digiti minimi (Kleinfin-
gerstrecker) und den M. extensor pollicis brevis
(kurzer Daumenstrecker).
- **Kurze Fingermuskeln** (Mm. lumbricales, Mm.
interossei palmares und dorsales). Sie entspringen medial und lateral an den Mittelhandkno-

chen und setzen dorsal an den Fingergliedern an.
Sie spreizen die Finger, beugen sie im Grundgelenk und strecken sie in den Mittel- und Endge-
lenken.

Daneben gibt es noch die kurzen Muskeln des
Daumenballens und des Kleinfingerballens, die jeweils den Daumen bzw. kleinen Finger bewegen.

Sehnenscheiden der Hand

Die Sehnen der langen Fingermuskeln werden im
Bereich des Handgelenks durch querverlaufende
Bänder in ihrer Position gehalten. Zu ihnen gehören das **Retinaculum flexorum** (▶ Abb. 3.20),
das mit der Handwurzel den **Karpaltunnel** bildet,
und das **Retinaculum extensorum.** Damit sich die
Sehnen bei den Fingerbewegungen ohne Reibung
gegeneinander verschieben können, sind sie jeweils
von Sehnenscheiden umgeben.

Praxistipp

Die Hände besitzen unendlich viele Bewegungsmöglichkeiten. Die Fingerfertigkeit und intakte Funktion der
Hände sind wichtig für die Eigenständigkeit bei vielen
Aktivitäten des täglichen Lebens. Durch Ruhigstellung
der Hand, z. B. durch einen Gips oder eine liegende Ve-
nenverweilkanüle, ist der Patient stark eingeschränkt.

3.10   Becken

Das Becken (Pelvis, ▶ Abb. 3.21) ist über die Iliosakralgelenke mit der Wirbelsäule und über die
Hüftgelenke mit den unteren Extremitäten verbunden. Am Becken sind Teile der Hüft-, Ober-
schenkel- und Beckenbodenmuskulatur befestigt.
Das Becken überträgt die Last der oberen Körperhälfte auf die unteren Extremitäten. Durch das Zusammenspiel mit der Hüftmuskulatur und eines
starken Bandapparates wird eine hohe Stabilität
gewährleistet, die für die aufrechte Haltung des
Körpers notwendig ist.

3.10.1 Knöchernes Becken

Das knöcherne Becken wird von den beiden **Hüft-
beinknochen** (Ossa coxae) gebildet, die ventral
durch die etwa 1 cm breite knorpelige **Symphyse**
(Schambeinfuge) fest miteinander verbunden sind.
Dorsal wird das Becken durch das Kreuzbein zu einem Ring, dem Beckenring bzw. Beckengürtel, vervollständigt. Das Kreuzbein ist durch die straffen,
nahezu unbeweglichen **Iliosakralgelenke** (Kreuz-

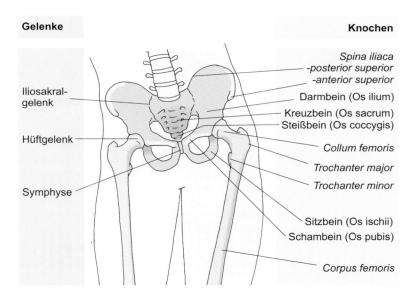

Gelenke

Knochen

Iliosakral-
gelenk

Hüftgelenk

Symphyse

Spina iliaca
-posterior superior
-anterior superior

Darmbein (Os ilium)

Kreuzbein (Os sacrum)
Steißbein (Os coccygis)

Collum femoris

Trochanter major

Trochanter minor

Sitzbein (Os ischii)
Schambein (Os pubis)

Corpus femoris

Abb. 3.21 Beckengürtel und Oberschenkelknochen von vorne. [L190]

bein-Darmbeingelenke) mit den beiden Hüftbeinen verbunden (► Abb. 3.21).

Hüftbein

Die Hüftbeine (Ossa coxae) bestehen aus jeweils drei miteinander verschmolzenen Knochen:
• Darmbein (Os ilium)
• Sitzbein (Os ischii)
• Schambein (Os pubis)

Am Darmbein können der vordere obere und der hintere obere Darmbeinstachel (Spina iliaca anterior superior und Spina iliaca posterior superior) getastet werden. Diese beiden Knochenvorsprünge verbinden den Darmbeinkamm (Crista iliaca), der für die ventrogluteale Injektion (in die Gesäßmuskulatur) einen wichtigen Bezugspunkt darstellt.

3.10.2 Beckenboden

Der Beckengürtel kann auch als ein knöcherner Trichter beschrieben werden, in dem Teile des Darms, die Harnblase und die inneren Geschlechtsorgane liegen. Nach kaudal wird dieser Trichter durch eine mehrschichtige Platte aus Muskeln, Bindegewebe und Bändern, den **Beckenboden,** verschlossen, auf der das Gewicht der inneren Organe lastet.

Der wichtigste Muskel des Beckenbodens ist der M. levator ani (Afterhebermuskel). Er verschließt

nahezu den gesamten Beckengürtel nach kaudal. Lediglich symphysennah findet sich eine Aussparung, der Levatorspalt, durch den Harnröhre und Geschlechtsorgane nach außen treten. Für den Durchtritt des Enddarms bildet der M. levator ani eine separate muskuläre Schlinge.

> **Praxistipp**
>
> Eine Schwäche der Beckenbodenmuskulatur, z. B. nach mehreren Geburten oder bei starkem Übergewicht, kann bei Frauen zum Tiefertreten der Geschlechtsorgane mit nachfolgender Harninkontinenz führen. Die Beckenbodenmuskulatur kann durch Beckenbodentraining gestärkt werden.

3.10.3 Hüftgelenk

Über das Hüftgelenk ist das Becken mit den unteren Extremitäten verbunden. Die Hüftgelenkspfanne (Acetabulum) wird jeweils gemeinsam von Darmbein, Sitzbein sowie Schambein gebildet und nimmt den Kopf des Oberschenkelknochens auf. Das Hüftgelenk ist ein Kugelgelenk, das in sechs verschiedene Richtungen bewegt werden kann. Für diese Bewegungen sind Hüft- und Oberschenkelmuskulatur zuständig (► Tab. 3.4).

Tab. 3.4 Bewegungen im Hüftgelenk mit verantwortlichen Muskeln (▶ Abb. 3.22).

Bewegungen im Hüftgelenk	Verantwortliche Muskeln
Flexion (Beugung, der Oberschenkel wird in Richtung Bauch angehoben)	M. iliopsoas (Darmbein-Lenden-Muskel) M. quadriceps femoris (vierköpfiger Oberschenkelmuskel), der sich zusammensetzt aus dem M. rectus femoris (gerader Oberschenkelmuskel), M. vastus medialis, M. vastus intermedius, M. vastus lateralis (innerer, mittlerer und äußerer Oberschenkelmuskel) M. sartorius (Schneidermuskel) M. tensor fasciae latae (Schenkelbindenspanner)
Extension (Streckung, der Oberschenkel wird nach hinten gestreckt)	M. gluteus maximus (großer Gesäßmuskel) Ischiokrurale Muskeln (Sitzbein-Unterschenkel-Muskeln): M. biceps femoris (zweiköpfoger Oberschenkelmuskel), M. semimembranosus (Plattsehnenmuskel), M. semitendinosus (Halbsehnenmuskel)
Abduktion (der Oberschenkel wird nach lateral abgespreizt)	M. gluteus medius (kleiner Gesäßmuskel) M. gluteus minimus (kleinster Gesäßmuskel)
Adduktion (Heranführen des Oberschenkels nach medial in Richtung des anderen Oberschenkels)	M. adductor magnus (großer Oberschenkelanzieher) M. adductor brevis (kleiner Oberschenkelanzieher) M. adductor longus (langer Oberschenkelanzieher) M. gracilis (Schlankmuskel)
Innenrotation (Innendrehung des Oberschenkels)	M. gluteus medius (kleiner Gesäßmuskel) M. gluteus minimus (kleinster Gesäßmuskel)
Außenrotation (Außendrehung des Oberschenkels)	M. piriformis (birnenförmiger Muskel) M. obturatorius internus (innerer Hüftlochmuskel) M. obturatorius externus (äußerer Hüftlochmuskel) Mm. gemelli (Zwillingsmuskeln) M. quadratus femoris (viereckiger Oberschenkelmuskel)

3.10.4 Hüftmuskulatur

Die Hüftmuskulatur (▶ Abb. 3.22) ist für einen geraden, stabilen Stand unentbehrlich. Sie wird für die Bewegung im Hüftgelenk (▶ Tab. 3.4), die Stabilisierung des Beckens und Haltungsänderung des Rumpfes benötigt. Sie wird unterteilt in:

- **Innere Hüftmuskulatur,** die an der inneren Beckenwand entspringt, u. a. M. iliopsoas (Darmbein-Lenden-Muskel), M. piriformis (birnenförmiger Muskel)
- **Äußere Hüftmuskulatur,** die an der äußeren Beckenwand entspringt, u. a. M. gluteus maximus (großer Gesäßmuskel), M. gluteus medius (kleiner Gesäßmuskel), M. gluteus minimus (kleinster Gesäßmuskel)

Praxistipp

Bei der ventroglutealen Injektion wird das zu applizierende Medikament in den M. gluteus medius injiziert.

3.11 Untere Extremitäten

Die unteren Extremitäten sind über das Hüftgelenk mit dem Becken verbunden. Genau wie die oberen Extremitäten bestehen sie aus drei Abschnitten: dem **Oberschenkel,** dem **Unterschenkel** und dem **Fuß.**

3.11.1 Oberschenkel

Der Oberschenkel wird vom Oberschenkelknochen (Femur) und der Oberschenkelmuskulatur gebildet und ist mit dem Unterschenkel über das Kniegelenk verbunden.

Oberschenkelknochen

Der Oberschenkelknochen (Femur) ist der längste und schwerste Knochen des Körpers. Er ist ein Röhrenknochen, der mit seinem Kopf (Caput femoris) in der Hüftgelenkspfanne liegt. Über den Schenkelhals (Collum femoris) ist er mit dem Oberschenkelschaft (Corpus femoris) verbunden, der mehrere Knochenvorwölbungen (Trochanter major und minor) für den Ansatz verschiedener Hüftmuskeln besitzt (▶ Abb. 3.21). Distal verbreitert sich der Oberschenkelknochen und bildet ähnlich wie der Oberarmknochen medial und lateral je einen Oberschenkelknorren (Epikondylus medialis und lateralis). Diese bilden mit dem Schienbein und der Kniescheibe das Kniegelenk.

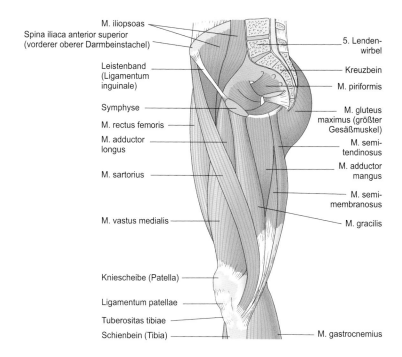

M. iliopsoas

Spina iliaca anterior superior
(vorderer oberer Darmbeinstachel)

5. Lenden-
wirbel

Leistenband
(Ligamentum
inguinale)

Kreuzbein

M. piriformis

Symphyse

M. gluteus
maximus (größter
Gesäßmuskel)

M. rectus femoris

M. adductor
longus

M. semi-
tendinosus

M. adductor
mangus

M. sartorius

M. semi-
membranosus

M. vastus medialis

M. gracilis

Kniescheibe (Patella)

Ligamentum patellae

Tuberositas tibiae

Schienbein (Tibia)

M. gastrocnemius

Abb. 3.22 Hüft- und Oberschenkelmuskulatur von medial. [L190]

3.11.2 Kniegelenk

Das Kniegelenk (▶ Abb. 3.23) wird von den zwei Oberschenkelknorren (Epicondylus medialis und lateralis), dem Kopf des Schienbeinknochens (Tibia) und der Kniescheibe (Patella) gebildet. Zwischen Oberschenkelknorren und Schienbeinkopf liegen der knorpelige **Außen-** und **Innenmeniskus,** die sich bei Bewegungen des Kniegelenks verformen und die auf das Knie wirkenden Belastungen ausgleichen. Außerdem ist am Kniegelenk die **Kniescheibe** (Patella) beteiligt. Sie gleitet bei Bewegungen im Gelenk auf den beiden Oberschenkelknorren nach oben und unten. Die Patella ist in die Sehne des M. quadriceps femoris (vierköpfiger Oberschenkelmuskel) eingefügt.

Das Kniegelenk ist ein kombiniertes Drehscharniergelenk, in dem folgende Bewegungen möglich sind:

- Beugung und Streckung
- Innen- und Außenrotation, die jedoch nur in Beugestellung des Knies ausgeführt werden können

Kapsel und Bänder

Das Kniegelenk ist von einer Kapsel umgeben und wird durch kräftige Bänder gesichert. Innerhalb des Gelenks verlaufen das **vordere** und das **hintere Kreuzband,** die die Oberschenkelknorren und das Schienbein zusammenhalten. Außerhalb des Gelenks liegen das **mediale** und das **laterale Seitenband,** die das Gelenk stabilisieren. Darüber hinaus wird das Kniegelenk durch die Endsehnen der Oberschenkelmuskulatur gesichert.

Besonderheiten beim Kind

Bis zum Alter von 18 bis 24 Monaten haben Kinder O-Beine (Genu varum) und laufen breitbeinig.

Oberschenkelmuskulatur

Die Oberschenkelmuskulatur (▶ Abb. 3.22) umhüllt den Oberschenkel.

Sie wird eingeteilt in:

- **Streckmuskulatur** (Extensoren), die auf der Vorderseite des Oberschenkels liegt und im Kniegelenk streckt

Tab. 3.5 Bewegungen im Kniegelenk mit verantwortlichen Muskeln (▶ Abb. 3.22).

Bewegungen im Kniegelenk	Verantwortliche Muskeln
Flexion (Beugung)	M. biceps femoris (zweiköpfiger Oberschenkelmuskel) M. semitendinosus (Halbsehnenmuskel) M. semimembranosus (Plattensehnenmuskel)
Extension (Streckung)	M. quadriceps femoris (vierköpfiger Oberschenkelmuskel) bestehend aus M. rectus femoris, M. vastus medialis, lateralis und intermedius (gerader, innerer, äußerer und mittlerer Oberschenkelmuskel), der mit seiner Endsehne an der Kniescheibe ansetzt
Innenrotation im gebeugten Kniegelenk	M. semimembranosus (Plattensehnenmuskel)
Außenrotation im gebeugten Kniegelenk	M. semitendinosus (Halbsehnenmuskel)

- **Beugemuskulatur** (Flexoren), die auf der Rückseite des Oberschenkels liegt und im Kniegelenk beugt (▶ Tab. 3.5)

Manche Muskeln gehören sowohl zur Hüftmuskulatur als auch zur Oberschenkelmuskulatur, da sie vom Becken bis zum Unterschenkel ziehen.

Praxistipp

Die physiologische Stellung des Kniegelenks ist leicht gebeugt. Um eine Überstreckung des Gelenks zu vermeiden, müssen in Rückenlage die Knie mit entsprechenden Lagerungsmitteln unterstützt werden.

Fallbeispiel: Gonarthrose

Wenn es knirscht

Die Auszubildende Barbara Kaml darf heute mit Pflegefachmann Heinz Albrecht den blauen Bereich versorgen. Als beide das erste Zimmer betreten, hören sie ein Stöhnen. Die 72-jährige Frau Liebl steht neben dem Bett und jammert. Barbara Kaml fragt: „Kann ich Ihnen helfen?" Die Dame antwortet: „Ach, mein Knie schmerzt schon so lange." Heinz Albrecht hilft ihr, sich auf das Bett zu legen, und sieht sich das Knie an. Er fragt: „Ist es denn immer so geschwollen und warm?" Frau Liebl: „Nein, jetzt wo Sie es sagen. Es ist dicker als sonst." Heinz Albrecht informiert den Arzt, der eine Röntgenaufnahme des Knies anordnet. Heinz Albrecht bittet Barbara Kaml, die Patientin zum Röntgen zu fahren. „Warte dort, eventuell kann dir der Arzt erklären, was mit dem Knie los ist." Nach der Röntgenaufnahme erklärt Herr Dr. Rado, was er sieht: „Da ist kaum noch Knorpel vorhanden. Der Kniegelenksspalt ist sehr, sehr schmal. Das führt dazu, dass die Knochen aufeinander reiben, was Schmerzen verursacht. Arthrose nennt man diese Abnutzungserscheinungen. Zusätzlich ist das Knie jetzt auch noch entzündet. Nun soll Frau Liebl das Knie erst mal kühlen und dann müssen wir mit ihr über einen Gelenkersatz sprechen. Das würde ihre Schmerzen auf Dauer verringern." Selbst Barbara Kaml kann auf dem Röntgenbild erkennen, dass dies Schmerzen bereiten muss, und begleitet Frau Liebl zurück auf Station.

3.11.3 Unterschenkel

Der Unterschenkel wird von zwei nebeneinander liegenden Röhrenknochen gebildet (▶ Abb. 3.23), die von der Unterschenkelmuskulatur umgeben sind:

- **Schienbein** (Tibia), das der kräftigere der beiden Unterschenkelknochen ist. Sein Kopf (Caput tibiae) besteht aus zwei Gelenkknorren (Condylus medialis und lateralis), die mit dem Oberschenkelknochen das Kniegelenk bilden. Der sich anschließende Schaft (Corpus tibiae) hat eine dreieckige Form, dessen vordere Kante gut durch die Haut getastet werden kann. Am distalen Ende des Schienbeins lässt sich medial ein Knochenvorsprung tasten, der den Innenknöchel (Malleolus medialis) bildet. Er ist am oberen Sprunggelenk beteiligt.
- **Wadenbein** (Fibula), das lateral vom Schienbein liegt und mit seinem Kopf (Caput fibulae) ein Gelenk mit dessen lateralem Gelenkknorren bildet. Dieses Gelenk wird durch Bänder so gesichert, dass es nahezu nicht bewegt werden kann. Am Kniegelenk ist das Wadenbein nicht beteiligt. Das distale Ende des Wadenbeins ist verbreitert und als Außenknöchel (Malleolus lateralis) durch die Haut zu tasten. Der Außenknöchel ist am oberen Sprunggelenk beteiligt. Außen- und Innenknöchel bilden gemeinsam die **Malleolengabel.**

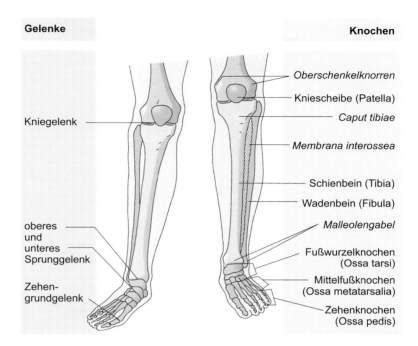

Gelenke

Kniegelenk

oberes
und
unteres
Sprunggelenk

Zehen-
grundgelenk

Knochen

Oberschenkelknorren

Kniescheibe (Patella)

Caput tibiae

Membrana interossea

Schienbein (Tibia)

Wadenbein (Fibula)

Malleolengabel

Fußwurzelknochen
(Ossa tarsi)

Mittelfußknochen
(Ossa metatarsalia)

Zehenknochen
(Ossa pedis)

Abb. 3.23 Knochen und
Gelenke des Unterschenkels
und des Fußes. [L190]

Ebenso wie die Unterarmknochen sind auch Schien- und Wadenbein durch eine feste Membran (**Membrana interossea,** ▶ Abb. 3.23) miteinander verbunden.

3.11.4 Sprunggelenk

Das Sprunggelenk (▶ Abb. 3.23) setzt sich zusammen aus:
- **Oberem Sprunggelenk** (OGS) zwischen Malleolengabel und dem Sprungbein der Fußwurzel. Das Gelenk ist ein Scharniergelenk, in dem der Fuß angehoben (Dorsalextension) und gesenkt wird (Plantarflexion).
- **Unterem Sprunggelenk** (UGS) zwischen Fersenbein und Sprungbein mit Kahnbein der Fußwurzel. In diesem Gelenk ist das Heben des medialen (Supination) und des lateralen Fußrandes (Pronation) möglich.

Bänder

Oberes und unteres Sprunggelenk bilden eine funktionelle Einheit. Zahlreiche lateral und medial gelegene Bänder verbinden die Malleolengabel mit den Fußwurzelknochen. Hierzu zählen auf der medialen Seite u. a. das Ligamentum deltoideum, auf der lateralen Seite die Ligamenta talofibulare anterius und posterius und das Ligamentum calcaneofibulare. Zwischen Sprungbein und Fersenbein spannt sich das Ligamentum talocalcaneare aus. Diese Bänder werden häufig vereinfachend als Innen- und Außenband bezeichnet.

Unterschenkelmuskulatur

Die Unterschenkelmuskulatur (▶ Abb. 3.24) bewegt den Fuß im Sprunggelenk sowie die Zehen in den Zehengelenken. Sie entspringt an den Unterschenkelknochen und setzt an den Fuß- und Zehenknochen an (▶ Tab. 3.6).

Praxistipp

Die Kontraktion der Wadenmuskulatur dient als Venenpumpe. Diese unterstützt den venösen Rückfluss zum Herzen und ist somit ein wichtiger Teil der Thromboseprophylaxe.

3.11.5 Fuß

Der Fuß (Pes) setzt sich ähnlich wie die Hand aus drei knöchernen Abschnitten zusammen (▶ Abb. 3.25):

Tab. 3.6 Bewegungen im Sprunggelenk mit verantwortlichen Muskeln (▶ Abb. 3.24).

Bewegungen im Sprunggelenk	Verantwortliche Muskeln
Plantarflexion (Beugung zur Fußsohle)	M. gastrocnemius (Zwillingsmuskel) und M. soleus (Schollenmuskel) bilden gemeinsam den M. triceps surae (dreiköpfiger Wadenmuskel), der mit der Achillessehne am Fersenbein ansetzt M. fibularis longus (langer Wadenbeinmuskel) M. fibularis brevis (kurzer Wadenbeinmuskel) M. tibialis posterior (hinterer Schienbeinmuskel) M. flexor hallucis longus (langer Großzehenbeuger) M. flexor digitorum longus (langer Zehenbeuger)
Dorsalextension (Streckung zum Fußrücken)	M. tibialis anterior (vorderer Schienbeinmuskel) M. extensor digitorum longus (langer Zehenstrecker) M. extensor hallucis longus (langer Großzehenstrecker)
Supination (Heben des medialen Fußrandes)	M. gastrocnemius (Zwillingsmuskel) M. soleus (Schollenmuskel) M. tibialis anterior (vorderer Schienbeinmuskel)
Pronation (Heben des lateralen Fußrandes)	M. peroneus longus (langer Wadenbeinmuskel) M. peroneus brevis (kurzer Wadenbeinmuskel)

- **Fußwurzelknochen** (Ossa tarsi):
  - Proximale Gruppe: Sprungbein (Talus), Fersenbein (Calcaneus)
  - Distale Gruppe: Kahnbein (Os naviculare), drei Keilbeine (Ossa cuneiformia) und Würfelbein (Os cuboideum)
- **Mittelfußknochen** (Ossa metatarsalia I–V)
- **Zehenknochen** (Ossa pedis) aus drei (bei der Großzehe aus zwei) Gliedern: den Grund-, Mittel- und Endphalangen

Zwischen Mittelfuß- und Zehenknochen liegen die **Zehengrundgelenke.** In diesen Gelenken lassen

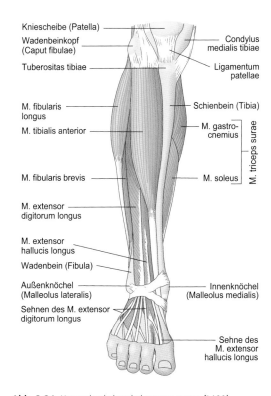

Kniescheibe (Patella)
Wadenbeinkopf (Caput fibulae)
Tuberositas tibiae
Condylus medialis tibiae
Ligamentum patellae
M. fibularis longus
M. tibialis anterior
Schienbein (Tibia)
M. gastrocnemius
M. triceps surae
M. fibularis brevis
M. soleus
M. extensor digitorum longus
M. extensor hallucis longus
Wadenbein (Fibula)
Außenknöchel (Malleolus lateralis)
Sehnen des M. extensor digitorum longus
Innenknöchel (Malleolus medialis)
Sehne des M. extensor hallucis longus

Abb. 3.24 Unterschenkelmuskulatur von vorne. [L190]

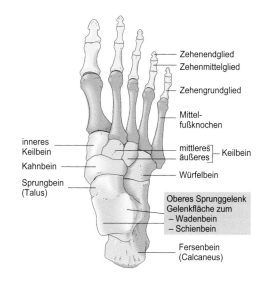

Zehenendglied
Zehenmittelglied
Zehengrundglied
Mittelfußknochen
inneres Keilbein
mittleres / äußeres — Keilbein
Kahnbein
Würfelbein
Sprungbein (Talus)
Oberes Sprunggelenk Gelenkfläche zum
– Wadenbein
– Schienbein
Fersenbein (Calcaneus)

Abb. 3.25 Fußskelett von oben mit oberem Sprunggelenk. [L190]

sich die Zehen krümmen und wieder strecken (Flexion, Extension), spreizen und wieder heranführen (Abduktion, Adduktion). Eine Rotation ist praktisch nicht möglich.

Fußmuskulatur

Neben der Muskulatur des Unterschenkels (▶ Tab. 3.6) sind auch die **kurzen Fußmuskeln** an der Bewegung der Zehen beteiligt. Sie werden unterteilt in die:

- Muskeln des Fußrückens, die die Zehen strecken
- Muskeln der Fußsohle, die die Zehen beugen und an der Verspannung des Fußlängsgewölbes beteiligt sind

Fußgewölbe

Die Knochen des Fußes bilden eine typische Gewölbekonstruktion, bestehend aus einem **Längs-** und einem **Querbogen.** Diese Bögen werden mit Hilfe straffer Bänder, den Endsehnen der Unterschenkelmuskulatur und der Fußmuskulatur verspannt. Sie haben beim Gehen eine dämpfende Federwirkung.

Praxistipp

Die Ferse ist ein dekubitusgefährdeter Bereich. Deshalb müssen die Fersen bei bettlägerigen Patienten regelmäßig auf Rötungen inspiziert und zur Prophylaxe entsprechend gelagert werden.

Wiederholungsfragen

1. Welche Aufgabe erfüllt der M. deltoideus (Deltamuskel)?
2. Wie heißt der dritte Knochen in der distalen Reihe der Handwurzelknochen?
3. Nennen Sie Beugemuskeln des Hüftgelenks!
4. Durch welchen Muskel wird der Unterschenkel im Knie gestreckt?
5. Beschreiben Sie den Aufbau des Schienbeins!
6. Welche Bänder sind am Sprunggelenk beteiligt?
7. Beschreiben Sie den Aufbau des Fußskeletts!

Überblick

Das Nervensystem ist permanent im Einsatz, um Reize wahrnehmen, verarbeiten und darauf reagieren zu können. Es koordiniert viele Körperfunktionen und ist äußerst komplex aufgebaut. Es erlaubt u.a. Bewusstsein und Sprache, ermöglicht so die Planung und Umsetzung von Handlungen, den Aufbau von Beziehungen und damit gesellschaftliches Leben.
Erkrankungen des Nervensystems können Menschen in ihrem Wesen beeinträchtigen und zu ausgeprägten Defiziten in der Selbstversorgung führen. Deshalb sind sowohl die Beratung und Begleitung als auch Ressourcen- und Patientenorientierung durch Pflegende wichtig. Konzepte, die eine Verbindung mit der Umwelt fördern und einem möglichst unabhängigen Leben dienen, sind hierbei von besonderer Bedeutung. Wissen über Anatomie und Physiologie des Nervensystems fördert das Verständnis für die Defizite von Patienten und macht Diagnostik und Therapie verständlich.
Um hierzu das notwendige Hintergrundwissen aufzubauen, beantwortet das folgende Kapitel u.a. diese Fragen: Aus welchen Teilen besteht das Gehirn und wie funktionieren diese? Was ist eine Hemisphäre? Wie ist das Nervensystem an Sensorik und Motorik beteiligt? Was ist ein Reflex? Wie entsteht Sprache und was hat das Gehirn damit zu tun? Was bewirken Sympathikus und Parasympathikus?

Das Nervensystem wird in das zentrale und das periphere Nervensystem unterteilt.

4.1 Zentrales Nervensystem

Zum zentralen Nervensystem (ZNS) gehören Gehirn und Rückenmark. Es lässt sich mit einer übergeordneten Kontrollinstanz vergleichen, die Organfunktionen koordiniert, Informationen aus der Umwelt aufnimmt, verarbeitet und daraufhin sinnvolle Reaktionen einleitet. Ohne das hoch entwickelte ZNS des Menschen sind wesentliche Funktionen wie Sprache, Denken, Gefühlsempfindungen, Erinnerung, das Ich-Bewusstsein, zukunftsorientiertes Handeln und ethische Wertvorstellungen nicht möglich.

Besonderheiten älterer Mensch

Im Alter nehmen Nervenzellen und Neurotransmitter ab, die Funktionen der verschiedenen Rezeptoren sind beeinträchtigt. In der Folge nimmt die Gehirnleistung ab.

Weiße und graue Substanz

Makroskopisch unterscheidet man im Nervensystem weiß erscheinende von grau erscheinenden Abschnitten. Diese Abschnitte werden als weiße bzw. als graue Substanz bezeichnet. Sie sind beide aus Nervengewebe (▶ 2.4) aufgebaut:

- Die **graue Substanz** besteht aus Nervenzellkörpern. Diese bilden die Kerne (z.B. Basalganglien, Formatio reticularis) und Rindenfelder des Gehirns (z.B. Großhirnrinde, Kleinhirnrinde). Im Rückenmark liegt die graue Substanz schmetterlingsförmig im Inneren vor. Sie ist umgeben von der weißen Substanz.
- Die **weiße Substanz** besteht aus markhaltigen Nervenfasern, die sich zu Nervenfaserbündeln oder Bahnen (Tractus) vereinigen. Sie verbinden die verschiedenen Hirnabschnitte, die aus Kernen und Rindenfeldern bestehen. Im Rückenmark umgibt sie die graue Substanz. Im Gehirn bildet sie das Marklager, das von der Rinde umgeben ist.

Im Folgenden werden die einzelnen Hirnabschnitte (▶ Abb. 4.1) mit ihren Funktionen besprochen:
- Großhirn oder Endhirn (Telencephalon)
- Zwischenhirn (Diencephalon)
- Mittelhirn (Mesencephalon)
- Rautenhirn (Rhombencephalon), bestehend aus Brücke (Pons) und verlängertem Mark (Medulla oblongata)
- Kleinhirn (Zerebellum)

4.1.1 Großhirn

Das Großhirn (Endhirn, Telencephalon) stellt den größten Abschnitt des menschlichen Gehirns dar. Es besteht aus den **Großhirnkernen,** die teil-

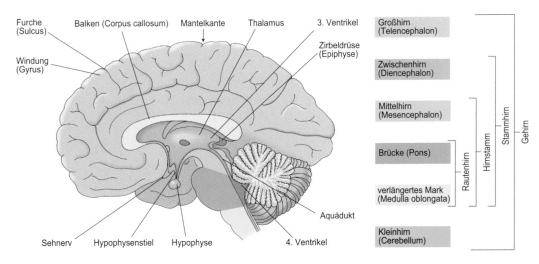

Abb. 4.1 Das Gehirn im Längsschnitt. [L190]

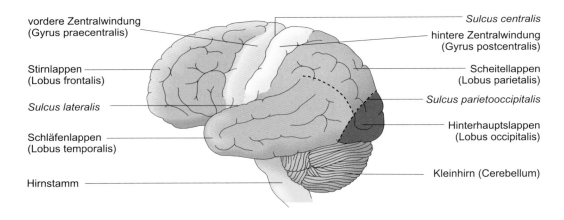

Abb. 4.2 Anatomische Einteilung der Großhirnrinde. [L190]

weise zu den Basalganglien zählen, aus der **Großhirnrinde** (Cortex cerebri) und der unterhalb der Rinde gelegenen weißen Substanz, die einige große **Faserbahnen** enthält.

Großhirnrinde

Die Großhirnrinde besteht aus einer dünnen Zellschicht aus grauer Substanz. Durch Faltungen in zahlreiche Furchen (Sulci) und Windungen (Gyri) erhält sie eine vergrößerte Oberfläche. Eine große Längsfurche (Fissura longitudinalis) teilt das Großhirn in die **rechte** und **linke Hemisphäre** (Gehirnhälfte). Die beiden Hemisphären sind lediglich in der Tiefe durch ein querverlaufendes Fasersystem, den **Balken,** miteinander verbunden. Durch weitere Furchen werden die beiden Hemisphären anatomisch in je fünf Lappen gegliedert (► Abb. 4.2):

- **Stirnlappen** (Lobus frontalis), der durch die Zentralfurche (Sulcus centralis) getrennt wird vom
- **Scheitellappen** (Lobus parietalis). Dieser wird durch die Scheitel-Hinterhauptfurche (Sulcus parieto-occipitalis) getrennt vom
- **Hinterhauptslappen** (Lobus occipitalis)

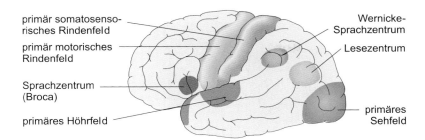

primär somatosenso-
risches Rindenfeld

primär motorisches
Rindenfeld

Sprachzentrum
(Broca)

primäres Höhrfeld

Wernicke-
Sprachzentrum

Lesezentrum

primäres
Sehfeld

Abb. 4.3 Funktionelle
Einteilung der Großhirnrinde
(Seitenansicht). [L190]

- **Schläfenlappen** (Lobus temporalis), der durch die seitliche Großhirnfurche (Sulcus lateralis) vom Scheitellappen getrennt wird
- **Insellappen** (Lobus insularis, ► Abb. 4.6), der in der Tiefe der seitlichen Großhirnfurche liegt

Rindenfelder

Nach ihrer Funktion kann die Großhirnrinde in verschiedene **Rindenfelder** eingeteilt werden, die motorische oder sensorische Aufgaben erfüllen (► Abb. 4.3):

- Die **primär sensorischen Rindenfelder** verarbeiten Informationen der Berührungsempfindung, des Schmerzes, des Sehens, des Hörens u. a. Diese Informationen werden als eine Folge von Aktionspotenzialen (► 2.4.2) über verschiedene aufsteigende Nervenbahnen von den Rezeptoren in Haut, Muskeln, Gelenken, Auge, Ohr oder inneren Organen zum primären sensorischen Rindenfeld geleitet und dort in eine bewusste Empfindung umgesetzt. Zu den primär sensorischen Rindenfelder gehören:
  - Primäres somatosensorisches Rindenfeld (hintere Zentralwindung, Gyrus postcentralis): zur Verarbeitung von Reizen der Oberflächen- und Tiefensensibilität (► 5.4.3); hier sind die Körperregionen entsprechend ihrer Rezeptorendichte repräsentiert (► Abb. 4.4).
  - Primäres Sehfeld im Hinterhauptslappen zur Verarbeitung von Sehreizen aus der Netzhaut (► 5.1.4).
  - Primäres Hörfeld im oberen Schläfenlappen zur Verarbeitung von Hörreizen aus der Schnecke (► 5.2.1).
  Die primär sensorischen Rindenfelder stehen in Verbindung mit dem
- **Sekundär sensorischen Rindenfeld.** Hier sind Erfahrungen über frühere sensorische

Empfindungen wie z. B. die Berührungsempfindungen gespeichert. Diese können mit den im primären sensorischen Rindenfeld neu eintreffenden Sinneseindrücken verglichen und dann gedeutet werden.

- Das **primär motorische Rindenfeld** (► Abb. 4.5), gelegen in der vorderen Zentralwindung (Gyrus praecentralis), ist an der Planung und Ausführung bewusster Bewegungen beteiligt. Dabei ist jede Körperregion auf einem Abschnitt der Großhirnrinde repräsentiert. Die Größe der in ► Abb. 4.5 eingezeichneten Körperregionen entspricht der Ausdehnung der jeweiligen zentralen motorischen Repräsentation. Am größten sind Muskelgruppen repräsentiert, die besonders feine und differenzierte Bewegungen ausführen. Von hier verläuft die Pyramidenbahn bis in das Rückenmark.
- **Broca-Sprachzentrum:** motorische Sprachregion zur Steuerung der Sprachmotorik.
- Die **sekundär motorischen Rindenfelder** leiten Informationen über früher erlernte Bewegungsabläufe zum primären motorischen Rindenfeld (Planung einer Bewegung). Sie liegen auf der medialen Fläche der Hirnhälften.
- **Assoziationsfelder:** Zusammenfassende Rindenfelder, in denen z. B. sensorische Informationen mit motorischen Informationen verknüpft werden, z. B. Wernicke-Sprachzentrum.

Faserbahnen des Großhirns

Unter der Großhirnrinde liegt als weiße Substanz eine Schicht aus vielen **Faserbahnen,** die die Rindenfelder sowohl untereinander als auch mit anderen Zentren des Nervensystems verbinden. Es werden unterschieden:

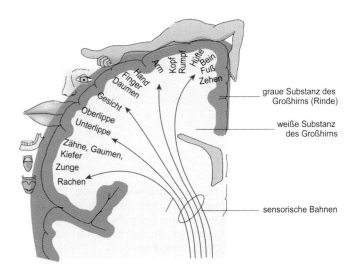

Abb. 4.4 Primäre somato-sensorische Projektionsfelder auf dem Gyrus postcentralis im Frontalschnitt. [L190]

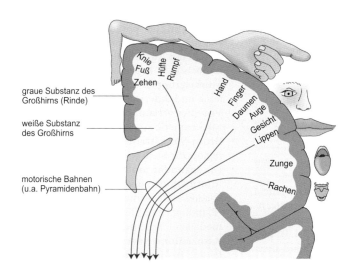

Abb. 4.5 Repräsentation der Körperregionen im primär motorischen Rindenfeld im Frontalschnitt. [L190]

- Assoziationsbahnen verbinden verschiedene Gehirnzentren der gleichen Hemisphäre miteinander.
- Kommissurenbahnen verbinden identische Rindenareale der zwei Hemisphären miteinander, z. B. der Balken (Corpus callosum).
- Projektionsbahnen verbinden das Endhirn mit anderen Hirnteilen, z. B. die Pyramidenbahn.

Pyramidenbahn

Die Pyramidenbahn (Tractus corticospinalis, ▶ Abb. 4.6) leitet die Signale für die bewussten willkürlichen Bewegungen vom primären motorischen Rindenfeld zur Skelettmuskulatur. Die Zellkörper der Pyramidenbahn liegen im primären motorischen Rindenfeld. Von hier ziehen die Axone der Nervenzellen durch die Capsula in-

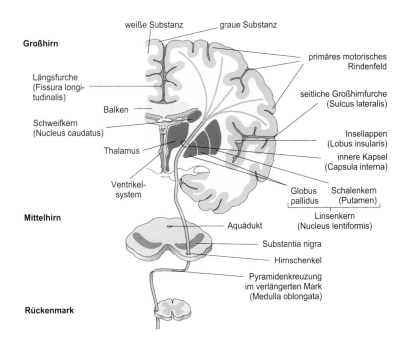

Großhirn

weiße Substanz

graue Substanz

primäres motorisches Rindenfeld

Längsfurche (Fissura longitudinalis)

seitliche Großhirnfurche (Sulcus lateralis)

Balken

Schweifkern (Nucleus caudatus)

Insellappen (Lobus insularis)

innere Kapsel (Capsula interna)

Thalamus

Ventrikelsystem

Globus pallidus

Schalenkern (Putamen)

Linsenkern (Nucleus lentiformis)

Mittelhirn

Aquädukt

Substantia nigra

Hirnschenkel

Pyramidenkreuzung im verlängerten Mark (Medulla oblongata)

Rückenmark

Abb. 4.6 Frontalschnitt des Großhirns, Querschnitt von Mittelhirn und Rückenmark mit Verlauf der Pyramidenbahn (gelb). [L190]

terna, durch das Mittelhirn, die Brücke und das verlängerte Mark. Am Übergang zum Rückenmark kreuzt der Großteil der Axone auf die Gegenseite. Im Rückenmark stehen sie über Synapsen mit Nervenzellkörpern in Verbindung, die mit ihren Axonen an der Skelettmuskulatur enden.

Basalganglien

Eingelagert in die weiße Substanz befinden sich die grauen Kerne, die Basalganglien (Stammganglien). Zu ihnen gehören:

- Kerne des Großhirns: **Putamen** (Schalenkern) und **Nucleus caudatus** (Schweifkern). Sie bilden zusammen das **Corpus striatum** (kurz: Striatum, Streifenkörper).
- Kerne des Zwischenhirns: **Globus pallidus** (bleicher Körper) und **Nucleus subthalamicus.**
- Kerne des Mittelhirns: **Substantia nigra** (schwarze Substanz) und **Nucleus ruber** (roter Kern).

Ihre Aufgabe besteht in der Koordination von Bewegungsabläufen und deren Schnelligkeit. Hierzu erhalten die Basalganglien Informationen von fast allen Teilen der Großhirnrinde und leiten diese modifiziert an die Großhirnrinde zurück. Die Ak-

tivität der Basalganglien bestimmt u.a. wie stark der Thalamus (▶ 4.1.2) den motorischen Kortex erregt.

Limbisches System

Das limbische System (▶ Abb. 4.7) sitzt haubenförmig dem Hirnstamm auf. Es ist eine funktionelle Einheit aus Teilen des Großhirns, des Zwischenhirns und des Mittelhirns. U.a. gehören zum limbischen System:

- Hippocampus (Ammonshorn)
- Fornix
- Vorderer Thalamuskern
- Riechkolben (Bulbus olfactorius)
- Mandelkern (Corpus amygdaloideum)

Das limbische System nimmt eine zentrale Stellung bei der Bewertung von Erlebnissen, Sinneseindrücken und Erinnerungen ein und verbindet diese mit Gefühlen wie Freude, Angst, Wut, Abscheu. Es ist beteiligt an der affektiven Steuerung des Verhaltens. Durch die enge Verbindung zum Hypothalamus werden Emotionen von zahlreichen vegetativen Reaktionen begleitet.

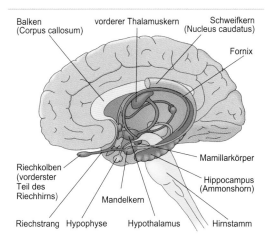

Balken (Corpus callosum)
vorderer Thalamuskern
Schweifkern (Nucleus caudatus)
Fornix
Mamillarkörper
Riechkolben (vorderster Teil des Riechhirns)
Hippocampus (Ammonshorn)
Mandelkern
Riechstrang Hypophyse Hypothalamus Hirnstamm

Abb. 4.7 Das limbische System (dunkel violett) umgibt den Balken wie ein Saum (=Limbus). [L190]

Fallbeispiel: Schlaganfall

Stroke was?

Alice Brown hat heute ihren letzten Schultag vor dem neuen Praxiseinsatz. In der Pause fragt sie ihre Freundin Maleika Kofi: „Ich bin ab morgen auf der Stroke Unit. Weißt du was das für eine Station ist?" Alice schüttelt den Kopf und zückt ihr Smartphone. Sie liest vor: „Eine Stroke Unit ist eine Abteilung im Krankenhaus, die auf eine schnelle Behandlung von Schlaganfallpatienten spezialisiert ist. Wenn eine plötzliche Durchblutungsstörung im Gehirn nicht schnell behandelt wird, sterben Gehirnzellen ab. Dies kann unter anderem dazu führen, dass Lähmungen oder Sprachstörungen zurückbleiben oder der Betroffene sogar stirbt." Alice erinnert sich: „Weißt du noch, unser Einsatz auf der Reha? Herr Kober kam nach seinem Schlaganfall von so einer Station zu uns. Seine rechte Körperhälfte war schwach und er hatte oft Wortfindungsstörungen. Wir haben viel mit ihm geübt und der Physiotherapeut war auch oft bei ihm. Als er nach Hause durfte, konnte er mit dem Rollator wieder ein paar Schritte gehen und das Sprechen ging auch schon viel besser. Puh, zum Glück ist Herr Kober nicht gestorben."

4.1.2 Zwischenhirn

Das Zwischenhirn (Diencephalon, ▶ Abb. 4.1) liegt zwischen Endhirn und Mittelhirn. Wichtige Strukturen sind:
- **Thalamus**
- **Hypothalamus** mit **Hypophyse**

- **Epithalamus** mit der Epiphyse (Zirbeldrüse), die das Hormon Melatonin produziert. Melatonin hat Einfluss auf den Tag-Nacht-Rhythmus und die Entwicklung der Keimdrüsen.

Thalamus

Der Thalamus (▶ Abb. 4.1) ist der größte Teil des Zwischenhirns und besteht aus zwei symmetrischen Hälften, die durch die Adhaesio interthalamica verbunden werden. Für die Weiterleitung und Verarbeitung sensorischer Informationen aus der Umwelt oder der Innenwelt des Körpers nimmt der Thalamus eine Schlüsselstellung ein. In den Kerngruppen des Thalamus werden sensorische und motorische Bahnen von und zur Großhirnrinde umgeschaltet. Alle Signale müssen den Thalamus passieren (Ausnahme: Geruchssinn), bevor sie die Großhirnrinde erreichen und dort zu einer bewussten Empfindung verarbeitet werden. Damit die Großhirnrinde nicht mit Informationen überflutet wird, wirkt der Thalamus wie ein Filter, den nur für den Gesamtorganismus bedeutsame Informationen passieren können. Aus diesem Grund wird der Thalamus auch „Tor zum Bewusstsein" genannt.

Daneben übermittelt er die Informationen von Kleinhirn und Basalganglien zu den motorischen Rindenfeldern.

Hypothalamus und Hypophyse

Hypothalamus

Der Hypothalamus (▶ 7.1) liegt an der Basis des Zwischenhirns. Er ist ein übergeordnetes Regulationszentrum, das auf zahlreiche Körperfunktionen Einfluss nimmt:
- Hormonhaushalt
- Konstanthaltung der Körpertemperatur
- Flüssigkeitshaushalt
- Kreislauffunktionen
- Nahrungsaufnahme (Durst, Hunger, Sattheit) und Energiehaushalt
- Entstehung von Gefühlen (z. B. Aggressionen, Angst, Lust)
- Fortpflanzung
- Schlaf

Der Hypothalamus verarbeitet Erregungen aus dem limbischen System, dem Thalamus, dem Großhirn sowie von sensorischen Bahnsystemen.

Hypophyse

Die Hypophyse (▶ Abb. 4.1, ▶ 7.1, Hirnanhangsdrüse) ist über den Hypophysenstiel eng mit dem

Hypothalamus verbunden, welcher u. a. die Hypohysenfunktion reguliert. Sie wird in einen Vorderlappen und einen Hinterlappen unterteilt. Beide üben eine wichtige Funktion für die Regulation des Hormonhaushalts aus.

4.1.3 Mittelhirn

Das Mittelhirn (▶ Abb. 4.6, Mesencephalon) ist ein ca. 1,5 cm langer Abschnitt zwischen Zwischenhirn und Rautenhirn. Wichtige Strukturen des Mittelhirns sind:

- **Vierhügelplatte,** die eine wichtige Schaltstelle des optischen und des akustischen Systems darstellt
- **Hirnschenkel** (Crura cerebri), durch die wichtige afferente (aufsteigende) und efferente (absteigende) Faserbahnen zwischen den einzelnen Hirnabschnitten verlaufen (z. B. Pyramidenbahn)
- Teile der Basalganglien, der **Nucleus ruber** (roter Kern) und die **Substantia nigra** (schwarze Substanz), die für die Aufrechterhaltung der Muskelspannung, für die Körperhaltung und für die Bewegungsausführung eine wichtige Rolle spielen
- **Aquädukt** als liquorführende Verbindung zwischen 3. und 4. Hirnventrikel
- **Hirnnervenkerne III und IV**

4.1.4 Rautenhirn

Das Rautenhirn (Rhombencephalon, ▶ Abb. 4.1) besteht aus der **Brücke** (Pons) und dem **verlängerten Mark** (Medulla oblongata). Nach kranial grenzt das Rautenhirn an das Mittelhirn, kaudal zieht es durch das Foramen magnum (▶ Abb. 4.1) und geht ohne scharfe Begrenzung in das Rückenmark über. Wichtige Strukturen des Rautenhirns sind:

- **Formatio reticularis** (retikuläres System). Sie reicht nach kranial bis zum Thalamus, nach kaudal bis zum Rückenmark und besteht aus einem netzartig aufgebauten, unscharf begrenzten Neuronensystem. Eine bedeutende Rolle spielt sie für die Bewusstseinslage (gespannte Aufmerksamkeit bis Schlaf) und für den Schlaf-Wach-Rhythmus. Weiterhin koordiniert sie lebenswichtige Vorgänge wie Atmung, Kreislauf, Schlucken, Blasenentleerung, Schutz- und Abwehrreflexe. Sie beeinflusst Muskeltonus und Bewegungen der gesamten Körpermuskulatur.

- **Hirnnervenkerne V–VII** und deren Verbindungen.
- **Bahnen,** die als Nervenfaserbündel Verbindungen innerhalb des Rautenhirns afferent (aufsteigend) und efferent (absteigend) zwischen Rückenmark und verschiedenen Hirnabschnitten herstellen.

> **Merke**
>
> Mittelhirn, Brücke und verlängertes Mark werden auch als Hirnstamm zusammengefasst. Als Stammhirn wird die Einheit aus Zwischenhirn, Mittelhirn, Brücke und verlängertem Mark bezeichnet.

4.1.5 Kleinhirn

Das Kleinhirn (Zerebellum) liegt in der hinteren Schädelgrube kaudal des Hinterhauptslappens des Endhirns und wird durch das Kleinhirnzelt (Tentorium cerebelli, eine stabile Duplikatur der Dura mater) davon getrennt (▶ Abb. 4.1). Es besteht aus zwei Hemisphären, die durch den Kleinhirnwurm (Vermis cerebelli) miteinander verbunden sind und in jeweils drei Lappen unterteilt sind. Das Kleinhirn bildet das Dach des IV. Ventrikels. Ähnlich wie das Großhirn ist das Kleinhirn aus der **Rinde** (Cortex cerebelli) und den darunterliegenden **Kleinhirnkernen** sowie afferenten und efferenten **Faserbahnen** aufgebaut. Über diese ist es mit dem Rückenmark, dem Gleichgewichtsorgan, dem Hirnstamm, dem Thalamus und der Großhirnrinde verbunden.

Das Kleinhirn ist bei der Ausführung sämtlicher motorischer Handlungen, angefangen vom Laufen bis zum Sprechen, von entscheidender Bedeutung. Es stimmt die einzelnen Bewegungsanteile aufeinander ab und optimiert damit Haltung und Bewegung. Es sorgt für die Feinabstimmung und Koordination von Bewegungen, den Erhalt von Muskeltonus und Gleichgewicht und ist an der Kontrolle der Augenbewegungen beteiligt.

4.1.6 Rückenmark

Das Rückenmark (Medulla spinalis) schließt sich an das verlängerte Mark an und verläuft als zentimeterdicker Strang innerhalb des Spinalkanals, geschützt durch die Wirbelsäule vom Atlas bis in die Höhe des 1./2. Lendenwirbelkörpers. In regelmäßigen Abständen gehen beidseits aus dem Rückenmark je eine ventrale (Vorderwurzel, motorische Fasern) und eine dorsale (Hinterwurzel, sensible Fasern) Wurzel hervor, die sich nach wenigen Millimetern zu einem Spinalnerven (Rückenmarknerven) vereinigen. Sie gliedern das Rückenmark in 31–33 Segmente, die kontinuierlich ineinander übergehen, allerdings eigene spezifische neuronale Verschaltungen besitzen. Beispiel dafür sind die verschiedenen Reflexe.

Rückenmarkssegmente

Folgende Segmente werden weitgehend analog zum Wirbelsäulenaufbau (▶ 3.5.1) unterschieden:
- Acht **Halssegmente** (C_1–C_8)
- Zwölf **Brustsegmente** (Th_1–Th_{12})
- Fünf **Lendensegmente** (L_1–L_5)
- Fünf **Kreuzbeinsegmente** (S_1–S_5)
- Ein bis drei **Steißbeinsegmente**

Innerer Aufbau des Rückenmarks

Das Rückenmark (▶ Abb. 4.8) besteht wie das Gehirn aus grauer und weißer Substanz. Die graue Substanz enthält die Nervenzellkörper. Sie liegt zentral und bildet auf Rückenmarksquerschnitten

eine Schmetterlingsfigur. Im Einzelnen sind zu unterscheiden:
- **Vorderhorn,** in dem die motorischen Nervenzellkörper liegen, die mit ihren Axonen zur Skelettmuskulatur ziehen (somato-efferent)
- **Hinterhorn,** in dem die Nervenzellkörper liegen, die sensible Informationen aus der Peripherie erhalten (somato-afferent)
- **Seitenhorn,** in dem die Nervenzellkörper des vegetativen Nervensystems liegen

Die **weiße Substanz** besteht im Wesentlichen aus marklosen und markhaltigen Nervenfasern, Gliazellen und Blutgefäßen. Die Nervenfasern lagern sich häufig zu Bündeln **(Tractus)** zusammen und verbinden nahezu alle Abschnitte des Gehirns und Rückenmarks miteinander.

Reflexe

Das Rückenmark kann unabhängig vom Gehirn einfache Bewegungsmuster ausführen. Hierzu gehören z. B. ein Teil der Reflexe. Reflexe sind vom Willen unabhängige Reaktionen auf Reize.

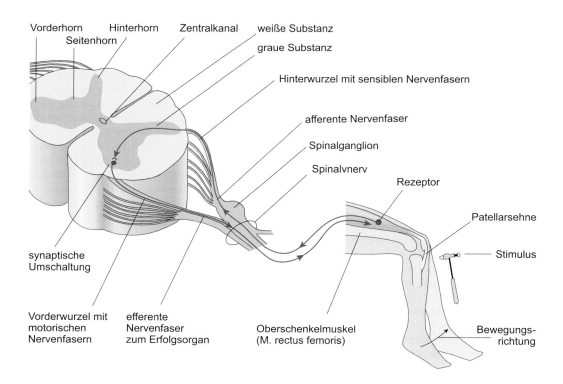

Abb. 4.8 Innerer Aufbau des Rückenmarks im Querschnitt mit Reflexbogen. [L190]

Eigenreflex

Die einfachste Form des Reflexes ist der Eigenreflex. Ein Beispiel dafür ist der **Patellarsehnenreflex** (PSR): Ein kurzer Schlag auf die Sehne des M. quadriceps femoris kaudal der Kniescheibe führt zu einer kurzzeitigen mit dem Auge nicht wahrnehmbaren Dehnung des Muskels. Anschließend erfolgt eine reflektorische Kontraktion des Muskels, die sich in einer schlagartigen Streckung des vorher im Kniegelenk gebeugten Beines äußert. Weitere Eigenreflexe sind:

- Bizepssehnenreflex (BSR)
- Trizepssehnenreflex (TSR)
- Achillessehnenreflex (ASR)

Reflexbogen

Alle Reflexe – auch die kompliziert aufgebauten – werden über den sogenannten Reflexbogen vermittelt. Er besteht aus folgenden Anteilen:

- **Rezeptor,** der einen **Reiz** registriert. Beim PSR ist das die im Muskel gelegene Muskelspindel, die die Dehnung des Muskels als Reiz registriert.
- **Afferente, sensible Nervenbahn,** die diese Informationen über die Hinterwurzel zum Rückenmark leitet.
- **Reflexverarbeitendes System,** das bei komplizierten Reflexen im Gehirn liegt. Beim Eigenreflex erfolgt lediglich eine synaptische Umschaltung im Vorderhorn des Rückenmarks.
- **Efferente, motorische Nervenbahn,** die vom Vorderhorn zum Erfolgsorgan zieht.
- **Erfolgsorgan.** Beim PSR ist dies der M. quadriceps femoris, der sich kontrahiert und so das Bein streckt.

Typisch für den Eigenreflex ist, dass Reizaufnahme und Reizantwort an demselben Organ oder Muskel stattfinden.

Fremdreflex

Komplizierter aufgebaut sind die Fremdreflexe, bei denen Reizaufnahme und Reizantwort in verschiedenen Organen liegen. Dazu gehören z. B.

- Würgereflex: Reizung der Rachenhinterwand bewirkt ein Würgen.
- Lidschlussreflex: Berührung der Hornhaut bewirkt Lidschluss.
- Bauchhautreflex: Bestreichen der Bauchhaut bewirkt eine Kontraktion der Bauchmuskeln.

Die wesentlich komplexeren Bewegungsmuster, wie die Aufrechterhaltung der Körperhaltung oder die Regulation von Lauf- und Zielbewegungen, erfordern das Zusammenspiel von Rückenmark, Hirnstamm, Großhirnrinde, Basalganglien und Kleinhirn.

> **Besonderheiten beim Kind**
>
> Beim Säugling finden sich Reflexe, die charakteristisch für bestimmte Entwicklungsstufen sind und im Laufe der Zeit verschwinden. Hierzu zählen u. a.:
> - Palmar- und Plantargreifreflex: Beim Berühren der Handinnenfäche/Fußsohle werden die Finger/Zehen kräftig gebeugt.
> - Schreitbewegungen: Wird das Neugeborene aufrecht gehalten, so vollführt es auf der Unterlage Schreitbewegungen.
> - Pseudo-Babinski-Phänomen: Beim Bestreichen der Fußsohle des Neugeborenen werden die Zehen gespreizt und überstreckt.

Wiederholungsfragen

1. Welche anatomischen Strukturen gehören zum zentralen Nervensystem?
2. Beschreiben Sie die graue Substanz und ihre Funktion!
3. Welche Funktionen haben Großhirnrinde, Zwischenhirn, Medulla oblongata und Zerebellum?
4. Was liegt in der vorderen Zentralwindung der linken Großhirnrinde?
5. Was ist die Pyramidenbahn?
6. Wo endet das Rückenmark?
7. Was ist der Unterschied zwischen Eigenreflex und Fremdreflex?

4.2 Peripheres Nervensystem

Zum peripheren Nervensystem gehören:
- Hirnnerven
- Rückenmarknerven (Spinalnerven)
- Ganglien: Nervenzellansammlungen außerhalb des ZNS, z. B. Spinalganglien, Ganglien des vegetativen Nervensystems

4.2.1 Hirnnerven

Die Hirnnerven (Nn. craniales, ▶ Abb. 4.9) verlassen kranial des Rückenmarks das ZNS. Es gibt zwölf Hirnnervenpaare, die nach der Reihenfolge ihres Austritts aus dem ZNS von kranial nach kaudal mit römischen Ziffern (I–XII) benannt werden. Sie treten durch kleine Öffnungen an der Schädelbasis aus dem knöchernen Schädel heraus und gelangen so zu ihren Zielorganen. Sie können sensible, motorische oder vegetative Funktionen haben. ▶ Abb. 4.9 zeigt Austrittsstellen und Funktionen der einzelnen Hirnnerven.

4.2.2 Spinalnerven

Insgesamt verlassen 31–33 Spinalnervenpaare das Rückenmark und durch die Zwischenwirbellöcher den Wirbelkanal. Sie verbinden das Rückenmark mit dem Körper. Spinalnerven sind gemischte

Nerven, die motorische und sensible Fasern enthalten (▶ Abb. 4.11).

Nach ihrem Austritt aus den Zwischenwirbellöchern teilen sich die Spinalnerven in mehrere Äste: Die **dorsalen Äste** ziehen zum Rücken und versorgen dort sensibel die Haut des Rückens und motorisch die Rückenmuskulatur. Von den **ventralen Ästen** ziehen lediglich die Äste des 2.–11. Brustsegments zur Brustwand und

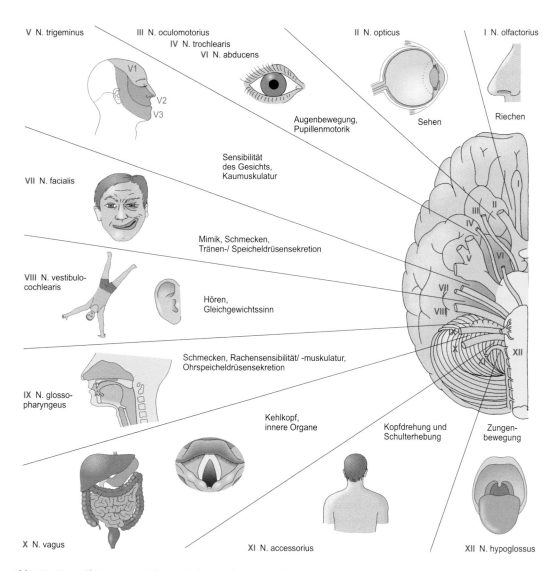

Abb. 4.9 Die zwölf Hirnnerven mit ihren Funktionen und Austrittsstellen aus dem Gehirn. [L190]

versorgen dort als Zwischenrippennerven (Nn. intercostales) sensibel die Haut und motorisch die Muskeln des Brustkorbs und Bauches. Die übrigen ventralen Äste vermischen sich nach ihrem Austritt aus dem Wirbelkanal und bilden verschiedene **Nervengeflechte** (Plexus), aus denen die peripheren Nerven hervorgehen (► Abb. 4.10).

Plexus cervicalis

Der Plexus cervicalis (Halsgeflecht) aus den Segmenten C_1–C_4 versorgt:
* Motorisch Teile der Schulter- und der Halsmuskulatur, mit dem **N. phrenicus** das Zwerchfell
* Sensibel die Haut der Hals- und Schulterregion, das Perikard, die Pleura parietalis und das Peritoneum von Gallenblase und Magen

Plexus brachialis

Der Plexus brachialis (Armgeflecht) aus den Segmenten C_5–Th_1 versorgt:

* Motorisch die Muskeln der Schulter und der oberen Extremitäten
* Sensibel die Haut der Arme und der Hände

Die drei großen Armnerven aus diesem Geflecht sind der **N. radialis,** der **N. ulnaris** und der **N. medianus** (► Abb. 4.11).

Plexus lumbalis

Der Plexus lumbalis (Lendengeflecht) aus den Segmenten Th_{12}–L_4 versorgt:
* Motorisch die Streckmuskulatur des Kniegelenks, Teile der Beugemuskulatur des Hüftgelenks und die unteren Abschnitte der Bauchwandmuskulatur
* Sensibel die Haut der Oberschenkelvorderseite und der äußeren Geschlechtsorgane

Der wichtigste Nerv dieses Geflechts ist der **N. femoralis** (► Abb. 4.11).

Plexus sacralis

Der Plexus sacralis (Schamgeflecht) aus den Segmenten L_4–S_4 versorgt:
* Motorisch die Glutealmuskulatur, die Beugemuskulatur des Kniegelenks, die Muskulatur des Sprunggelenks und des Fußes
* Sensibel die Haut der Rückseite des Beines, des Fußes, der Dammregion und des Gesäßes

Der wichtigste Nerv dieses Geflechts und gleichzeitig der längste und dickste des Körpers ist der **N. ischiadicus.** Er teilt sich proximal der Kniekehle in den **N. tibialis** und den **N. peroneus.**

Plexus lumbalis und Plexus sacralis werden zum **Plexus lumbosacralis** zusammengefasst.

> **Praxistipp** •
>
> Unsachgemäße ventrogluteale Injektionen können zu einer Schädigung des N. ischiadicus führen.
> Bei einem Unterschenkelgips muss das Caput fibulae durch Polster geschützt werden, um einer Schädigung des N. peroneus vorzubeugen. Diese Nervenschädigung führt zu einer Parese der Fuß- und Zehenheber.

4.3   Vegetatives Nervensystem

Das vegetative Nervensystem (autonomes Nervensystem) reguliert die Tätigkeit der inneren Organe (z. B. Drüsen, Geschlechtsorgane, Herz, glatte Muskulatur). Diese Regulation erfolgt unbewusst und kann willentlich nicht beeinflusst werden. Es setzt sich aus Anteilen des zentralen und peripheren Nervensystems zusammen. Der periphere

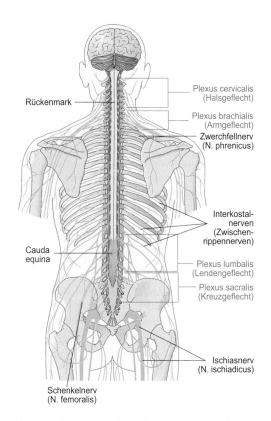

Rückenmark

Plexus cervicalis (Halsgeflecht)

Plexus brachialis (Armgeflecht)

Zwerchfellnerv (N. phrenicus)

Interkostalnerven (Zwischenrippennerven)

Cauda equina

Plexus lumbalis (Lendengeflecht)

Plexus sacralis (Kreuzgeflecht)

Ischiasnerv (N. ischiadicus)

Schenkelnerv (N. femoralis)

Abb. 4.10 Plexus des peripheren Nervensystems. [L190]

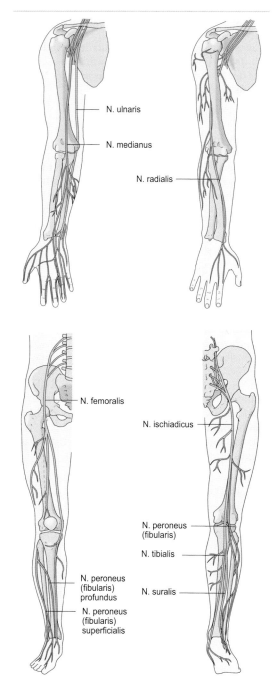

N. ulnaris

N. medianus

N. radialis

N. femoralis

N. ischiadicus

N. peroneus
(fibularis)

N. tibialis

N. peroneus
(fibularis)
profundus

N. suralis

N. peroneus
(fibularis)
superficialis

Abb. 4.11 Verlauf wichtiger peripherer Nerven der oberen und der unteren Extremität. [L190]

Anteil des vegetativen Nervensystems besteht aus **Sympathikus** und **Parasympathikus.** Diese innervieren häufig beide ein Organ und rufen dann entgegengesetzte Wirkungen hervor.

Die gegensätzlichen Wirkungen von Sympathikus und Parasympathikus an den verschiedenen Organen sind in ▶ Tab. 4.1 dargestellt. Verallgemeinernd kann gesagt werden, dass der Sympathikus in Leistungsphasen (Erregung, Stress) aktiviert wird, der Parasympathikus in Erholungsphasen (Entspannung).

Die efferente Strecke des vegetativen Nervensystems vom ZNS zum Erfolgsorgan besteht aus zwei Nervenzellen. Die synaptische Umschaltung von der 1. Nervenzelle (präganglionär) auf die 2. Nervenzelle (postganglionär) erfolgt sowohl für Sympathikus als auch für Parasympathikus in vegetativen Ganglien mit dem Transmitter Acetylcholin (▶ Abb. 4.12).

4.3.1 Sympathikus

Die Nervenzellkörper der präganglionären Nervenfasern des Sympathikus liegen in den Seitenhörnern des Rückenmarks in den Segmenten C_8–L_3. Ihre Axone verlassen das Rückenmark über die vordere Wurzel und ziehen zum rechten und zum linken **Grenzstrang** (Truncus sympathicus), der beidseits wenige Zentimeter von der Wirbelsäule entfernt vom Kopf bis zum Kreuzbein verläuft. Hier werden die vom Rückenmark kommenden präganglionären Fasern in Ganglien umgeschaltet. Im Grenzstrang sind beidseits 22–23 solcher Ganglien kettenförmig aneinandergereiht. In ihnen erfolgt die synaptische Umschaltung der präganglionären Fasern auf die postganglionären Fasern, die dann weiter zum Erfolgsorgan ziehen. Weitere Ganglien befinden sich prävertebral bzw. präaortal. Der Transmitter der Umschaltung ist Noradrenalin (▶ Abb. 4.12, ▶ 2.4.2).

Eine Besonderheit des sympathischen Nervensystems ist das **Nebennierenmark** (▶ 7.4.2). In seinem Aufbau gleicht es den Ganglienzellen des Grenzstranges, besitzt aber keine weiterführenden Nervenfasern. Vielmehr werden bei Stimulation seiner Zellen durch vegetative Nervenfasern des ZNS die Transmitter Adrenalin und in geringem Umfang Noradrenalin in die Blutbahn abgegeben. Auf diesem Weg entfalten sie ihre Wirkung innerhalb des gesamten Organismus.

Tab. 4.1 Wirkung von Sympathikus und Parasympathikus auf verschiedene Organe.

Organ	Sympathikuswirkung	Parasympathikuswirkung
Schweißdrüse	Steigerung der Sekretion	Keine Wirkung bekannt
Pupille	Erweiterung	Verengung
Herzmuskel	Zunahme von Herzfrequenz und Kontraktionskraft	mäßige Abnahme von Herzfrequenz und Kontraktionskraft
Harnblase	Kontraktion des Sphinkters, Erschlaffung des Detrusors	Kontraktion des Detrusors
Muskelgefäße	Erweiterung oder Verengung, je nach Aktivität	keine Wirkung bekannt
Haut-, Schleimhaut- und Eingeweidegefäße	Verengung	keine Wirkung bekannt
Bronchien	Erweiterung	Verengung
Speicheldrüsen	Produktion geringer Mengen eines viskösen Sekrets	Produktion reichlich dünnflüssigen Sekrets
Magen-Darm-Trakt	Verminderung von Tonus und Bewegungen, Kontraktion der Sphinkteren	Steigerung von Tonus und Bewegungen, Entspannung der Sphinkteren
Verdauungsdrüsen	Verminderung der Sekretion	Steigerung der Sekretion
Sexualorgane beim Mann	Auslösung der Ejakulation	Auslösung der Erektion

4.3.2 Parasympathikus

Die Nervenzellkörper des Parasympathikus liegen im Hirnstamm und in den Rückenmarksegmenten S_2–S_4. Im Unterschied zum Sympathikus erfolgt die Umschaltung von präganglionären Nervenzellen auf postganglionäre Nervenzellen erst in Ganglien, die am oder im Erfolgsorgan liegen. Ihr Transmitter ist Acetylcholin (▶ Abb. 4.12).

4.4 Hüllen, Liquorräume und Blutversorgung des ZNS

4.4.1 Hirnhäute

Gehirn und Rückenmark liegen geschützt im knöchernen Schädel bzw. im Wirbelkanal. Sie sind von den bindegewebigen Hirnhäuten, den **Meningen,** umgeben. Diese heißen Dura mater, Arachnoidea und Pia mater (▶ Abb. 4.13).

Dura mater
Die Dura mater (harte Hirnhaut) kleidet die Innenfläche der Schädelknochen aus und stellt gleichzeitig die äußere Hülle des ZNS dar. Weiterhin bildet die Dura mater starke Septen (Trennwände) zwischen den großen Hirnabschnitten:

- **Großhirnsichel** (Falx cerebri) trennt als senkrechtes Septum die beiden Großhirnhemisphären voneinander.
- **Kleinhirnzelt** (Tentorium cerebelli) ist eine zeltartige Membran, die das Großhirn vom Kleinhirn trennt.

Innerhalb der Dura mater verlaufen venöse Blutleiter, die **Sinus durae matris,** die das venöse Blut des gesamten Schädels über die V. jugularis interna in die obere Hohlvene ableiten. Sinus entsprechen den Venen im Körper, werden allerdings von Duplikaturen der Dura mater gebildet. Sie sind mit Endothel ausgekleidet, haben aber keine Venenklappen.

Arachnoidea und Pia mater
Arachnoidea (Spinnwebenhaut) und Pia mater werden als weiche Hirnhäute zusammengefasst. Die Arachnoidea ist eine dünne gefäßlose Haut, die der Dura mater dicht anliegt. Zwischen Dura mater und Arachnoidea befindet sich der Subduralraum. Zwischen Arachnoidea und der ihr folgenden Pia mater liegt der **Subarachnoidalraum.** Er enthält die arteriellen Blutgefäße und ist mit Liquor (▶ 4.4.2) gefüllt. Die Pia mater liegt unmittelbar dem Gehirn an.

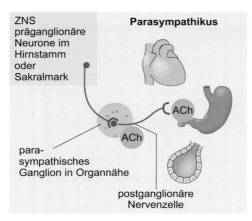

ZNS präganglionäre Neurone im Hirnstamm oder Sakralmark

Parasympathikus

ACh

ACh

parasympathisches Ganglion in Organnähe

postganglionäre Nervenzelle

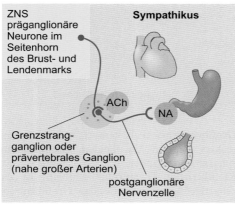

ZNS präganglionäre Neurone im Seitenhorn des Brust- und Lendenmarks

Sympathikus

ACh

NA

Grenzstrangganglion oder prävertebrales Ganglion (nahe großer Arterien)

postganglionäre Nervenzelle

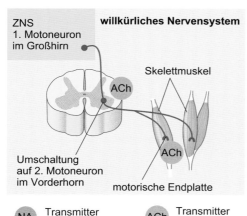

ZNS 1. Motoneuron im Großhirn

willkürliches Nervensystem

Skelettmuskel

ACh

Umschaltung auf 2. Motoneuron im Vorderhorn

ACh

motorische Endplatte

NA Transmitter Noradrenalin

ACh Transmitter Azetylcholin

Abb. 4.12 Efferente Strecke von Sympathikus und Parasympathikus sowie im willkürlichen Nervensystem. [L190]

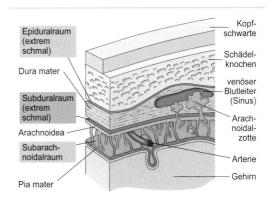

Epiduralraum (extrem schmal)

Dura mater

Subduralraum (extrem schmal)

Arachnoidea

Subarachnoidalraum

Pia mater

Kopfschwarte

Schädelknochen

venöser Blutleiter (Sinus)

Arachnoidalzotte

Arterie

Gehirn

Abb. 4.13 Die Hirnhäute. [L190]

Fallbeispiel: Meningitis

Der Auszubildende Emil Novak arbeitet zurzeit in der Neurologie und hat gerade seine Pause beendet. Als er zurückkommt und sich bei Pflegefachmann Jens Fischer erkundigt, was er tun kann, schickt dieser ihn in Zimmer drei und sagt: „Sieh mal nach Frau Kern. Sie müsste in deinem Alter sein. Miss dort mal Temperatur. Aber zieh dir Schutzkleidung an. Ich erklär dir gleich alles." Emil Novak folgt den Anweisungen und betritt das abgedunkelte Zimmer. „Endlich kommt jemand, ich habe arge Kopfschmerzen", sagt Frau Kern. Emil Novak misst die Temperatur: „38,8 Grad. Sie haben Fieber. Ich werde das gleich weitergeben und wir kümmern uns um Sie, versprochen." Als Emil Novak wieder im Stützpunkt ankommt und sein Ergebnis mitteilt, sagt Jens Fischer: „Frau Kern hat laut Ärztin wahrscheinlich eine Meningitis, eine Entzündung der Hirnhäute. Sie hatte erst eine schwere Lungenentzündung und nun starke Kopfschmerzen, erneut Fieber, einen steifen Nacken und ist lichtempfindlich. Womöglich haben die Bakterien nun die Hirnhäute befallen. Zuerst einmal müssen wir ihr etwas gegen die Schmerzen geben. Dann werden wir eine Liquorpunktion vorbereiten. Danach wissen wir mehr."

4.4.2 Liquorräume

Liquor cerebrospinalis ist eine klare Flüssigkeit, die sich in den miteinander verbundenen inneren und äußeren Liquorräumen befindet. Der äußere Liquorraum wird vom Subarachnoidalraum gebildet. Hier schützt der Liquor das ZNS wie eine Art Wasserkissen vor Erschütterungen und Schlägen. Die inneren Liquorräume bestehen im Gehirn aus

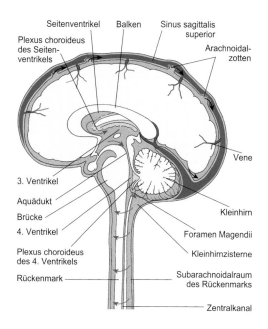

Abb. 4.14 Längsschnitt durch das Gehirn mit Liquorräumen. [L190]

einem Hohlraumsystem, den **Ventrikeln**, und im Rückenmark aus dem **Zentralkanal** (▶ Abb. 4.14). Der Liquor wird im Plexus choroideus der Ventrikel vorwiegend durch Filtration aus dem Blut gebildet. Er durchströmt das Ventrikelsystem und fließt in den venösen Hirnkreislauf ab. Liquor ist eiweißarm und nahezu zellfrei.

Ventrikelsystem

Das Ventrikelsystem besteht aus den beiden **Seitenventrikeln** (1. und 2. Ventrikel), die über das Foramen interventriculare in den schmalen **3. Ventrikel** im Zwischenhirn münden. Der 3. Ventrikel ist über den Aquäductus cerebri (Aquäductus Sylvii) mit dem **4. Ventrikel** verbunden. Dieser erstreckt sich von der Brücke bis in das verlängerte Mark, wo er in den Zentralkanal des Rückenmarks übergeht. Die Ventrikel sind untereinander und mit dem äußeren Liquorraum verbunden. So wird eine Zirkulation des Liquors von seinem Entstehungsort im Plexus choroideus durch die vier Ventrikel zum äußeren Liquorraum ermöglicht. Hier fließt der Liquor über zottenartige Ausstülpungen der Arachnoidea, den Arachnoidalzotten, in die venösen Blutsinus ab.

> **Praxistipp**
>
> Bei verschiedenen Erkrankungen des ZNS (z. B. Meningitis, Multiple Sklerose) wird Liquor untersucht. Dieser wird durch eine Lumbalpunktion gewonnen, bei der zwischen den 3. und 4. oder 4. und 5. Lendenwirbel punktiert wird. Nach der Punktion können Kopfschmerzen und evtl. Übelkeit und Erbrechen auftreten (postpunktionelles Syndrom). Die Patienten sollten nach Möglichkeit Bettruhe einhalten.

4.4.3 Blutversorgung des Gehirns

Das Gehirn wird durch zwei voneinander unabhängige Quellen mit Blut versorgt: von den beiden Aa. carotides internae sowie von den beiden Aa. vertebrales. Sie stehen über Äste miteinander in Verbindung, die einen an der Schädelbasis liegenden Gefäßring, den **Circulus arteriosus Willisi,** bilden. So wird gewährleistet, dass ein Verschluss einer dieser Arterien durch die anderen kompensiert werden kann. Die beiden Aa. carotides internae versorgen mit ihren zwei Hauptästen, der A. cerebri anterior und der A. cerebri media die vorderen und mittleren Hirnabschnitte. Die zwei Aa. vertebrales vereinigen sich zur A. basilaris und versorgen mit ihren Ästen (u. a. A. cerebri posterior) die Hirnbasis und die hinteren Hirnabschnitte (▶ Abb. 4.15).

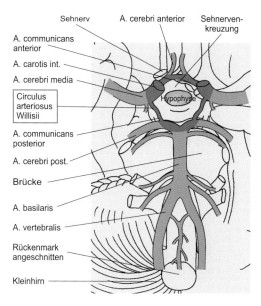

Abb. 4.15 Circulus arteriosus Willisi. [L190]

Eine Besonderheit des ZNS ist die **Blut-Hirn-Schranke,** die den Übertritt bestimmter Substanzen vom Blut in das Hirngewebe verhindert. Sie ist eine Folge des speziellen Aufbaus der Gefäßwände im Gehirn, bestehend aus einem dichten Kapillarendothel und eng anliegenden Astrozytenfortsätzen.

Wiederholungsfragen

1. Welcher Nerv innerviert das Zwerchfell?
2. Wo entspringt der N. ischiadicus?
3. Was ist der Grenzstrang?
4. Welcher Anteil des vegetativen Nervensystems führt zu einer Beschleunigung der Herzfrequenz, welcher zu einer Verlangsamung?
5. Welcher Teil des Nervensystems führt zu einer Anregung der Darmperistaltik und der Drüsentätigkeit?
6. Was sind die Funktionen des Sympathikus?
7. Was ist die Aufgabe des Liquors und wo befindet er sich?
8. Wo liegt der Aquäductus Sylvii?

Sensibilität und Sinnesorgane

Überblick

Die Sinnesorgane nehmen täglich unendlich viele Reize auf und geben sie an das Nervensystem weiter. Sie informieren den Menschen über seine Umwelt, geben ihm Orientierung und dienen ihm letztlich zum Überleben. Sind die Sinne eingeschränkt, sind die Betroffenen meist auf Unterstützung angewiesen. Pflegende geben den Betroffenen Hilfestellung, unterstützen bei der Kompensation z. B. durch Anleitung im Umgang mit technischen Systemen, fördern die selbstständige Lebensführung und befähigen so zur gesellschaftlichen Teilhabe. Hierbei sind Empathie, Einfühlungsvermögen, Wertschätzung, Kongruenz und die Beachtung der Selbstbestimmung von größter Bedeutung. Darüber hinaus benötigen Pflegende Kenntnisse zur Anatomie und Physiologie von Sensibilität und Sinnesorganen, um so ein umfassendes Verständnis vom Zusammenwirken physischer und psychischer Zustände zu erhalten.

Dieses Kapitel beantwortet hierzu unter anderem folgende Fragen: Welche Organe werden als Sinnesorgane bezeichnet? Was versteht man unter Sensibilität? Wie funktioniert Sehen? Wo sitzt das Gleichgewichtsorgan? Welche Geschmacksrichtungen kennt der Mensch? Wie empfindet man Berührung? Welche Aufgaben übernimmt die Haut? Was sind Rezeptoren? Was bedeutet Tiefensensibilität?

Für seine vielfältigen Aufgaben muss das Nervensystem **Reize** aus der Umgebung und aus dem Körper registrieren. Reize werden von Sinneszellen über spezielle **Rezeptoren** aufgenommen. Diese liegen u. a. in den Sinnesorganen. Es werden verschiedene Sinne mit ihren dazugehörigen Organen unterschieden (▶ Tab. 5.1).

Rezeptoren werden nur durch einen für sie adäquaten Reiz erregt. Für die Sinneszellen beispielsweise des Ohrs sind dies Schallwellen, für die des Auges Licht. Ein Reiz ruft an der Zellmembran der Sinneszelle eine Änderung des Ruhemembranpotenzials hervor, das **Sensorpotential**. Dieses wird in eine Folge von Aktionspotenzialen umgewandelt, die über sensible Nervenzellen an das Rückenmark und Gehirn weitergeleitet wird (▶ 2.4.2). Auf Rückenmarksebene und im Hirnstammbereich erfolgt auf die eintreffenden Aktionspotenziale eine unwillkürliche Antwort des Körpers in Form von Reflexen. Andere Informationen werden nach zentral weitergeleitet und im Thalamus gefiltert (▶ 4.1.3). Sie werden dort entsprechend ihres Informationsgehaltes unterdrückt oder gelangen als bewusste Empfindung an die Großhirnrinde. Auf diese Weise wird der Organismus vor einer Reizüberflutung geschützt.

5.1 Auge

Das Auge (▶ Abb. 5.1) als Organ des Sehsinns ist nahezu kugelförmig mit einem Durchmesser von etwa 24 mm.

Es besteht aus:
- Augapfel (Bulbus oculi)
- Schutzeinrichtungen: Augenlider, Augenbrauen, Wimpern, Tränenapparat mit Tränendrüse und ableitenden Tränenwegen zur Nasenhöhle, Bindehaut

Der Augapfel liegt geschützt in der knöchernen Augenhöhle (Orbita). Weiterhin liegen die ihn bewegenden sechs äußeren quergestreiften Augenmuskeln in der Augenhöhle. Die Augenhöhle besitzt Löcher und Spalten, durch die Nerven und Blutgefäße ein- bzw. austreten.

Tab. 5.1 Sinnessysteme.

Sinn	Sinnesorgan (Sinneszelle)
Sehen	Auge (Stäbchen und Zapfen)
Hören	Hörorgan (Haarzellen)
Gleichgewicht	Gleichgewichtsorgan (Haarzellen)
Riechen	Nase (Riechzellen)
Schmecken	Zunge (Geschmackszellen)
Berührung, Temperatur, Schmerz	Haut (Merkel-Zellen, Meissner-Körperchen, freie Nervenendigungen u. a.)

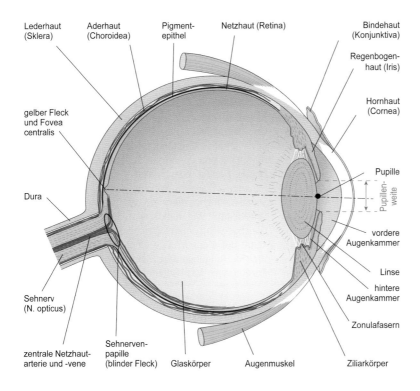

Lederhaut (Sklera)
Aderhaut (Choroidea)
Pigment-epithel
Netzhaut (Retina)
Bindehaut (Konjunktiva)
Regenbogen-haut (Iris)
Hornhaut (Cornea)
gelber Fleck und Fovea centralis
Pupille
Pupillen-weite
Dura
vordere Augenkammer
Sehnerv (N. opticus)
Linse
hintere Augenkammer
Zonulafasern
zentrale Netzhaut-arterie und -vene
Sehnerven-papille (blinder Fleck)
Glaskörper
Augenmuskel
Ziliarkörper

Abb. 5.1 Aufbau des Augapfels (Sagittalschnitt). [L190]

5.1.1 Augapfel

Der Augapfel (► Abb. 5.1) ist zwiebelschalenartig aus drei Schichten aufgebaut:

- Die **äußere Augenhaut** besteht aus der undurchsichtigen Lederhaut (Sklera), die dem Auge durch ihr festes Bindegewebe seine Form gibt. Vorne wird sie von der Hornhaut (Cornea) gebildet. Diese ist etwas stärker gewölbt, gefäßlos und lichtdurchlässig. Die Hornhaut ist wesentlich an der Lichtbrechung beteiligt.
- Die **mittlere Augenhaut** (Uvea) besteht aus der Aderhaut (Choroidea), in der zahlreiche Blutgefäße verlaufen, welche die innere Augenhaut mit Sauerstoff und Nährstoffen versorgen. Vorne besteht die mittlere Augenhaut aus dem Ziliarkörper und der Regenbogenhaut (Iris). Die Regenbogenhaut ist eine kreisförmige Platte, die dem Auge seine Farbe verleiht. Sie trennt die vordere von der ringförmigen um die Linse liegenden hinteren Augenkammer. In der Mitte der Regenbogenhaut befindet sich ein kreisrundes Loch, die **Pupille,** durch die das Licht ins

Auge einfällt. Abhängig von den bestehenden Lichtverhältnissen wird die Pupille durch den M. dilatator pupillae weit oder den M. sphincter pupillae eng gestellt.
- Die **innere Augenhaut** besteht aus der Netzhaut (Retina), welche die Sinneszellen enthält und damit der lichtempfindliche Teil des Auges ist. Die Netzhaut ist aus mehreren Nervenzellschichten aufgebaut, die mit ihren Fortsätzen den Sehnerv (N. opticus) bilden. Der Sehnerv tritt im Bereich der Papille aus dem Auge aus. An dieser Stelle befindet sich keine Netzhaut, man kann also hier nicht sehen, weshalb die Papille auch blinder Fleck genannt wird. Der Ort des schärfsten Sehens ist der gelbe Fleck (Macula lutea). Er liegt schläfenwärts am Augenhintergrund.

Eine weitere wichtige Struktur des Auges ist die **Linse.** Sie liegt hinter der Pupille und ist über bindegewebige Fasern, die Zonulafasern, am Ziliarkörper aufgehängt. Der Ziliarkörper beinhaltet die glatten Muskelfasern des ringförmigen M. ciliaris, der über die Zonulafasern den Krümmungsradius der Linse bestimmt. Je nach Spannungszustand der Zonulafasern kann die elastische Linse eine stärkere oder weniger stark gewölbte Vorderfläche aufweisen und so die durch die Pupille einfallenden Lichtstrahlen verschieden stark brechen.

Vor der Linse befinden sich die mit Kammerwasser gefüllte **vordere Augenkammer.** Das Kammerwasser wird im Ziliarkörper gebildet. Es fließt aus der hinteren Augenkammer über die Pupille in die vordere Augenkammer. Dort gelangt es in den Kammerwinkel (engwinkliger Raum zwischen Regenbogenhaut und Hornhaut) und in den Schlemm-Kanal, der die Kammerflüssigkeit schließlich in die Venen abgibt.

In dem Raum hinter der Linse liegt der **Glaskörper,** der aus einer durchsichtigen gallertigen Masse besteht. Er füllt den größten Teil des Auges aus.

5.1.2 Schutzeinrichtungen des Auges

Die **Tränendrüse** liegt über dem lateralen Augenwinkel. Die von ihr produzierte Tränenflüssigkeit gelangt mit dem Lidschlag zum medialen Augenwinkel, wo sie über den Tränennasengang in die Nasenhöhle abfließt.

Tränen wie auch **Augenlider** dienen der Funktionstüchtigkeit der Hornhaut. Bei Versiegen der Tränenflüssigkeit oder Ausbleiben des Lidschlages würde die Hornhaut austrocknen und eintrüben. Als zusätzlichen Schutz enthält die Tränenflüssigkeit das bakterienabtötende Enzym Lysozym, Wachstumsfaktoren zur Wundheilung und IgA.

Die **Bindehaut** (Konjunktiva) bedeckt die Hinterfläche von Ober- und Unterlid sowie die Lederhaut des Augapfels bis zur Hornhaut hin. In ihr sind reichlich Antikörper und Substanzen der humoralen Abwehr enthalten.

Augenbrauen und **-wimpern** verhindern, dass Schweißtropfen von der Stirn in die Lidspalte fließen.

5.1.3 Äußere Augenmuskeln

Der Augapfel kann durch sechs quergestreifte Muskeln in der knöchernen Augenhöhle in verschiedene Richtungen bewegt werden und so willentlich auf bestimmte Sehziele ausgerichtet werden. Möglich sind:
• Adduktion und Abduktion
• Hebung und Senkung
• Innenrotation und Außenrotation
Die Augenmuskeln entspringen an der knöchernen Augenwand und setzen an der Lederhaut des Auges

an. Sie werden durch drei Hirnnerven (N. abducens, N. trochlearis, N. oculomotorius) innerviert.

> **Praxistipp**
>
> Narkotisierte Patienten besitzen keinen Lidschlussreflex. Die Lider müssen daher geschlossen gehalten werden, damit die Hornhaut nicht austrocknet.

5.1.4 Sehvorgang

Der adäquate Reiz für die Photorezeptoren der Sinneszellen in der Netzhaut ist Licht. Damit auf der Netzhaut jedoch sowohl von entfernten als auch von nahe gelegenen Gegenständen ein scharfes Bild abgebildet wird, müssen die Lichtstrahlen in unterschiedlichem Maße gebrochen werden. Dies geschieht an der Hornhaut mit einer konstanten Brechkraft und an der Linse mit einer veränderbaren Brechkraft. An der Linse kann die Brechkraft an die Entfernung eines Gegenstandes angepasst werden. Dazu wird über den M. ciliaris des Ziliarkörpers der Spannungszustand der Aufhängebänder der Linse (Zonulafasern) verändert. Dies beeinflusst die Wölbung der Linse und damit auch deren Brechkraft. Dieser Vorgang wird je nach Entfernung des betrachteten Gegenstandes **Nah-** oder **Fernakkommodation** genannt (► Abb. 5.2). Die Einheit der Brechkraft ist Dioptrie (dpt).

Pupillenreaktion

Die Menge des auf die Netzhaut fallenden Lichts wird von der Pupillenweite bestimmt, die zwischen 2 und 8 mm variieren kann. Bei Dunkelheit wird die Pupille weit gestellt (Mydriasis), damit möglichst viel Licht die Netzhaut erreicht, bei Helligkeit wird sie eng gestellt (Miosis). Diese willentlich nicht zu beeinflussende Reaktion der Pupille ist der **Pupillenreflex.**

> **Besonderheiten älterer Menschen**
>
> Mit zunehmendem Alter nimmt die Geschmeidigkeit der Linse ab. Damit sinkt die Fähigkeit der Akkommodation. Gegenstände in der Nähe werden nicht mehr scharf auf der Netzhaut abgebildet. Es kommt zur Alterssichtigkeit (Presbyopie).
> Weiterhin nimmt die Reaktionszeit des Pupillenreflexes zu, sodass die Lichtadaptation für ältere Menschen schwieriger wird und eine erhöhte Blendempfindlichkeit auftritt.

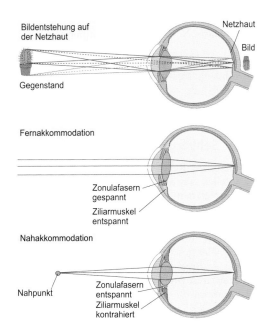

Abb. 5.2 Nah- und Fernakkommodation des Auges. [L190]

Photorezeptorzellen

Fallen Lichtstrahlen auf die Netzhaut, wird dort ein umgekehrtes, verkleinertes Bild eines Gegenstandes abgebildet. Dieses wird von den Photorezeptorzellen in eine Potenzialänderung an ihrer Zellmembran umgesetzt. Es werden zwei Arten von Photorezeptorzellen unterschieden: die Zapfen und die Stäbchen. **Zapfen** nehmen Farben wahr und sind für das Sehen am Tage zuständig. **Stäbchen** erkennen unterschiedliche Helligkeitsstufen und werden für das Sehen bei Dämmerung benötigt.

Die Potenzialänderung der Photorezeptorzellen wird in den nachgeschalteten Nervenzellen der Netzhaut verändert und schließlich als Folge von Aktionspotenzialen über den Sehnerv zum **Sehzentrum** im Hinterhauptslappen (▶ Abb. 4.3) geleitet. Hier ist nun ein bewusstes Sehen möglich.

Räumliches Sehen

Erst das Sehen mit zwei Augen ermöglicht eine räumliche Wahrnehmung der Umwelt. Die Verarbeitung unterschiedlicher Informationen aus beiden Augen ist hierfür eine wichtige Voraussetzung.

Praxistipp

Die Pupillenreaktion wird mit einem Lichtstrahl, z. B. einer Taschenlampe, getestet. Veränderungen, im Sinne einer verlangsamten Reaktion, können auf eine Blutung im Schädelbereich hinweisen. Bei der Überwachung von Patienten mit Schädel-Hirn-Trauma muss regelmäßig die Pupillenreaktion geprüft werden.
Patienten mit einem Augenverband haben ein eingeschränktes Sehfeld. Das Bett und der Nachttisch sollten dementsprechend im Raum ausgerichtet sein, um dem Patienten Sicherheit zu geben.

5.2 Hör- und Gleichgewichtsorgan

Im **Ohr** sind zwei Sinnesorgane räumlich miteinander verbunden, das Hör- und das Gleichgewichtsorgan.

5.2.1 Hörorgan

Nach Aufbau und Funktion wird das Ohr in drei Abschnitte gegliedert (▶ Abb. 5.3):

Äußeres Ohr

Das äußere Ohr besteht aus der Ohrmuschel und dem Gehörgang. Durch die Trichterform der Ohrmuschel werden die Schallwellen gebündelt und über den Gehörgang dem Mittelohr zugeleitet. Der Gehörgang ist etwa 3,5 cm lang und wird durch das Trommelfell vom Mittelohr getrennt.

Praxistipp

Die Ohrmuschel gehört zu den besonders dekubitusgefährdeten Körperstellen und muss bei der Dekubitusprophylaxe berücksichtigt werden.

Mittelohr

Das Mittelohr liegt im Schläfenbein. Sein zentraler Raum ist die Paukenhöhle (Cavum tympani), in der die Gehörknöchelchenkette liegt, die aus Hammer, Amboss und Steigbügel besteht. Die Gehörknöchelchenkette überträgt die durch die Schallwellen hervorgerufenen Schwingungen des Trommelfells auf das Innenohr. Dafür ist der Hammergriff mit dem Trommelfell verwachsen. Schwingungen des Hammers werden auf Amboss und Steigbügel übertragen, der mit seiner Fußplatte am ovalen Fenster befestigt ist. Das ovale Fenster ist eine kleine mit Haut verschlossene Verbindung zum Innenohr.

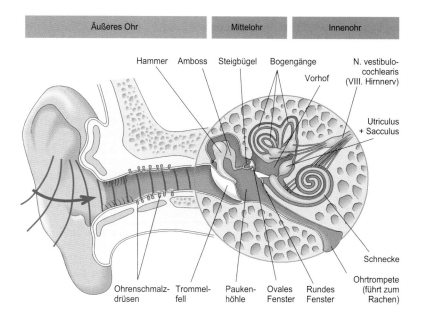

| Äußeres Ohr | Mittelohr | Innenohr |

Hammer Amboss Steigbügel Bogengänge N. vestibulo-cochlearis (VIII. Hirnnerv)

Vorhof

Utriculus + Sacculus

Schnecke

Ohrtrompete (führt zum Rachen)

Ohrenschmalz-drüsen Trommel-fell Pauken-höhle Ovales Fenster Rundes Fenster

Abb. 5.3 Aufbau des Ohrs mit Hör- und Gleichgewichts-organ. [L190]

Über die Ohrtrompete (Tuba Eustachii) steht das Mittelohr mit dem Rachenraum in Verbindung, sodass Druckveränderungen im Mittelohr ausgeglichen werden können, wie es beim Tauchen oder im Flugzeug notwendig ist.

Innenohr
Das Innenohr besteht aus einem komplizierten Hohlraumsystem, dem **knöchernen Labyrinth.** Dieses besteht aus drei Abschnitten:
- **Vorhof** (Vestibulum) mit Sinnesrezeptoren für das Gleichgewichtsorgan
- **Bogengängen,** ebenfalls mit Sinnesrezeptoren für das Gleichgewichtsorgan
- **Schnecke** (Cochlea) mit den Sinnesrezeptoren für das Hörorgan

Im knöchernen Labyrinth liegt das häutige Labyrinth. Die Spalträume zwischen knöchernem und häutigem Labyrinth sind mit einer liquorähnlichen Flüssigkeit gefüllt, der Perilymphe.

Schnecke
Die **Schnecke** (Cochlea) vermittelt die Hörempfindungen. Sie besteht aus einem knöchernen Kanal, der in Form eines Schneckenhauses aufgerollt ist. Eine Zwischenwand teilt den knöchernen Kanal in zwei Etagen: Die obere Scala vestibuli beginnt am ovalen Fenster und geht an der Schnecken-

spitze in die unten gelegene Scala tympani über, die am runden Fenster endet. Zwischen diesen beiden Kanälen liegt die häutige Schnecke (Scala media), ein membranöser Schlauch, der mit Endolymphe gefüllt ist. Die häutige Schnecke enthält das eigentliche **Hörorgan** (Corti-Organ), das aus den Haarzellen (Rezeptorzellen) und der Basilarmembran besteht.

Hörvorgang
Der adäquate Reiz des Hörorgans sind Schallwellen. Diese gelangen durch den äußeren Gehörgang zum Trommelfell und versetzen es in Schwingungen. Diese Schwingungen werden über die Gehörknöchelchenkette zum ovalen Fenster geleitet. Dort wird die Perilymphe in der Scala vestibuli in Schwingungen versetzt. Die so ausgelösten sogenannten Wanderwellen laufen zur Schneckenspitze und von dort die Scala tympani hinab zum runden Fenster. Die Wanderwellen versetzten die Basilarmembran in der häutigen Schnecke in Schwingungen. Die Stereozilien der Haarzellen werden dabei ausgelenkt. Diese mechanische Auslenkung öffnet Ionenkanäle in der Zellmembran der Haarzellen und ruft eine Änderung des Membranpotenzials hervor, die in eine Folge von Aktionspotenzialen umgesetzt wird, und über den N. vestibulocochlearis (▶ 4.2.1) zum Hörfeld

in der Großhirnrinde geleitet wird (▶ 4.1.1). Je nachdem an welchem Ort der Basilarmembran die Wanderwellen ihr Schwingungsmaximum haben, werden verschiedene Haarzellen erregt und so verschiedene Tonhöhen wahrgenommen.

Praxistipp

Ist ein Patient im Hören eingeschränkt, so muss ihm mit Geduld begegnet werden. Es sollte langsam und laut mit ihm gesprochen werden, ohne zu schreien. Evtl. benötigt der Patient Hilfe beim Einsetzen eines Hörgerätes. Dieses sollte immer in Reichweite des Patienten liegen. Manchmal können auch andere Kommunikationswege wie z. B. das Aufschreiben von Informationen auf einen Zettel die Kommunikation erleichtern.

Besonderheiten älterer Mensch

Im Alter tritt ein zunehmender Hörverlust insbesondere im Bereich der hohen Frequenzen auf (Presbyakusis). Damit sinkt die Fähigkeit der Spracherkennung, was sich besonders bemerkbar macht, wenn zusätzlich Hintergrundgeräusche auftreten.

5.2.2 Gleichgewichtsorgan

Das Gleichgewichtsorgan (Vestibularapparat) dient zusammen mit anderen Sinnesorganen, z. B. dem Auge und den Mechanorezeptoren (▶ 5.4) der Orientierung im Raum, der aufrechten Kopf- und Körperhaltung in Ruhe und Bewegung sowie der Fixierung des Gesichtsfeldes bei Kopfbewegungen. Der Vestibularapparat ist jeweils aus den drei **Bogengängen** und dem **Vorhof** (Vestibulum) aufgebaut. Die Bogengänge gehen vom Vorhof ab und bestehen aus drei flüssigkeitsgefüllten Ringschläuchen, die nahezu im rechten Winkel zueinander in den drei Raumebenen liegen. In den knöchernen Bogengängen verlaufen die membranösen, mit Endolymphe gefüllten häutigen Bogengänge. Sie haben jeweils eine Verdickung, die Ampulle, in der sich die Rezeptorzellen befinden. Es handelt sich um Haarzellen, deren Stereozilien in eine gallertartige, kuppelförmige Masse (Cupula) ragen.

Am Zusammenfluss der drei Bogengänge im Vorhof liegen zwei membranöse Strukturen. Dies sind die Vorhofsäckchen, **Utriculus** und **Sacculus,** die ebenfalls mit Endolymphe gefüllt sind. In ihrer Wand befindet sich ein zur Körperachse horizontal bzw. vertikal gestelltes Sinnesfeld mit Rezeptorzellen, die Makula. Auch hier sind die Sinneszellen Haarzellen, deren Stereozilien in eine gallertige Membran (Otolithenmembran) hineinragen.

Gleichgewichtssinn

Die fünf beschriebenen Bestandteile des Vestibularapparates (drei Bogengänge, Utriculus, Sacculus) besitzen Haarzellen als Rezeptorzellen, deren Stereozilien in eine gallertige Masse hineinragen. Bei Bewegungen des Kopfes verschiebt sich diese gallertige Masse und die Stereozilien werden ausgelenkt. Dieser mechanische Biegungsreiz wird in eine elektrische Erregung, das Sensorpotential, umgewandelt und als eine Folge von Aktionspotenzialen über den N. vestibulocochlearis (VIII. Hirnnerv, ▶ 4.2.1) an das Gehirn weitergeleitet.

Utriculus und Sacculus registrieren Neigungen des Kopfes im Schwerefeld der Erde (Linearbewegungen), die Bogengänge Drehungen des Kopfes bzw. des Körpers. Reflektorisch werden daraufhin Korrekturbewegungen der an der Haltung und Bewegung beteiligten Muskeln sowie der Augenmuskeln durchgeführt.

Fallbeispiel: Morbus Menière

Schwindelerregend

Der Auszubildende Max Gruber hat heute Dienst in der HNO-Abteilung und ist mit Pflegefachfrau Melissa Buczek eingeteilt. Als sie das Zimmer der 35-jährigen Frau Keller betreten, übergibt sie sich in eine Nierenschale. Melissa Buczek fragt: „Wie lange ist das schon so?" Frau Keller antwortet: „Schwindelig ist mir schon die ganze Zeit, aber übergeben muss ich mich erst seit grade. Können Sie . . .". In diesem Moment erbricht sie sich erneut. Max Gruber reicht Frau Keller Papiertücher und verlässt mit Melissa Buczek das Zimmer, um den Stationsarzt zu informieren. Dieser erklärt ihnen: „Frau Keller hat einen Morbus Menière. Dabei wird zu viel Endolymphe im Innenohr gebildet und es kann zu einem Riss in der Reissner-Membran kommen. Dadurch werden die Haarzellen irritiert und können keine korrekten Informationen an das ZNS weitergeben. Deshalb ist Frau Keller so schwindelig und sie muss sich übergeben. Frau Keller soll erst einmal im Bett bleiben und sich melden, wenn Sie aufstehen will." Darauf meint Max erstaunt: „So etwas habe ich in der HNO-Abteilung nicht erwartet. Ich dachte immer, Schwindel ist Gehirnsache." „Ist es ja häufig auch", sagt Melissa und grinst.

5.3 Geruchs- und Geschmackssinn

Der Geruchs- und der Geschmackssinn zählen zu den chemischen Sinnen. Sie besitzen Sinneszellen mit **Chemorezeptoren,** an die Moleküle der wahrzunehmenden Geruchs- oder Geschmacksstoffe binden. Die Membran der Sinneszellen wird so elektrisch erregt (Sensorpotential), und eine Folge von Aktionspotenzialen wird an das Gehirn geleitet.

Geruchssinn

Der Mensch besitzt etwa 20 Millionen Riechzellen mit ihren Chemorezeptoren, die in den Kuppeln der Nasenhöhlen in der 2–2,5 cm^2 großen Riechschleimhaut (Regio olfactoria) liegen. Der Geruchssinn informiert über die verschiedenen Gerüche in der Umwelt sowie der Nahrung, dient der Überwachung der Körperhygiene und beeinflusst das Sexualverhalten. Es können über tausend verschiedene Gerüche wahrgenommen werden, die in sieben Qualitätsklassen zusammengefasst werden: blumig, faulig, ätherisch, moschusartig, kampferartig, schweißig und minzartig. Eine Depolarisation der Riechzellen (Sensorpotential) wird als Aktionspotenzialfolge über den N. olfactorius (I. Hirnnerv, ▶ 4.2.1) an das Gehirn weitergeleitet.

Geschmackssinn

Die Geschmackszellen liegen in den Geschmacksknospen (▶ 6.1.3) der Zunge, des weichen Gaumens und des Rachens. Mit dem Geschmackssinn wird die aufgenommene Nahrung auf ihre Genießbarkeit und chemische Zusammensetzung geprüft. Dabei können fünf Geschmacksqualitäten und deren Kombinationen auf bestimmten Zungenarealen wahrgenommen werden:

- Süß
- Sauer
- Salzig
- Bitter
- Umami (herzhaft, wohlschmeckend)

Geschmacksempfindungen werden auf nervalem Weg über die Hirnnerven N. facialis, N. glossopharyngeus und N. vagus (VII., IX. und X. Hirnnerv, ▶ 4.2.1) zum Gehirn geleitet.

Praxistipp

Mit zunehmendem Alter lässt der Geschmackssinn nach. Deshalb sollten gerade bei alten Patienten, die keinen Appetit haben, die Mahlzeiten appetitlich gestaltet und mehrmals täglich kleinere Portionen angeboten werden.

Der Geruchssinn kann durch nasal liegende Sonden beeinträchtigt werden. Um einer Verarmung des Geruch- und Geschmackssinnes von Patienten mit Magensonde entgegenzuwirken, können diese z. B. mittels verschiedener Düfte oder in Saft getränkter Mundstäbchen stimuliert werden.

5.4 Sinnesfunktion der Haut

Die Haut ist das Grenzorgan des Körpers zur Umwelt und hat zahlreiche Funktionen:

- Aufnahme von Sinneseindrücken wie Berührung, Temperatur, Schmerz
- Schutz des Körpers vor schädlichen Umwelteinflüssen wie Mikroorganismen, UV-Licht, mechanischer Belastung
- Regulation des Wasserhaushalts und der Körpertemperatur

5.4.1 Aufbau der Haut

Abhängig von der Körpergröße beträgt die Hautoberfläche 1,5–2,0 m^2. Die Haut besteht aus drei Schichten (▶ Abb. 5.4):

- Oberhaut (Epidermis)
- Lederhaut (Korium, Dermis)
- Unterhaut (Subkutis)

Oberhaut und Lederhaut zusammen werden als Kutis bezeichnet.

Oberhaut

Die Oberhaut (Epidermis) ist ein gefäßloses, mehrschichtiges, verhornendes Plattenepithel, das in mehrere Schichten unterteilt ist. Vom Körperinneren zur Oberfläche sind dies:

- **Regenerationsschicht** (Stratum germinativum) mit vielen Keratinozyten, in der zahlreiche Mitosen (▶ 1.2.2) ablaufen. Von den beiden in einer Mitose entstehenden Tochterzellen teilt sich die eine Zelle erneut, während die andere in etwa 30 Tagen zur Hautoberfläche wandert. Auf diesem Weg ändert sie ihre Gestalt in Abhängigkeit von der jeweils durchwanderten Schicht. Die Regenerationsschicht liegt der **Basalmembran** auf. Sie wird nochmals unterteilt in die Basalzellschicht (Stratum basale) und die Stachelzellschicht (Stratum spinosum).
- **Körnerschicht** (Stratum granulosum), in der die Zellen verhornen.
- **Hornschicht** (Stratum corneum) bestehend aus Keratinozyten, die nahezu vollständig mit der Hornsubstanz Keratin gefüllt sind und wasser-

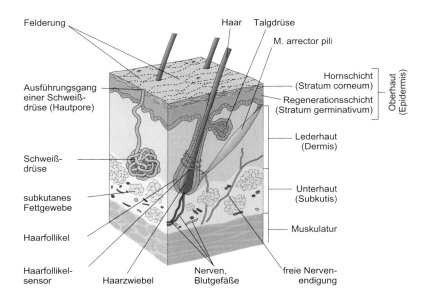

Felderung · Haar · Talgdrüse · M. arrector pili

Ausführungsgang einer Schweißdrüse (Hautpore)

Hornschicht (Stratum corneum) — Oberhaut (Epidermis)
Regenerationsschicht (Stratum germinativum)

Schweißdrüse

Lederhaut (Dermis)

subkutanes Fettgewebe

Unterhaut (Subkutis)

Haarfollikel

Muskulatur

Haarfollikelsensor · Haarzwiebel · Nerven, Blutgefäße · freie Nervenendigung

Abb. 5.4 Aufbau der Haut. [L190]

abweisend sowie widerstandsfähig gegen Säuren sind. Von ihrer Oberfläche werden laufend Hornschuppen abgestoßen.

Lederhaut
Die Lederhaut (Korium) besteht aus Bindegewebe, in dem Gefäße und Nerven verlaufen. Sie wird unterteilt in:
- **Papillarschicht** (Stratum papillare), die mit zapfenartigen Ausziehungen in die Oberhaut hineinragt und für deren Ernährung zuständig ist.
- **Geflechtschicht** (Stratum reticulare), die der Haut ihre hohe Reißfestigkeit verleiht.

Unterhaut
Die Unterhaut (Subkutis) besteht aus lockerem Bindegewebe und verbindet die Haut mit den unter ihr liegenden Strukturen (Periost, Muskelfaszien). Sie dient als Fettpolster und Wärmeisolator und ermöglicht die Verschieblichkeit der Haut. In ihr liegen zahlreiche Gefäße, Nerven, Hautdrüsen und Haarwurzeln.

> **Besonderheiten älterer Mensch**
>
> Beim älteren Menschen nehmen das Bindegewebe und das subkutane Fettgewebe, der Hautturgor (Spannungszustand der Haut), die Durchblutung und die Talg- und Schweißproduktion ab. Die Haut wird schlaff, dünn, faltig und trocken. Die Wundheilung ist verlangsamt.

5.4.2 Hautanhangsgebilde

Hautanhangsgebilde sind Haare, Drüsen und Nägel.

Haare
Nahezu die gesamte Haut außer Handteller und Fußsohle ist von Haaren (▸ Abb. 5.4) bedeckt. Sie dienen dem Wärmeschutz und dem Tastempfinden. Das Haar wird in den sichtbaren, über der Epidermis gelegenen Haarschaft und die unter der Epidermis liegende Haarwurzel unterteilt. Diese verbreitert sich zwiebelförmig zum Bulbus mit der Papille, die das Haar ernährt. Jedes Haar ist von einer Haarwurzelscheide umgeben, in die eine Talgdrüse einmündet. Unterhalb der Talgdrüse verläuft der M. arrector pili, der das Haar bei Kälte aufrichtet (Gänsehaut).

> **Besonderheiten älterer Mensch**
>
> Graue Haare beruhen auf einer verminderten Melaninbildung und/oder Lufteinschlüssen im Haar.

Hautdrüsen
Es werden verschiedene Hautdrüsen (▸ 2.1.2) unterschieden, die spezifische Sekrete herstellen und absondern:
- **Schweißdrüsen** sind exokrine Drüsen, die in unterschiedlicher Dichte in allen Hautbezirken

auftreten. Sie liegen zu Knäueln aufgewickelt an der Grenze zur Unterhaut und münden mit ihren Ausführungsgängen an der Hautoberfläche. Sie sondern Schweiß ab, der auf der Haut den Säureschutzmantel bildet. Dieser hemmt Bakterienwachstum und dient durch Verdunstung der Temperaturregulation.

- **Talgdrüsen** münden in die Haarwurzelscheiden, in die sie ihr Sekret, den Hauttalg, abgeben. Dieser macht die Haut geschmeidig und widerstandsfähig gegen Wasser. Außerdem glättet er die Haare und verleiht ihnen Glanz.
- **Duftdrüsen** finden sich an wenigen Stellen des Körpers wie der Achselhöhle und dem Genitalbereich. Sie sezernieren mit Beginn der Pubertät ein fettiges, alkalisches Sekret.

Praxistipp

Zu häufiges Waschen mit Seifen zerstört den Säureschutzmantel und entfernt den pflegenden Hauttalg: Die Haut trocknet aus, reißt leicht ein und ist anfälliger für Infektionen. Deshalb ist bei häufigem Waschen der Hände regelmäßiges Eincremen notwendig. Bei der Auswahl der Pflegemittel sollten die Bedürfnisse des jeweiligen Hauttyps berücksichtigt werden.

Nägel

Finger- und Zehennägel bestehen aus dachziegelartig verbackenen Hornschuppen, die die Endglieder von Fingern und Zehen bedecken und schützen.

5.4.3 Somatosensibilität

Die Somatosensibilität umfasst die Sinnesfunktionen der Haut (Oberflächensensibilität) sowie des Bewegungsapparates (Tiefensensibilität, ▶ Kap. 3).

Oberflächensensibilität

In allen Schichten der Haut liegen Hautrezeptoren, die auf unterschiedliche Reize spezialisiert sind. Mechanorezeptoren reagieren auf verschiedene Berührungsreize, Thermorezeptoren auf thermische Reize und Schmerzrezeptoren auf Schmerzen. Die Reize werden über freie Nervenendigungen oder Nervenendkörperchen aufgenommen und über afferente Nervenfortsätze zum Gehirn geleitet.

Mechanorezeptoren

Innerhalb der Mechanorezeptoren werden unterschieden (Abb. 5.4):
- Meissner-Körperchen: registrieren Berührung, die genau lokalisierbar ist
- Merkel-Zellen: registrieren Druck
- Haarfollikelrezeptoren: registrieren Berührung
- Vater-Pacini-Körperchen: registrieren Vibration
- Freie Nervenendigungen: registrieren Hautkontakte, die nicht genau lokalisierbar sind

Thermorezeptoren

Folgende Thermorezeptoren werden unterschieden, die wahrscheinlich als freie Nervenendigungen in der Haut liegen:
- Warmrezeptoren, die zwischen 30–45 °C reagieren
- Kaltrezeptoren, die zwischen 35–15 °C aktiv sind

Schmerzrezeptoren

Die Schmerzrezeptoren (Nozizeptoren) informieren den Körper über schädigende Einflüsse. So üben sie eine Schutzfunktion aus. Schmerzrezeptoren sind freie Nervenendigungen. Sie können mechanisch oder thermisch gereizt werden, aber auch durch chemische körpereigene Substanzen, die u. a. bei Entzündungen freigesetzt werden (Prostaglandine, Histamin, Serotonin).
Schmerzrezeptoren befinden sich an verschiedenen Stellen des Körpers und registrieren verschiedene Schmerzformen: In der Haut vermitteln sie den somatischen Oberflächenschmerz. In Skelettmuskulatur, Bindegewebe, Knochen und Gelenken übertragen sie den somatischen Tiefenschmerz. Der viszerale oder Eingeweideschmerz tritt vor allem bei Dehnung oder krampfartigen Kontraktionen der glatten Muskulatur der Eingeweide auf, z. B. bei einer Gallenkolik.

Tiefensensibilität

Die Tiefensensibilität (Propriozeption) umfasst:
- **Stellungssinn:** Die Stellung der einzelnen Körperteile zueinander wird wahrgenommen.
- **Bewegungssinn:** Die Bewegungen des Körpers werden wahrgenommen.
- **Kraftsinn:** Die Kraft, die für eine Bewegung oder das Halten eines Gegenstandes notwendig ist, wird wahrgenommen.

Diese Wahrnehmungen können ohne Hilfe des Auges, allein mit den Rezeptoren der Tiefensensibilität gemacht werden. Die Tiefensensibilität wird über verschiedene Mechanorezeptoren vermittelt. Sie liegen in Muskeln, Sehnen und Gelenkkapseln. Zu ihnen gehören z. B. Muskelspindeln (registrieren die Muskeldehnung) und Golgi-Sehnenorgane (registrieren die Muskelspannung).

Praxistipp

Berührungen bei der Körperpflege dienen neben der Reinigung auch der zwischenmenschlichen Kontaktaufnahme. Wärme, Kälte, Berührung, Druck oder Vibration können die Wahrnehmung der Umwelt und die Kontaktaufnahme fördern.

Wiederholungsfragen

1. Aus welchen drei Abschnitten besteht die mittlere Augenhaut?
2. Was entspricht dem blinden, was dem gelben Fleck am Auge?
3. Wo wird das Kammerwasser gebildet?
4. Nennen Sie die Schutzvorrichtungen des Auges und geben Sie ihre Funktion an!
5. Welche anatomische Struktur bildet die Grenze zwischen äußerem Gehörgang und Mittelohr?
6. Welche anatomischen Strukturen gehören zum Mittelohr?
7. Welche Aufgabe haben die Gehörknöchelchen?
8. Welche zwei Räume werden durch die Tuba Eustachii verbunden?
9. Nennen Sie die Funktionen der Haut!
10. Wie ist die Haut aufgebaut?
11. Welche Hautdrüsen kennen Sie?
12. Wo befinden sich die Rezeptoren für das Registrieren von Drehbewegungen des Körpers?

Das Verdauungssystem

Überblick

Die Verarbeitung von Nährstoffen ist für den Menschen von größter Bedeutung, um so Energie bereitzustellen, die er zum Leben benötigt. Anatomisch steht hier das Verdauungssystem im Mittelpunkt. Professionell Pflegende begegnen Situationen, die hierzu ein umfassendes Hintergrundwissen erfordern. Hierbei sind Ernährung und Verdauung Bestandteil aller Säulen gesundheitlicher Versorgung, sowohl im Bereich der Gesundheitsförderung und Prävention als auch im institutionellen Setting bei der Unterstützung Pflegebedürftiger. Im kurativen Bereich nehmen die Mitwirkung bei Diagnostik und Therapie, insbesondere in der Gastroenterologie und Viszeralchirurgie, daneben einen wichtigen Stellenwert ein. Auch im rehabilitativen Bereich und bei der Betreuung Sterbender sind Pflegende gefordert, anatomische und physiologische Kenntnisse zum Verdauungssystem für eine umfassende und fundierte Pflege zu nutzen.

Dieses Kapitel legt hierzu die Grundlage und beantwortet entscheidende Fragen für einen professionellen Umgang mit dem Thema Verdauung. Was ist eine ausgewogene Ernährung? Woraus besteht das Verdauungssystem? Welche Organe sind wie daran beteiligt? Was haben Enzyme damit zu tun? Wie funktioniert Stuhlausscheidung? Denn nur so lässt sich verstehen, was passiert, wenn anatomische Veränderungen physiologische Funktionen beeinträchtigen, Menschen erkranken und einen Pflegebedarf entwickeln.

Der menschliche Organismus benötigt für seine Funktionen die regelmäßige Zufuhr von Nahrung und Wasser. Die Aufnahme und die Verarbeitung erfolgt über das Verdauungssystem, das rohrartig vom Mund bis zum After verläuft. Von verschiedenen Organen (z. B. Bauchspeicheldrüse, Leber, Gallenblase) werden enzymreiche Sekrete in den Verdauungstrakt abgegeben, sodass die Nahrungsbestandteile aufgespalten und dann aus dem Darmlumen in das Blut aufgenommen und verwertet werden können (► Abb. 6.1). Weiterhin ist der Magen-Darm-Trakt an der Regulation des Wasser- und Elektrolythaushalts, der körpereigenen Abwehr und an der Ausscheidung beteiligt.

Der Verdauungstrakt (Gastrointestinaltrakt) wird in einen oberen, mittleren und unteren Teil gegliedert.

Wandbau des Verdauungstrakts

Die Wand des gesamten Verdauungssystems besitzt einen sehr ähnlichen Aufbau, der je nach Aufgabe des Abschnitts leicht verändert ist (► Abb. 6.2). Von innen nach außen finden sich folgende Wandschichten:

- **Mukosa** (Tunica mucosa): Schleimhaut, die den Verdauungstrakt auskleidet. Sie dient der Aufnahme von Nahrungsbestandteilen und der Abgabe von Substanzen, die die Nahrung verdauen.
- **Submukosa** (Tela submucosa): bindegewebige Verschiebeschicht, in der die größeren Blut- und Lymphgefäße zur Versorgung der Mukosa verlaufen sowie der Plexus submucosus als Teil des enterischenNervensystems.
- **Muskularis** (Tunica muscularis): Sie besteht aus einer inneren Ringmuskelschicht und einer äußeren Längsmuskelschicht. Zwischen diesen zwei Schichten verläuft der Plexus myentericus als Teil des enterischen Nervensystems. In Mund, Rachen und oberer Speiseröhre ist die Muskulatur quergestreift und willkürlich kontrahierbar, im übrigen Verdauungstrakt ist sie glatt und kontrahiert sich unwillkürlich. Durch den rhythmischen Wechsel von Erschlaffungs- und Kontraktionsphasen der Wand des Verdauungstrakts (Peristaltik) wird die Nahrung mechanisch zerkleinert, durchmischt und transportiert.
- **Adventitia** (Tunica adventitia): äußere Gewebeschicht zum bindegewebigen Einbau in die Umgebung oder Peritoneum. In den Darm münden die Ausführungsgänge von Leber, Gallenblase und Bauchspeicheldrüse.

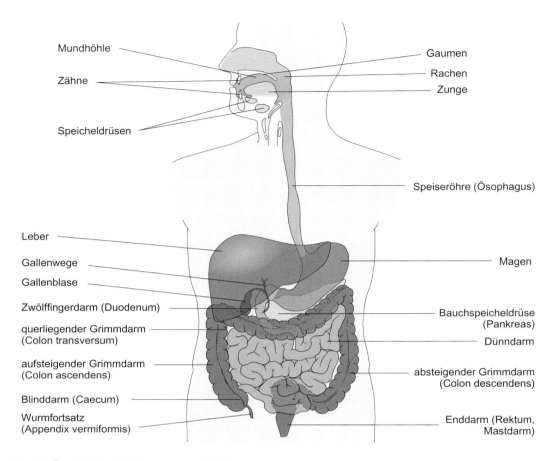

Mundhöhle

Zähne

Speicheldrüsen

Gaumen

Rachen

Zunge

Speiseröhre (Ösophagus)

Leber

Gallenwege

Gallenblase

Zwölffingerdarm (Duodenum)

querliegender Grimmdarm
(Colon transversum)

aufsteigender Grimmdarm
(Colon ascendens)

Blinddarm (Caecum)

Wurmfortsatz
(Appendix vermiformis)

Magen

Bauchspeicheldrüse
(Pankreas)

Dünndarm

absteigender Grimmdarm
(Colon descendens)

Enddarm (Rektum,
Mastdarm)

Abb. 6.1 Übersicht über die Verdauungsorgane. [L190]

Peritoneum

Das Peritoneum (Bauchfell) ist eine seröse Haut, die die Bauchhöhle auskleidet. Es besteht aus zwei Blättern: Das parietale Peritoneum bedeckt die Bauch- und Beckenwand, das viszerale Peritoneum bedeckt einen Teil der Bauchorgane. Das Peritoneum ermöglicht die Verschieblichkeit der Organe gegeneinander, wie es für die Bewegungen im Magen-Darm-Trakt notwendig ist.

Während der Organentwicklung in der Embryonalzeit wurde jedes Organ unter Einstülpung eines Teils des Peritoneums unterschiedlich weit in die Bauchhöhle vorgeschoben (► Abb. 6.3). Diese werden daher unterteilt in:

- **Intraperitoneale** Organe, die vollständig vom Peritoneum bedeckt sind und daher gut verschieblich sind. Sie besitzen ein gedoppeltes

Peritoneum, das mit der hinteren Bauchwand in Verbindung steht (Gekröse). Beim Dünndarm heißt diese Peritonealverdoppelung **Mesenterium,** beim Dickdarm **Mesokolon.** Eine weitere Peritonealverdoppelung stellt das große Netz **(Omentum majus)** dar, das sich schürzenförmig vor die Darmschlingen legt. Zu den intraperitoneal, also im Peritoneum liegenden Organen gehören Magen, der obere Teil des Duodenums, Jejunum, Ileum, Leber, Gallenblase, Milz, querliegender Grimmdarm (Colon transversum) und S-förmiger Grimmdarm (Colon sigmoideum), außerdem auch Uteruskörper, Eileiter und Eierstöcke.

- **Retroperitoneale** Organe, die sich in der Embryonalzeit nur teilweise in die Bauchhöhle vorgeschoben haben. Sie sind mit der hinteren

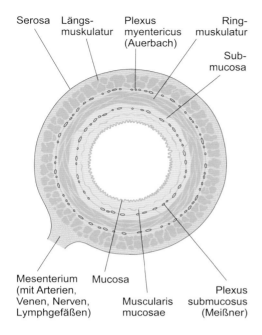

Serosa   Längs-   Plexus   Ring-
         muskulatur myentericus muskulatur
                     (Auerbach)

Sub-
mucosa

Mesenterium   Mucosa
(mit Arterien,   Plexus
Venen, Nerven,   Muscularis   submucosus
Lymphgefäßen)   mucosae   (Meißner)

Abb. 6.2 Schematische Übersicht der Wandschichten des Verdauungstrakts am Beispiel des Dünndarms. [190]

Bauchwand verwachsen und daher nur an der Vorderseite vom Peritoneum bedeckt. Zu den retroperitoneal, also hinter dem Peritoneum liegenden Organen gehören Duodenum, auf- und absteigender Grimmdarm (Colon ascendens und descendens) und Bauchspeicheldrüse. Weiterhin liegen auch Organe des Harnsystems retroperitoneal (Niere, Harnleiter).

* **Extraperitoneale** Organe, die keinerlei Beziehung zum Peritoneum haben. Zu den extraperitoneal, also außerhalb des Peritoneums liegenden Organen gehören der Mastdarm (Rektum) mit dem Analkanal sowie die Organe des kleinen Beckens.

Blutversorgung des Verdauungssystems

Die Organe des Bauchraums werden im Wesentlichen durch drei aus der Aorta stammende unpaarige Arterien mit deren Ästen versorgt (► Abb. 6.13):

* Der **Truncus coeliacus** versorgt mit seinen drei Ästen A. lienalis, A. hepatica communis und A. gastrica sinistra die Leber, die Gallenblase, die Milz, den Magen sowie Teile der Speiseröhre,

des Zwölffingerdarms und der Bauchspeicheldrüse.

* Die **A. mesenterica superior** versorgt mit ihren Ästen den gesamten Dünndarm, den Blinddarm, den aufsteigenden und querverlaufenden Grimmdarm (Colon ascendens und Colon transversum) sowie Teile der Bauchspeicheldrüse.
* Die **A. mesenterica inferior** versorgt den absteigenden und S-förmigen Grimmdarm (Colon descendens und Colon sigmoideum) sowie Teile des Mastdarms (Rektum).

Das mit Nährstoffen angereicherte venöse Blut der Bauchorgane wird in der **Pfortader** (V. portae) gesammelt und direkt zur Leber transportiert (► 9.1.1).

Steuerung des Verdauungssystems

Die Magen-Darm-Bewegungen sowie die Verdauung werden unbewusst über Sympathikus und Parasympathikus gesteuert. Dabei wirkt der Parasympathikus fördernd auf die Durchblutung, Sekretion und Motilität des Verdauungssystems, während der Sympathikus hemmend wirkt.

Zusätzlich ist in den Wänden des Verdauungssystems ein eigenes Nervensystem vorhanden, das **enterische Nervensystem.** Es besteht aus zwei verschiedenen Nervenfasergeflechten:

* Plexus submucosus (Meißner-Plexus) in der Submukosa
* Plexus myentericus (Auerbach-Plexus) zwischen Ring- und Längsmuskulatur

Diese Nervenfasergeflechte steuern die Bewegungen des Verdauungstrakts selbstständig.

Weiterhin sezernieren verschiedene Zellen im Verdauungskanal Hormone und hormonähnliche Botenstoffe wie beispielsweise Gastrin, Cholezystokinin, GIP (gastrisches inhibitorisches Peptid) oder Sekretin. Auch diese nehmen Einfluss auf die Tätigkeit des Verdauungssystems.

6.1   Oberer Verdauungstrakt

Der obere Verdauungstrakt umfasst die Mundhöhle mit der Zunge, den Zähnen und den Speicheldrüsen sowie den Rachen und die Speiseröhre. Seine Aufgabe besteht in der Aufnahme und Zerkleinerung der Nahrung, ihrer Durchmischung mit Speichel und ihrem Weitertransport.

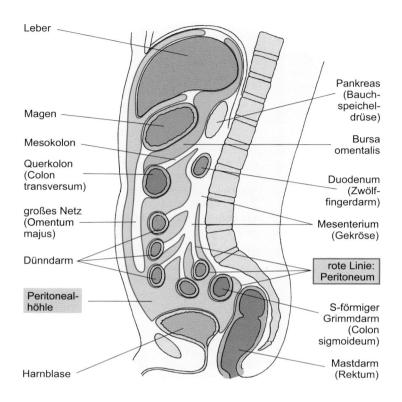

Leber

Magen

Mesokolon

Querkolon
(Colon
transversum)

großes Netz
(Omentum
majus)

Dünndarm

Peritoneal-
höhle

Harnblase

Pankreas
(Bauch-
speichel-
drüse)

Bursa
omentalis

Duodenum
(Zwölf-
fingerdarm)

Mesenterium
(Gekröse)

rote Linie:
Peritoneum

S-förmiger
Grimmdarm
(Colon
sigmoideum)

Mastdarm
(Rektum)

Abb. 6.3 Längsschnitt durch den Bauchraum mit Lageverhältnis der einzelnen Organe zum Peritoneum. [L190]

6.1.1 Mundhöhle

Die Mundhöhle ist der Eingang des Verdauungssystems (▶ Abb. 6.4). Sie besteht aus dem Vorhof, dem Raum zwischen Wangen bzw. Lippen und den Zähnen des Ober- und Unterkiefers sowie der eigentlichen Mundhöhle. Diese wird begrenzt durch den harten und weichen Gaumen (oben), die Unterseite der Zunge und die Mundbodenmuskulatur (unten), die Zähne (vorne, seitlich) und den Rachen (hinten).

6.1.2 Zähne

Das vollausgebildete Gebiss des Erwachsenen besteht aus 32 Zähnen: jeweils vier **Schneidezähne** oben und unten, denen sich rechts und links je ein **Eckzahn** anschließt, gefolgt von je zwei **Backen-** und drei **Mahlzähnen** auf beiden Seiten. Von den Mahlzähnen wird der hinterste auch **Weisheitszahn** genannt (▶ Abb. 6.5).

Jeder Zahn besteht aus:
- Zahnkrone: sichtbarer Teil des Zahns
- Zahnhals: vom Zahnfleisch umgeben
- Zahnwurzel: Verankerung des Zahns im Kiefer

Im Inneren des Zahns liegt die Pulpahöhle, die Blut- und Lymphgefäße zur Versorgung des Zahnes sowie Nerven und Bindegewebe (Pulpa) beinhaltet. Umschlossen wird die Pulpahöhle von den drei Baustoffen des Zahns:
- Das Zahnbein bildet die Hauptmasse des Zahnes und ist ähnlich hart wie Knochen.
- Der Zahnschmelz im Bereich der Zahnkrone bildet die härteste Substanz des Körpers.
- Der Zahnzement im Bereich der Zahnwurzel (▶ Abb. 6.6).

Die Zähne zerkleinern und zermahlen die Nahrung.

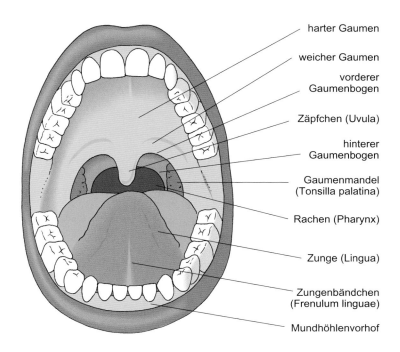

harter Gaumen

weicher Gaumen

vorderer
Gaumenbogen

Zäpfchen (Uvula)

hinterer
Gaumenbogen

Gaumenmandel
(Tonsilla palatina)

Rachen (Pharynx)

Zunge (Lingua)

Zungenbändchen
(Frenulum linguae)

Mundhöhlenvorhof

Abb. 6.4 Blick in die Mundhöhle. [L190]

Kind

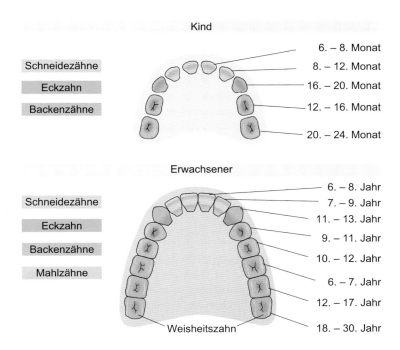

Schneidezähne

Eckzahn

Backenzähne

6. – 8. Monat

8. – 12. Monat

16. – 20. Monat

12. – 16. Monat

20. – 24. Monat

Erwachsener

Schneidezähne

Eckzahn

Backenzähne

Mahlzähne

6. – 8. Jahr

7. – 9. Jahr

11. – 13. Jahr

9. – 11. Jahr

10. – 12. Jahr

6. – 7. Jahr

12. – 17. Jahr

Weisheitszahn

18. – 30. Jahr

Abb. 6.5 Gebiss eines Kindes
und eines Erwachsenen mit
Altersangaben für Zahndurch-
bruch bzw. Zahnwechsel.
[L190]

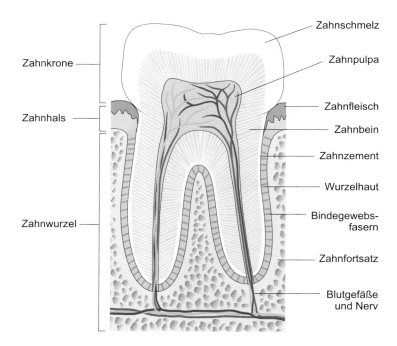

Zahnkrone

Zahnhals

Zahnwurzel

Zahnschmelz

Zahnpulpa

Zahnfleisch

Zahnbein

Zahnzement

Wurzelhaut

Bindegewebs-
fasern

Zahnfortsatz

Blutgefäße
und Nerv

Abb. 6.6 Längsschnitt durch einen Backenzahn. [L190]

Besonderheiten beim Kind

Die ersten Zähne, die Milchzähne, brechen etwa zwischen dem 6. Lebensmonat und dem 2. Lebensjahr durch. Das Milchgebiss besteht lediglich aus 20 Zähnen. Dies sind jeweils vier Schneide-, zwei Eck- und vier Mahlzähne im Ober- und Unterkiefer. Etwa ab dem 6. Lebensjahr fallen die Milchzähne aus und die bleibenden Zähne brechen nach unterschiedlich langer Zeit durch (► Abb. 6.5).

6.1.3 Zunge

Die Zunge ist ein von Schleimhaut überzogenes muskuläres Organ. Sie gliedert sich in:
- Zungenwurzel: mit dem Mundboden verwachsen
- Zungenkörper: frei beweglicher Teil
- Zungenspitze

In die Schleimhaut des Zungenrückens sind die **Papillen** eingelagert. Nach ihrer Form werden faden-, pilz-, warzen- und blattförmige Papillen unterschieden. Die fadenförmigen Papillen dienen der Tastempfindung, die übrigen Papillen enthalten **Geschmacksknospen** für den Geschmackssinn (► 5.3). Außerdem unterstützt die Zunge die

Zähne bei der Nahrungszerkleinerung und wird zum Nahrungstransport (Beginn des Schluckvorgangs) sowie zur Lautbildung beim Sprechen benötigt.

6.1.4 Speicheldrüsen

Pro Tag wird ca. 1,0 l Speichel gebildet. Dies geschieht in den drei großen, paarigen Speicheldrüsen (► Abb. 6.7):
- **Ohrspeicheldrüse** (Glandula parotidea)
- **Unterkieferspeicheldrüse** (Glandula submandibularis)
- **Unterzungendrüse** (Glandula sublingualis)

Sie münden mit ihren Ausführungsgängen (Ductus parotideus, Ductus submandibularis) in die Mundhöhle. Daneben gibt es eine Vielzahl sekretproduzierender Drüsen, die direkt in die Mundschleimhaut eingelagert sind.

Speichel besteht zu 99 % aus Wasser. Weiterhin enthält er Elektrolyte, Schleimstoffe, antibakteriell wirksame Substanzen (IgA, Lysozym) und Verdauungsenzyme (α-Amylase). Der Speichel macht die gekaute Nahrung gleit- und schluckfähig und hält den Mund feucht und sauber. Die α-Amylase des Speichels spaltet in einem ersten Schritt

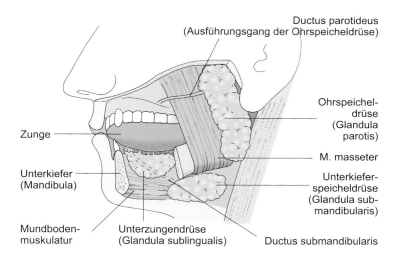

Abb. 6.7 Die großen Speicheldrüsen mit ihren Ausführungsgängen. [L190]

Kohlenhydrate in kleinere Bestandteile. Geruchs- und Geschmacksreize sowie Kaubewegungen fördern die Speichelsekretion.

___

Praxistipp

Um einer Entzündung der Ohrspeicheldrüse (Parotitis) vorzubeugen, werden dem Patienten Kaugummi oder Brotrinde zum Kauen bzw. Eiswürfel oder Zitronenscheiben zum Lutschen gegeben. Es muss für ausreichend Flüssigkeitszufuhr gesorgt werden. So wird der Speichelfluss angeregt und der Keimbesiedlung der Ohrspeicheldrüse entgegengewirkt.

6.1.5 Gaumen

Der Gaumen trennt die Mundhöhle von der Nasenhöhle. Er besteht aus zwei Anteilen (▶ Abb. 6.8):
- **Harter Gaumen:** vorne gelegen, wird aus Knochen gebildet.
- **Weicher Gaumen:** hinten gelegen, besteht aus einer bindegewebig-muskulären Platte, die mit Schleimhaut bedeckt ist. Er ist beweglich und wird auch Gaumensegel genannt.

Zum Rachen hin läuft das Gaumensegel in das Zäpfchen aus.

Die seitlichen Ränder des Gaumensegels bilden den hinteren und den vorderen Gaumenbogen, zwischen denen jeweils links und rechts die **Gaumenmandel** (Tonsilla palatina) liegt.

Aufgabe des Gaumens ist der Verschluss des oberen Rachenraums beim Schlucken. Er bildet das Widerlager der Zunge beim Sprechen und ermöglicht so erst eine korrekte Aussprache.

6.1.6 Rachen

Der Rachen (Pharynx) ist ein 7–15 cm langer bindegewebig-muskulärer Schlauch, der sich von der Schädelbasis bis zum Beginn der Speiseröhre erstreckt (▶ Abb. 6.8). Er gliedert sich in:
- **Nasenrachen** (Epipharynx), hat eine Öffnung zur Nasenhöhle
- **Mundrachen** (Mesopharynx), steht mit der Mundhöhle in Verbindung
- **Kehlkopfrachen** (Hypopharynx), geht kontinuierlich in die Speiseröhre über und besitzt zusätzlich eine Öffnung zum Kehlkopf

Der Rachen verbindet sowohl die Mundhöhle mit der Speiseröhre (Weg der Nahrung) als auch die Mund- und Nasenhöhle mit dem Kehlkopf bzw. der Luftröhre (Weg der Atemluft). Im Rachen kreuzen sich Luftweg (Nase bzw. Mund → Rachen → Kehlkopf) und Speiseweg (Mund → Rachen → Speiseröhre).

In der Schleimhaut des Rachens liegen die **Tonsillen**, die den lymphatischen Rachenring bilden (▶ 8.8) und an der Immunabwehr beteiligt sind:
- Tonsilla pharyngea (Gaumenmandel)
- Tonsilla tubaria (Tubenmandel)
- Tonsilla palatina (Gaumenmandel)
- Tonsilla lingualis (Zungenmandel)

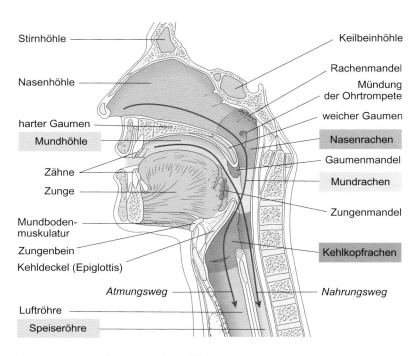

Stirnhöhle

Nasenhöhle

harter Gaumen

Mundhöhle

Zähne

Zunge

Mundboden-
muskulatur

Zungenbein

Kehldeckel (Epiglottis)

Atmungsweg

Luftröhre

Speiseröhre

Keilbeinhöhle

Rachenmandel

Mündung
der Ohrtrompete

weicher Gaumen

Nasenrachen

Gaumenmandel

Mundrachen

Zungenmandel

Kehlkopfrachen

Nahrungsweg

Abb. 6.8 Längsschnitt durch den oberen Verdauungstrakt. [L190]

Praxistipp

Der Würgereiz kann durch Berühren der Rachenhinterwand leicht ausgelöst werden. Beim Legen einer
Magensonde sollte daher vorsichtig vorgegangen
werden.

6.1.7 Speiseröhre

Die Speiseröhre (Ösophagus) ist ein ca. 25 cm
langer Muskelschlauch, der den Rachen mit dem
Magen verbindet. Sie verläuft im Mittelfellraum
(Mediastinum) hinter der Luftröhre und ge-
langt durch eine Öffnung im Zwerchfell in den
Bauchraum. Sie endet am Mageneingang.
Die Speiseröhre besitzt drei physiologische Engen
(▶ Abb. 6.9), an denen Nahrung oder Fremdkörper
stecken bleiben können:
- Ringknorpelenge: auf Höhe des Kehlkopfs
- Aortenenge: auf Höhe des Aortenbogens
- Zwerchfellenge: beim Durchtritt durch das
  Zwerchfell

Schluckvorgang

Die Zunge schiebt willkürlich einen schluck-
fähigen Bissen gegen den weichen Gaumen und
die Gaumenbögen und löst so den unwillkürlichen
Schluckreflex aus. Das Gaumensegel hebt sich bei
gleichzeitiger Kontraktion der Rachenwand und
verschließt den Nasenrachen und die Nasenhöhle.
Durch Kontraktion der Mundbodenmuskulatur
wird der Kehlkopf kurzfristig verschlossen. Der
Kehldeckel (Epiglottis, ▶ 11.1.2) legt sich wie
ein Dach über den Kehlkopfeingang, sodass die
Luftröhre kurzfristig verschlossen ist und eine
Aspiration von Nahrung verhindert wird. Der
Bissen kann nun durch eine Kontraktionswelle
der Rachenmuskulatur ungehindert in die Speiseröhre transportiert werden. Von hier wird er durch
abwechselnde Kontraktionen der längs- und querverlaufenden Muskelfasern, der **Peristaltik**, weiter
in Richtung Magen transportiert. Dort erschlafft
der untere Schließmuskel der Speiseröhre, und die
Nahrung tritt in den Magen ein. Feste Nahrung gelangt über die Speiseröhre in etwa 10 Sekunden in
den Magen.

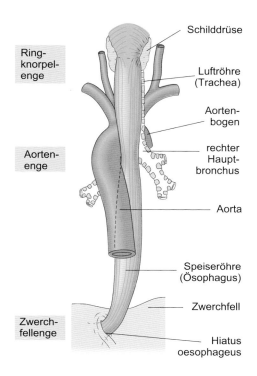

Abb. 6.9 Physiologische Engen der Speiseröhre. [L190]

Beim Verschlucken gelangen Nahrungsbestandteile in den Kehlkopf. Dies geschieht z. B. beim gleichzeitigen Schlucken und Atmen. Es kommt zu einem reflektorisch ausgelösten Hustenreiz, dem Hustenreflex.

Praxistipp

Werden flüssige oder feste Speisen aspiriert, führt dies zu Atemnot und kann eine Aspirationspneumonie verursachen. Zur Aspirationsprophylaxe muss der Patient beim Erbrechen aufrecht hingesetzt oder auf die Seite gedreht werden. Bei Bewusstsein des Patienten wird ihm zwischen die Schulterblätter geschlagen, um den verschluckten Gegenstand zu lösen.

Wiederholungsfragen

1. Nennen Sie intraperitoneal gelegene Organe!
2. Wie erfolgt die Blutversorgung des Magens?
3. Wo liegen Plexus submucosus und Plexus myentericus?

4. Was ist die Aufgabe der Zähne?
5. Was ist die Hauptaufgabe der Zunge?
6. Was sind die Aufgaben des Speichels?
7. Nennen Sie die drei Engstellen des Ösophagus!
8. Welche Strukturen verbindet der Rachen miteinander?

6.2 Mittlerer Verdauungstrakt

Die Organe des mittleren Verdauungstrakts – Magen, Dünndarm, Bauchspeicheldrüse, Leber mit Gallenblase – liegen im **Bauchraum** (Cavitas abdominalis). Dieser wird begrenzt von der Wirbelsäule sowie der Muskulatur des Rückens (dorsal), der Bauchwand (ventral), vom Zwerchfell (kranial) und von der Beckenbodenmuskulatur (kaudal).

6.2.1 Magen

Der Magen (Gaster, Ventriculus) ist ein muskuläres Hohlorgan, welches die Nahrung speichert, den Nahrungsbrei mit dem Magensaft durchmischt, die Nahrung andaut und weitertransportiert.
Es werden verschiedene Magenabschnitte unterschieden (► Abb. 6.10).

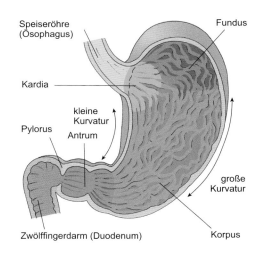

Abb. 6.10 Die Magenabschnitte dargestellt am längs aufgeschnittenen Magen. [L190]

Magensaft

Die Mukosa des Magens ist zur Oberflächenvergrößerung in Falten gelegt. In der Mukosa des Magenfundus und -korpus sind schlauchförmig Drüsen eingelagert (Glandulae gastricae), die täglich 2 bis 3 l Magensaft produzieren. Wesentliche Bestandteile des Magensaftes sind Salzsäure (HCl), Intrinsic factor, Pepsinogene, Muzine und Bikarbonat. Es wird zwischen Kardia-, Fundus- und Pylorusdrüsen unterschieden. Sie enthalten unterschiedliche Zelltypen:

- **Hauptzellen** produzieren Pepsinogen. Pepsinogen wird zu Pepsin umgewandelt, welches Nahrungseiweiß teilweise aufspaltet. Außerdem sezernieren sie eine saure Lipase, die einen Teil des Nahrungsfettes aufspaltet.
- **Belegzellen** (Parietalzellen) sezernieren Salzsäure (HCl) und Intrinsic factor. Der Magensaft erhält durch die Salzsäure einen pH-Wert von 1–2. Durch die hohe Salzsäurekonzentration werden Nahrungseiweiße denaturiert, Bakterien abgetötet und Pepsinogen zu Pepsin aktiviert.
- **Nebenzellen** produzieren den Magenschleim (Muzine), der den gesamten Magen mit einer dünnen Schicht überzieht und die Magenwand vor Säureschäden schützt. In der Schleimschicht befinden sich puffernde Bikarbonat-Ionen.

Die Bildung des Magensaftes wird durch Geruch, Geschmack und psychische Reize über den Parasympathikus des vegetativen Nervensystems angeregt sowie über das in den **G-Zellen** des Magens produzierte Gastrin, das bei Füllung des Magens ausgeschüttet wird. Auch Alkohol und Koffein wirken stimulierend.

Magenentleerung

Die Entleerungsgeschwindigkeit des Magens hängt von der Zusammensetzung der Nahrung ab. Die Verweildauer nimmt in der Reihenfolge Kohlenhydrate – Eiweiß – Fett zu. Die Verweildauer unverdaulicher Nahrungsbestandteile beträgt etwa sechs Stunden.

Durch peristaltische Wellen vom Fundus ausgehend wird der Nahrungsbrei durchmischt und in kleinen Portionen in das Duodenum weitergegeben. Dafür öffnet sich der **Magenpförtner** (Pylorus) jeweils kurzfristig.

Bei Übertritt des sauren Nahrungsbreis in das Duodenum wird die Sekretion der Bauchspeicheldrüse angeregt. Im Duodenum erfolgt auch die weitere Aufspaltung der Nahrungsbestandteile.

6.2.2 Dünndarm

Der Dünndarm ist etwa 5 m lang und besteht aus drei Abschnitten, die ohne scharfe Grenze ineinander übergehen:

- **Zwölffingerdarm** (Duodenum) folgt unmittelbar auf den Pylorus. Er legt sich C-förmig um den Kopf der Bauchspeicheldrüse und ist an der rückwärtigen Bauchwand fixiert (retroperitoneale Lage). In den Zwölffingerdarm münden der Hauptgallengang (Ductus choledochus) und der Bauchspeicheldrüsengang (Ductus pancreaticus) in der Papilla Vateri. Nach etwa 25 cm geht der Zwölffingerdarm über in den
- **Leerdarm** (Jejunum). Das Jejunum nimmt etwa ⅖ der Gesamtlänge der Dünndarmschlingen ein. Es ist am Mesenterium, dem Gekröse des Darms, aufgehängt (intraperitoneale Lage).
- **Krummdarm** (Ileum) nimmt etwa ⅗ der Dünndarmlänge ein. Ebenso wie das Jejunum ist er am Mesenterium befestigt (intraperitoneale Lage). Das Ileum mündet an der Ileozökalklappe in den Dickdarm.

Besonderheiten beim Kind

Bei etwa 2 % der Bevölkerung findet sich ein blindsackartiger Anhang des Ileums, das Meckel-Divertikel (▶ Abb. 6.11). Es ist ein Rest des embryonalen Ductus omphaloentericus (Verbindung zwischen Ileum und Nabel beim Embryo, verläuft in der Nabelschnur), der sich nach der Geburt nicht vollständig zurückgebildet hat. Das Meckel-Divertikel kann Ausgangspunkt von Blutungen und Entzündungen sein.

Feinbau des Dünndarms

Der Dünndarm ist Hauptort der Verdauung und Aufnahmeort der kleinmolekularen Nahrungsbestandteile (Wasser, kleinmolekulare Substanzen) in Blut- und Lymphgefäße. Seine Oberfläche ist zu diesem Zweck stark vergrößert (▶ Abb. 6.12). Daran beteiligt sind:

- **Kerckring-Falten:** ringförmig verlaufende, etwa 1 cm hohe Schleimhautfalten
- **Zotten:** etwa 1 mm hohe Ausstülpungen der Kerckring-Falten
- **Mikrovilli:** Ausstülpungen der Zylinderepithelzellen (Enterozyten), die die Zotten überziehen (Bürstensaum, ▶ 1.1.9)

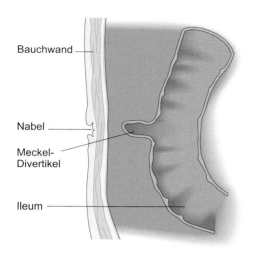

Abb. 6.11 Meckel-Divertikel [L190]

Bauchwand

Nabel

Meckel-Divertikel

Ileum

Die Dünndarmschleimhaut sezerniert etwa 2,5 l eines schleimreichen Sekrets mit Verdauungsenzymen und Gewebehormonen (u. a. Sekretin, Cholezystokinin). Dieses wird in den **Brunner-Drüsen** und **Kryptenzellen** des Duodenums sowie in zahlreichen **Becherzellen** gebildet. Es dient dem Schutz der Darmwand sowie der weiteren Verdauung der Nahrung.

Während des Verdauungsvorgangs sind die Zotten in ständiger Bewegung. Weiterhin sorgen rhythmische Pendelbewegungen und Segmentationsbewegungen der Darmwand für eine gute Durchmischung der Nahrungsbestandteile. Peristaltische Wellen befördern den Darminhalt weiter Richtung Dickdarm.

Wiederholungsfragen

1. Wie wird der Übergang Magen – Ösophagus bezeichnet?
2. In der Magenschleimhaut werden von den Zellen verschiedene Sekrete gebildet. Nennen Sie die Zellen, ihre Sekrete und die Funktion der Sekrete!
3. Wie lang beträgt die Verweildauer unverdaulicher Nahrungsbestandteile im Magen?
4. In welche Abschnitte wird der Dünndarm eingeteilt?
5. Wo tritt ein Meckel-Divertikel auf?
6. Durch welche Strukturen wird die Oberfläche des Dünndarmes vergrößert?
7. In welchem Darmabschnitt befinden sich Brunner-Drüsen?

Da gegen Ende des Dünndarms die Resorptionsleistung immer geringer wird, nehmen dort auch Größe und Anzahl der genannten Strukturen ab.

Neben den Zotten hat der Dünndarm auch **Krypten**, fingerförmige Einstülpungen der Kerckring-Falten, wo vor allem die Sekretion des Darmsaftes und der Zellersatz stattfindet.

Im gesamten Darm, besonders aber im Ileum und im Wurmfortsatz (Appendix vermiformis,), finden sich zahlreiche Lymphfollikel (**Peyer-Plaques**). Sie liegen in der Darmwand, gehören zum lymphatischen System (▶ 8.8) und dienen der Erregerabwehr.

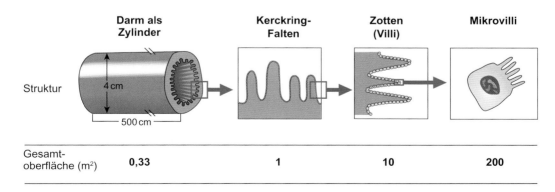

	Darm als Zylinder	Kerckring-Falten	Zotten (Villi)	Mikrovilli
Struktur	4 cm / 500 cm			
Gesamt-oberfläche (m²)	0,33	1	10	200

Abb. 6.12 Vergrößerung der Schleimhautoberfläche des Dünndarms. [L157]

6.2.3 Bauchspeicheldrüse

Die Bauchspeicheldrüse (Pankreas) (► Abb. 6.13, ► Abb. 6.15) liegt an der Hinterwand des Oberbauches und ist an der Vorderseite von Peritoneum bedeckt (retroperitoneale Lage). Sie ist 13–15 cm lang, erstreckt sich hinter dem Magen vom Duodenum bis zur Milz und wird in Kopf, Körper und Schwanz eingeteilt. Sie wird von einem Ausführungsgang durchzogen (Ductus pancreaticus), der meist gemeinsam mit dem Gallengang an der Papilla Vateri ins Duodenum mündet.

Die Bauchspeicheldrüse besteht aus exokrinen und endokrinen Anteilen. Die endokrinen Anteile der Bauchspeicheldrüse enthalten zahlreiche **Langerhans-Inseln,** die in ihrer Gesamtheit das Inselorgan bilden. In verschiedenen Zellen des Inselorgans werden folgende Hormone (► 7.5) produziert:
- **Insulin** in den B-Zellen
- **Glukagon** in den A-Zellen
- **Somatostatin** in den D-Zellen

Die exokrinen Anteile bilden den **Pankreassaft** (Bauchspeichel), der eine wesentliche Rolle bei der Verdauung der Nahrungsbestandteile spielt und über den Pankreasgang (Ductus pancreaticus) in den Zwölffingerdarm gelangt. Der Pankreasgang durchzieht die Drüse längs. Er erhält zahlreiche kleine Zuflüsse von den exokrinen Drüsenläppchen des Organs und mündet meist gemeinsam mit dem Gallengang (Ductus choledochus, ► 6.2.5) an der Papilla Vateri in den Zwölffingerdarm.

Pankreassaft

Die exokrinen Drüsenläppchen der Bauchspeicheldrüse bilden pro Tag ca. 2 l stark alkalischen Pankreassaft mit hoher Bikarbonatkonzentration. In das Duodenum abgegeben neutralisiert er dort den stark sauren Speisebrei. Der pH-Wert liegt im Dünndarm dann bei ca. 7–8.

Außerdem enthält der Pankreassaft verschiedene Verdauungsenzyme. Diese Enzyme werden von der Bauchspeicheldrüse als inaktive Vorstufen sezerniert, damit sie das Drüsengewebe nicht selbst „andauen". Erst im Dünndarm werden sie ak-

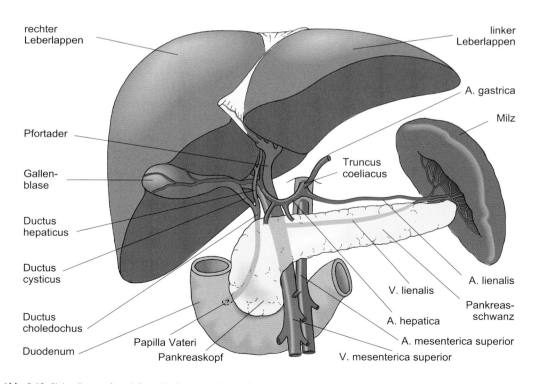

Abb. 6.13 Einige Organe des mittleren Verdauungstrakts mit ihrer Blutversorgung. [L190]

tiviert und entfalten ihre Wirkung. Dort setzen sie die bereits im Magen begonnene Verdauung fort, indem sie die Nahrungsbestandteile aufspalten (▶ Tab. 6.1).

Die Pankreassaftausschüttung wird durch die Hormone Sekretin und Cholezystokinin der Duodenalschleimhaut sowie durch den N. vagus (▶ 4.2.1) stimuliert. Sekretin und Cholezystokinin werden als Reaktion auf den sauren bzw. fettreichen Nahrungsbrei ausgeschüttet.

6.2.4 Leber

Die Leber (Hepar) ist das größte Stoffwechselorgan des Körpers und liegt überwiegend im rechten Oberbauch direkt unter dem Zwerchfell (▶ Abb. 6.13). Sie besteht aus:

- **Lobus dexter:** rechter, größerer Leberlappen
- **Lobus sinister:** linker größerer Leberlappen
- **Lobus caudatus:** geschwänzter, kleinerer Leberlappen
- **Lobus quadratus:** quadratischer, kleinerer Leberlappen

Zwischen den beiden kleinen Lappen liegt die **Leberpforte.** Hier treten die **Leberarterie** (A. hepatica) und die **Pfortader** (V. portae) in die Leber ein, während der **Gallengang** (Ductus hepaticus communis) die Leber verlässt.

Die Leber wird zu 75 % durch die Pfortader mit Blut aus den unpaaren Bauchorganen versorgt und zu 25 % durch die A. hepatica.

Feinbau der Leber

Die Leber ist aus zahlreichen im Querschnitt sechseckigen, 1–2 mm großen Leberläppchen aufgebaut

(▶ Abb. 6.14). Am äußeren Rand jedes dieser Läppchen verlaufen ein Ast der Pfortader, ein Ast der Leberarterie und ein kleiner Gallengang. Sie bilden gemeinsam ein **Periportalfeld.** Jedes Leberläppchen ist in der Regel von sechs Periportalfeldern umgeben. Von dort fließt nährstoffreiches Blut aus dem Pfortaderast sowie sauerstoffreiches Blut aus dem Ast der Leberarterie über die kapillarähnlichen **Lebersinusoide** in das Zentrum eines Leberläppchens zu der dort verlaufenden **Zentralvene** (V. centralis). Im Bereich der Lebersinusoide kommt das mit Nährstoffen und Sauerstoff beladene Blut in engen Kontakt mit den Leberzellen. Hier erfolgt der Stoffaustausch. Abfallprodukte werden über die Lebersinusoide zur Zentralvene und weiter in Äste der Lebervene geleitet, die sich zur Lebervene (V. hepatica) vereinigen und direkt unter dem Zwerchfell in die untere Hohlvene münden.

An den Wänden der Lebersinusoide befinden sich Kupfer'sche Sternzellen, deren Aufgabe vor allem die Phagozytose alter und geschädigter Erythrozyten ist.

Galle

Die Leberzellen geben in die kleinen Gallengänge die Galle ab. Die Flussrichtung der Galle in den kleinen Gallengängen eines Periportalfeldes ist entgegengesetzt zu der des Blutes. Sie fließt vom Zentrum eines Leberläppchens in Richtung Periportalfeld. Die kleinen Gallengänge vereinigen sich und bilden in der Leberpforte schließlich den Gallengang.

Aufgaben der Leber

Mit dem Pfortaderblut gelangen die Nährstoffe, die aus dem Dünndarmlumen ins Blut aufgenommen wurden, direkt in die Leber. Sie werden für die Bildung wichtiger Stoffwechselprodukte verwendet. Daneben wirkt die Leber wie ein Filter, der Giftstoffe aus dem Pfortaderblut beseitigt oder chemisch verändert (First-Pass-Effekt). Sie werden dann über die Galle bzw. über die Nieren ausgeschieden. Dieses sind wichtige Voraussetzungen für die vielfältigen Aufgaben der Leber im Gesamtstoffwechsel des Körpers:

- **Kohlenhydratstoffwechsel:** Überschüssige Glukose wird als Glykogen gespeichert und bei Bedarf wieder als Glukose abgegeben. Glukose wird aus Aminosäuren aufgebaut (Glukoneogenese). So wird der Blut-Glukose-Spiegel konstant gehalten.
- **Eiweißstoffwechsel:** Gerinnungsfaktoren (z. B. Prothrombin und Fibrinogen, ▶ 8.4.2), Al-

Tab. 6.1 Enzyme des Pankreassaftes und ihre Wirkung.

Enzyme	Wirkung
Proteasen • Chymotrypsin, Trypsin, Elastase • Carboxypeptidasen, Aminopeptidasen	Proteinspaltung Aminosäureabspaltung
Glykosidasen • α-Amylase	Spaltung von Glykogen und Stärke
Lipase, Phospholipase A	Spaltung von Fetten
Nukleasen	Abspaltung von Nukleotiden aus DNS, RNS

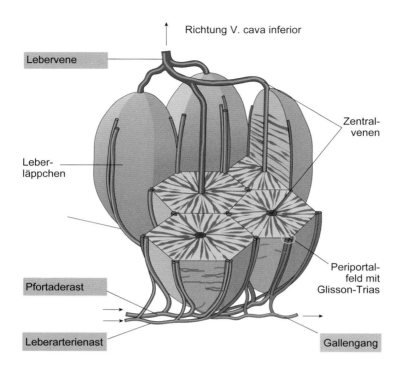

Richtung V. cava inferior

Lebervene

Zentral-
venen

Leber-
läppchen

Pfortaderast

Periportal-
feld mit
Glisson-Trias

Leberarterienast

Gallengang

Abb. 6.14 Schematischer
Aufbau der Leberläppchen.
[L190]

bumine, verschiedene Globuline und andere Eiweiße werden gebildet; Harnstoffsynthese, Ammoniakstoffwechsel.

- **Fettstoffwechsel:** Die Leber spielt eine zentrale Rolle bei der Fettverarbeitung.
- **Bildung** des Gallensaftes, Sekretion von Gallensäuren.
- **Bildung** der Hormon(vorstufen) Angiotensinogen, Vitamin-D-Hormon und Somatomedine (Wachstumsfaktoren).
- **Abbau** des roten Blutfarbstoffes Hämoglobin zu Bilirubin, von körpereigenen, giftigen Abfallprodukten wie Ammoniak zu Harnstoff, von dem Körper von außen zugeführten Substanzen (z. B. Alkohol, Medikamente), Hormone werden inaktiviert.
- **Speicherung** fettlöslicher Vitamine, Vitamin B12, Folsäure, Glykogen, Kupfer.

Fallbeispiel: Leberzirrhose

Was hat die Leber mit den Augen zu tun?

Die Auszubildende Sina Schwab hat heute ihren ersten Tag in der Gastroenterologie und darf mit Pflegefach-

frau Hannah Walter den roten Bereich in der Spätschicht betreuen. Bereits nach der Übergabe klingelt das Telefon. Hannah Walter geht hin und berichtet Sina: „Das war die Notaufnahme. Frau Mertens, 58 Jahre alt, kann mit dem Rollstuhl abgeholt werden. Sie hat eine Leberzirrhose mit Ikterus, Druckgefühl im Oberbauch und einige andere Beschwerden." Hannah bittet Sina, ein Bett in das freie Zimmer zu schieben und dort auf sie zu warten. Zehn Minuten später erblickt Sina Frau Mertens und ist verwundert. Auf dem Heimweg erzählt sie ihrem Klassenkameraden Tom Miller: „Die Augen der Patientin waren gelb. So etwas hast du noch nicht gesehen. Hannah hat mir dann erklärt, dass die Leber der Patientin so stark geschädigt ist, dass das anfallende Bilirubin nicht mehr ausreichend verarbeitet werden kann. Es lagert sich in der Haut, den Schleimhäuten und im Gewebe ab. An den Konjunktiven am Auge kann man es dann gut erkennen. Die Patientin hatte auch noch Bauchschmerzen, aber Hannah hatte keine Zeit, mir noch mehr zu erklären. Aber jetzt weiß ich, was die Augen mit der Leber zu tun haben. Hatten wir dazu noch mehr im Unterricht?"

Besonderheiten beim Kind

Beim Neugeborenen ist die Leber noch relativ unreif und rasch überfordert mit dem erhöhten Bilirubinanfall aufgrund des Hämoglobinabbaus. Dies führt zu einer Hyperbilirubinämie mit einer dunkelgelben Verfärbung der Haut, die auch behandlungsbedürftig werden kann.

Besonderheiten älterer Mensch

Im Alter atrophiert das Funktionsgewebe der Leber. Daraus resultiert eine verminderte Toleranz gegenüber Alkohol sowie ein verlangsamter Abbau der in der Leber verstoffwechselten Substanzen. Dies gilt insbesondere auch für Medikamente, was bei deren Dosierung berücksichtigt werden muss.

6.2.5 Gallenwege und Gallenblase

Während der Verdauung fließt die Galle direkt über die Gallenwege in das Duodenum. Zwischen den Verdauungsphasen gelangt sie aus der Leber in die Gallenblase und wird dort eingedickt. Unter dem Einfluss von Cholezystokinin gelangt sie dann während der Verdauung durch Kontraktionen der Gallenblase in das Duodenum. Die Motilität der Gallenblase wird zusätzlich durch den N. vagus gesteigert.

Gallenwege

Die Leber produziert pro Tag 0,5–1 l Gallenflüssigkeit. Diese gelangt in die kleinen Gallengänge, die sich zu immer größeren Gallengängen vereinigen. Aus dem rechten und linken Leberlappen treten schließlich der **rechte** und **linke Lebergang** (Ductus hepaticus dexter und sinister) aus und vereinigen sich zum **gemeinsamen Lebergang** (Ductus hepaticus communis). Dieser vereinigt sich mit dem **Gallenblasengang** (Ductus cysticus) aus der Gallenblase und es entsteht der **Hauptgallengang** (Ductus choledochus).

Der Hauptgallengang mündet, häufig gemeinsam mit dem Pankreasgang, an der Papilla Vateri ins Duodenum (► Abb. 6.15).

Während der Verdauung fließt die Galle direkt über die Gallenwege in das Duodenum. Zwischen den Verdauungsphasen gelangt sie aus der Leber in die Gallenblase und wird dort eingedickt.

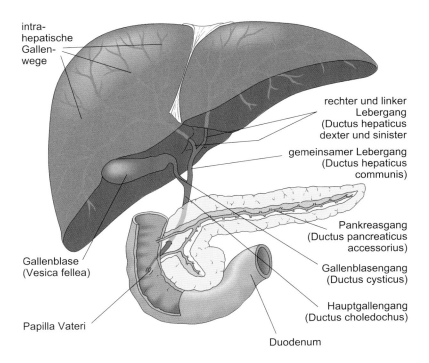

intra-
hepatische
Gallen-
wege

rechter und linker
Lebergang
(Ductus hepaticus
dexter und sinister

gemeinsamer Lebergang
(Ductus hepaticus
communis)

Pankreasgang
(Ductus pancreaticus
accessorius)

Gallenblasengang
(Ductus cysticus)

Hauptgallengang
(Ductus choledochus)

Gallenblase
(Vesica fellea)

Papilla Vateri

Duodenum

Abb. 6.15 Gallenwege und Gallenblase. [L190]

Gallenblase

Die **Gallenblase** (Vesica fellea) ist ein birnenförmiger 8–12 cm langer Sack an der Hinterseite der Leber. Sie speichert 50–70 ml Gallenflüssigkeit in konzentrierter und eingedickter Form. Die wichtigsten Bestandteile der **Galle** sind – neben Wasser und Elektrolyten – Gallensäuren, Cholesterin, Phospholipide, Bikarbonat und der Gallenfarbstoff Bilirubin.

Unter dem Einfluss von Cholezystokinin gelangt sie dann während der Verdauung durch Kontraktionen der Gallenblase in das Duodenum. Die Motilität der Gallenblase wird zusätzlich durch den Parasympathikus über den N. vagus gesteigert. Der Sympathikus hemmt den Gallefluss.

Enterohepatischer Kreislauf

Die **Gallensäuren**, die mit der Galle in das Duodenum gelangen, spielen eine wesentliche Rolle bei der Fettverdauung im Dünndarm, indem sie Fette emulgieren. In wässriger Lösung lagern sie sich mit den Fettpartikeln der Nahrung (z. B. Cholesterol, Phospholipide) zusammen und bilden feinste Fetttröpfchenformen, die **Mizellen** (▶ 6.5.3). Erst durch die Mizellenbildung wird die Aufnahme von Fett über die Dünndarmschleimhaut ins Blut ermöglicht. Dabei verbleiben die Gallensäuren im Dünndarm. Erst im terminalen Ileum wird ein Großteil der Gallensäuren wieder resorbiert und gelangt mit dem Blut über die Pfortader erneut zur Leber. Von dort werden die Gallensäuren wieder in die Galle abgegeben. Dieser Kreislauf der Gallensäuren (Leber → Galle → Dünndarm → Leber) wird als **enterohepatischer Kreislauf** bezeichnet. Die Gallensäuren zirkulieren 4–12mal täglich durch den Darm und die Leber. Auch andere Substanzen unterliegen diesem Kreislauf.

Bilirubinkonjugation

Der Gallenfarbstoff **Bilirubin** stammt hauptsächlich aus dem Abbau des roten Blutfarbstoffes Hämoglobin (▶ 8.4). Dieser Abbau findet in der Milz, im Knochenmark und in der Leber statt. Das Bilirubin wird an Albumin gebunden (indirektes Bilirubin) zur Leber transportiert. Dort wird es an Glukuronsäure gebunden (direktes Bilirubin), mit der Galle in den Darm abgegeben, über mehrere Teilschritte in Sterkobilin umgewandelt und ausgeschieden. Sterkobilin gibt dem Stuhl seine braune Farbe. Ein geringer Teil des Bilirubins gelangt als Urobilinogen über den Blutweg zur Leber zurück (enterohepatischer Kreislauf) oder wird über die Nieren ausgeschieden.

1. Beschreiben sie die Lage der Bauchspeicheldrüse!
2. Welche Gänge münden auf der Papilla Vateri?
3. Welche Bestandteile enthält der Pankreassaft?
4. Welche Aufgaben hat Sekretin?
5. Was ist die Aufgabe der Kupffer'schen Sternzellen?
6. Nennen Sie die Aufgaben der Leber!
7. Welcher Gallebestandteil ist wichtig für die Emulgierung der Fette?
8. Beschreiben Sie den enterohepatischen Kreislauf!

6.3 Unterer Verdauungstrakt

Der untere Verdauungstrakt wird vom **Dickdarm** (Intestinum crassum) gebildet.

An der Ileozökalklappe mündet das Ileum in den Dickdarm. Dieser ist ca. 1,2 m lang und liegt rahmenförmig um die Dünndarmschlingen. Auch der Dickdarm ist in verschiedene Abschnitte unterteilt (▶ Abb. 6.16):

- **Blinddarm** (Caecum) mit **Wurmfortsatz** (Appendix vermiformis)
- **Grimmdarm** (Colon) mit
  - **Aufsteigendem Grimmdarm** (Colon ascendens)
  - **Querverlaufendem Grimmdarm** (Colon transversum)
  - **Absteigendem Grimmdarm** (Colon descendens)
  - **S-förmigem Grimmdarm** (Colon sigmoideum oder Sigma)
- **Mastdarm** (Rektum)

Blinddarm, querverlaufender und S-förmiger Grimmdarm sind vollständig von Bauchfell überzogen und über ein Aufhängeband, das **Mesokolon** (Dickdarmgekröse), an der hinteren Bauchwand fixiert. Sie liegen damit intraperitoneal. Demgegenüber sind der auf- und absteigende Grimmdarm nur an ihrer Vorderseite von Bauchfell überzogen, während sie mit der Hinterseite an der rückwärtigen bzw. seitlichen Bauchwand fest fixiert sind. Sie liegen retroperitoneal.

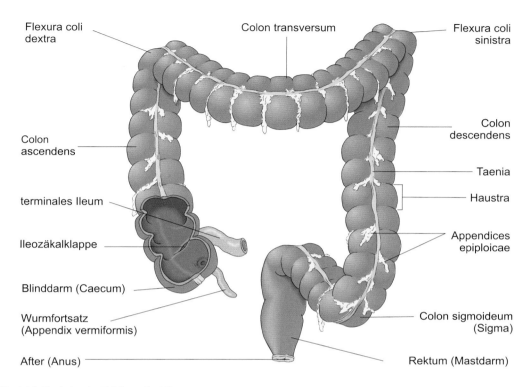

Flexura coli dextra

Colon transversum

Flexura coli sinistra

Colon ascendens

Colon descendens

Taenia

Haustra

terminales Ileum

Ileozäkalklappe

Appendices epiploicae

Blinddarm (Caecum)

Wurmfortsatz (Appendix vermiformis)

Colon sigmoideum (Sigma)

After (Anus)

Rektum (Mastdarm)

Abb. 6.16 Abschnitte des Dickdarms. [L190]

Feinbau des Dickdarms

Gemeinsames Kennzeichen aller Dickdarmabschnitte sind die **Tänien** und **Haustren** (▶ Abb. 6.16). Im Gegensatz zum Dünndarm verläuft die Längsmuskulatur des Dickdarms nicht gleichmäßig um den ganzen Darm herum, sondern zusammengedrängt auf drei ca. 1 cm breiten Längsstreifen, den Tänien. Hier finden sich auch Fettanhängsel, die **Appendices epiploicae**. Haustren sind Ausbuchtungen der Darmwand, die durch quergestellte Einschnürungen der Ringmuskelschicht zustande kommen. Sie wechseln je nach Darmbewegung. Mikroskopisch weist der Dickdarm zahlreiche **Krypten** mit Becherzellen auf, die für die Schleimabsonderung zuständig sind. Falten und Zotten fehlen.

Aufgaben des Dickdarms

Mit dem Eintreffen des Speisebreis im Dickdarm ist die Verdauung und Resorption der Nährstoffe abgeschlossen. Aufgabe des Dickdarms ist es, dem Nahrungsbrei Wasser und Elektrolyte zu entziehen und damit den Stuhl einzudicken. Um die Gleitfähigkeit des sich verfestigenden Stuhls zu gewährleisten, wird aus den Becherzellen der Krypten dem Kot Schleim beigemengt. Außerdem sind im Dickdarm – im Gegensatz zum Dünndarm – eine Vielzahl Bakterien vorhanden, die unverdauliche Nahrungsbestandteile durch Gärungs- und Fäulnisvorgänge weiter abbauen.

6.3.1 Mastdarm und After

Mastdarm

Der Mastdarm (Enddarm, Rektum) ist 7–15 cm lang. Er geht aus dem S-förmigen Grimmdarm hervor und endet mit dem After. Da der Mastdarm bereits außerhalb der Bauchhöhle im kleinen Becken liegt, ist er nicht mehr vom Bauchfell überzogen und liegt somit extraperitoneal. Rasch verliert er die für den Dickdarm typischen Tänien und Haustren. Er enthält jedoch reichlich schleimproduzierende Becherzellen.

After

Der After (Anus, ▶ Abb. 6.16) ist die Öffnung, durch die der Darm an die Körperoberfläche mündet. Verschlossen wird er durch den inneren glattmuskulären und den äußeren quergestreiften Schließmuskel sowie durch ein unter der Schleimhaut liegendes Venengeflecht (Hämorrhoidalgeflecht). Außerdem ist die Beckenbodenmuskulatur, insbesondere der M. levator ani, von großer Bedeutung für die Kontinenz.

Stuhlentleerung

In der **Ampulla recti,** dem oberen Anteil des Mastdarms, wird der Kot gesammelt. Bei ausreichender Füllung der Ampulle folgt die reflexartig ablaufende Stuhlentleerung (Defäkation). Der innere Schließmuskel erschlafft, während sich die äußere Längsmuskulatur des Mastdarms anspannt. Dieser Vorgang wird unterstützt durch die willkürliche Anspannung von Zwerchfell und Bauchmuskulatur (Bauchpresse, ▶ 3.7.1) sowie der willentlichen Erschlaffung des äußeren Schließmuskels, sodass es zur Kotaustreibung kommt.

Stuhlzusammensetzung

Der Stuhl besteht zu 75% aus Wasser. Außerdem enthält er Schleim, Epithelzellen der Darmschleimhaut, Bakterien, Gärungs- und Fäulnisprodukte, Zellulose (unverdauliche Pflanzenbestandteile), Entgiftungsprodukte und Sterkobilin (▶ 6.2.5). Das Gasvolumen im Magen-Darm-Trakt beträgt 50–200 ml. Es setzt sich zusammen aus verschluckter Luft, aus dem Blut diffundiertem Stickstoff (N_2) und neugebildetem CO_2 durch bakterielle Zersetzung.

> **Praxistipp**
> Bei Patienten mit Hämorrhoiden muss ein Darmrohr oder Thermometer vorsichtig und nicht gegen einen Widerstand geschoben werden, da es ansonsten zu starken Blutungen kommen kann.

6.4 Energiebedarf des menschlichen Körpers

Der Mensch ist auf die regelmäßige Zufuhr von Nahrung angewiesen. Diese wird benötigt für den Energiegewinn und für den Aufbau körpereigener Substanzen wie beispielsweise Enzyme, Abwehrstoffe oder Hormone.

Der Energiegehalt der Nahrung wird in der Einheit **Kilokalorie** (kcal) bzw. **Kilojoule** (kJ) angegeben, dabei gilt 1 kcal = 4,18 kJ. Der Energiebedarf eines Menschen hängt stark von seiner körperlichen Aktivität ab. So verbraucht ein Mensch mit überwiegend sitzender Tätigkeit ca. 2.500 kcal am Tag, bei starker körperlicher Arbeit hingegen über 4.000 kcal.

Energieliefernde Nahrungsbestandteile bzw. Makronährstoffe sind:

- **Kohlenhydrate,** die einen Energiegehalt von 4,1 kcal pro Gramm haben. Die Nahrung soll idealerweise zu 55–60% aus Kohlenhydraten bestehen.
- **Proteine** (Eiweiß), die einen Energiegehalt von 4,1 kcal pro Gramm haben. Etwa 15% der aufgenommenen Nahrung sollte aus Proteinen bestehen.
- **Fett,** das einen Energiegehalt von 9,3 kcal pro Gramm hat. Es sollte 25–30% der aufgenommenen Nahrung ausmachen.

> **Praxistipp**
> Der Energiebedarf ist, auch ohne körperliche Aktivität, bei Fieber, Schmerzen oder Angst erhöht.

6.5 Aufspaltung und Resorption der Nahrungsbestandteile

Die Nahrungsbestandteile müssen, bevor sie über den Darm vom Blut aufgenommen werden können, zu kleineren Molekülen zerlegt werden. Dies geschieht – wie beschrieben – im Verdauungssystem durch spezifische Verdauungsenzyme (▶ Tab. 6.1).

> **Praxistipp**
> Eine ausgewogene Ernährung ist wichtiger Bestandteil einer gesunden Lebensführung und damit Prophylaxe vieler Erkrankungen.

6.5.1 Kohlenhydrate

Der Mensch nimmt durchschnittlich täglich ca. 300 g Kohlenhydrate auf. Diese liegen zum größten Teil in Form von Polysacchariden (Vielfachzucker), z. B. Stärke, sowie Disacchariden (Zweifachzucker), z. B. Saccharose (Rohrzucker) und Laktose (Milchzucker), vor. Sie werden durch die α-Amylasen der

Speicheldrüsen und dann durch die α-Amylasen des Pankreassafts und verschiedene Oligosaccharidasen aufgespalten. Nach beendeter Aufspaltung liegen die drei Monosaccharide (Einfachzucker) **Glukose** (Traubenzucker) zu 80 %, **Fruktose** (Fruchtzucker) zu 15 % und **Galaktose** zu 5 % vor. Diese werden über die Dünndarmschleimhaut aufgenommen und gelangen mit dem Pfortaderblut in die Leber, in der sie weiter verstoffwechselt (metabolisiert) werden.

Glukose

Der Hauptenergielieferant des menschlichen Körpers ist die Glukose. Sie wird von den Zellen entweder direkt verbrannt (bei diesem Vorgang, der **Glykolyse,** wird Energie für den Körper gewonnen) oder in Form von **Glykogen** in Leber und Muskeln gespeichert. Da diese Speicherform jedoch begrenzt ist, wird ein größerer Glukose- bzw. Kohlenhydratüberschuss in Fett umgewandelt und in Triglyzeridform gespeichert.

Bei Glukose- bzw. Kohlenhydratmangel, z.B. bei Hunger, sind die Glykogenvorräte des Organismus schnell verbraucht. In diesem Fall gewinnt der Körper aus Fetten, Laktat und Aminosäuren Glukose und somit Energie. Dieser Vorgang, die **Glukoneogenese,** läuft hauptsächlich in der Leber ab.

6.5.2 Proteine

Mit der Nahrung werden täglich durchschnittlich 80 g Proteine (Eiweiß) aufgenommen. Sie werden in Aminosäuren aufgespalten, die für die Synthese körpereigener Eiweiße verwendet werden. Für den Energiegewinn werden Proteine nur ausnahmsweise verwendet.

Die mit der Nahrung aufgenommenen Proteine werden durch das Pepsin des Magensaftes in mittellange **Polypeptide** (Vielfacheiweiße) zerlegt. Im Dünndarm werden dann die Proenzyme Trypsinogen und Chymotrypsinogen des Pankreassaftes zu Trypsin und Chymotrypsin aktiviert. Außerdem gelangen mit dem Pankreassaft Carboxypeptidasen und über die Dünndarmschleimhaut Amino- und Oligopeptidasen in den Dünndarm. Durch diese Enzyme werden die Polypeptide zu freien **Aminosäuren, Di-** und **Tripeptiden** (die aus zwei bzw. drei miteinander verknüpften Aminosäuren bestehen) aufgespalten. Diese werden über die Dünndarmschleimhaut aufgenommen und gelangen mit

dem Pfortaderblut in die Leber. In der Leber werden aus Aminosäuren entweder körpereigene Proteine aufgebaut oder sie werden zur Energiefreisetzung abgebaut. Einige Aminosäuren sind essenziell, d.h. sie müssen mit der Nahrung aufgenommen werden, da der Körper sie nicht selbst synthetisieren kann.

6.5.3 Fett

Das Nahrungsfett besteht zu 90 % aus **Triglyzeriden,** also Verbindungen aus Glyzerin und Fettsäuren. Der Rest setzt sich aus Phospholipiden, Cholesterin und fettlöslichen Vitaminen (► Tab. 6.2) zusammen.

Die Fettverdauung beginnt im Magen durch eine nichtspezifische Lipase. Weitere Lipasen gelangen mit dem Pankreassaft ins Duodenum und spalten die Triglyzeride zu **freien Fettsäuren** und **Monoglyzeriden**. Mit dem Gallensaft erreichen Gallensäuren das Duodenum. Unter ihrem Einfluss lagern sich die Fettspaltprodukte zu Mizellen (► 6.2.5) zusammen. Mizellen ähneln winzigen Fetttröpfchen und ermöglichen die Aufnahme der Fettspaltprodukte über die Dünndarmschleimhaut. Dort werden die Fettspaltprodukte erneut zu Triglyzeriden aufgebaut und an Proteine gebunden ins Blut abgegeben. Die Gallensäuren bleiben im Dünndarmlumen und werden über den enterohepatischen Kreislauf (► 6.2.5) wieder zur Leber transportiert. Die an Proteine gebundenen Triglyzeride und anderen Fettbestandteile der Nahrung gelangen als **Chylomikronen** zum peripheren Gewebe.

Fette erfüllen verschiedene Aufgaben:
- Energiereserve: Triglyzeride werden im Fettgewebe und in der Leber gespeichert und bei Bedarf wieder mobilisiert (Lipolyse).
- Unterhautfettgewebe schützt vor Auskühlung und mechanischen Schäden.
- Fettgewebe fixiert Organe in ihrer Position, z.B. die Niere.
- Bestandteil der Zellmembran.
- Bestandteil der Myelinscheiden (► 2.4.1) des Nervensystems.
- Cholesterin wird für die Synthese einiger Hormone als Vorstufe benötigt, z.B. von Glukokortikoiden und Mineralokortikoiden (► 7.4.1), Östrogenen (► 13.1.4).
- Bestandteil fettlöslicher Vitamine (► Tab. 6.2).

Tab. 6.2 Vitamine.

Vitamin	Funktion	Mangelerscheinung	Tagesbedarf
Vitamin A (Retinol)*	Einfluss auf den Sehvorgang, Wachstums-faktor für Epithelzellen	Nachtblindheit, Hautschä-den	1–2 mg
Vitamin D (Kalzitriol) *	Knochenbildung, Immunregulation	Rachitits, Osteomalazie	0,05 mg
Vitamin E (Tocophe-rol)*	Schutz der Nahrungs- und Körperfette	Unbekannt	15 mg
Vitamin K*	Wichtig für die Synthese von Gerinnungs-faktoren	Blutgerinnungsstörung	1 mg
Vitamin B_1 (Thiamin)**	Einfluss auf Kohlenhydratabbau, Herzfunk-tion und Nerventätigkeit	Leistungsschwäche, Muskelschwund, Gewichts-abnahme, Beri-Beri	1–2 mg
Vitamin B_2 (Ribofla-vin)**	Einfluss auf den gesamten Stoffwechsel und die Hormonproduktion	Hautentzündung, Anämie	1,5–2 mg
Niazin**	Zentrale Stellung im Stoffwechsel, Leber-funktion	Pellagra (Störung des Aminosäurestoffwechsels)	15–20 mg
Vitamin B_6 (Pyrido-xin)**	Einfluss auf den Aminosäurestoffwechsel	Neurologische Störungen, Hautentzündung	2 mg
Vitamin B_{12} (Cobalamin)**	Bildung der Erythro-, Leuko- und Thrombo-zyten	Perniziöse Anämie	< 0,04 mg
Folsäure**	Aufbau von Nukleinsäuren und Erythrozyten	Makrozytäre Anämie	0,4 mg
Pantothensäure**	Zentrale Stellung im Stoffwechsel	Unbekannt	6 mg
Biotin**	Beteiligung am Stoffwechsel	Hautentzündungen	0,3–0,6 mg
Vitamin C (Ascorbin-säure)**	Beteiligung am Aufbau von Bindegewebe und Hormonen, Wundheilung	Skorbut	100 mg

* fettlösliche Vitamine
** wasserlösliche Vitamine

6.5.4 Vitamine

Vitamine sind lebensnotwendige (essenzielle) Stoffe, die vom menschlichen Organismus nicht oder nur ungenügend selbst hergestellt werden können. Aus diesem Grund müssen sie mit der Nahrung aufgenommen werden. Nach ihren che-mischen Eigenschaften werden Vitamine in eine **fett-** und eine **wasserlösliche** Gruppe eingeteilt (▶ Tab. 6.2).

6.5.5 Mineralstoffe und Spuren-elemente

Mineralstoffe

Mineralstoffe (Elektrolyte, Salze) werden vom Organismus benötigt, um den Wasser- und Elek-trolythaushalt aufrechtzuerhalten. Nur so ist eine ungestörte Zelltätigkeit möglich. Besonders wichtig sind die Kationen **Natrium** (Na^+), **Kalium** (K^+), **Kalzium** (Ca^{2+}) und **Magnesium** (Mg^{2+}) sowie die Anionen **Chlorid** (Cl^-) und **Phosphat** (HPO_4^{2-}). Ein Mangel oder Überfluss kann zu lebensbedrohlichen Zuständen führen (▶ 12.3).

Spurenelemente

Spurenelemente kommen im Organismus und in der Nahrung in sehr geringen Konzentrationen vor. Zu ihnen gehören:

- Eisen als Bestandteil des roten Blutfarbstoffes Hämoglobin (▶ 8.4)
- Kobalt als Bestandteil des Vitamin B_{12} (▶ Tab. 6.2)
- Jod für den Aufbau der Schilddrüsenhormone (▶ 7.2)
- Kupfer, Mangan, Selen, Zink als Bestandteile verschiedener Enzyme
- Fluor verbessert die Zahnmineralisierung und ist beteiligt am Knochenstoffwechsel.

Praxistipp

Bei Durchfall und Erbrechen entsteht ein hoher Flüssigkeits- und Elektrolytverlust. Deshalb müssen Durchfall und Erbrechen bei der Flüssigkeitsbilanzierung berücksichtigt werden.

6.5.6 Ballaststoffe

Ballaststoffe sind die unverdaulichen Bestandteile der Nahrung. Sie bestehen hauptsächlich aus pflanzlichen Faser- und Füllstoffen wie **Zellulose, Pektin** und **Lignin.** Sie können durch die menschlichen Verdauungsenzyme nicht gespalten werden, sondern werden – zumindest teilweise – durch die Bakterien des Dickdarms abgebaut. Aufgrund ihres Volumens regen Ballaststoffe die Darmperistaltik an und fördern so den Transport des Nahrungsbreis. Täglich sollen ca. 30 g Ballaststoffe in Form von Obst, Gemüse und Vollkornprodukten mit der Nahrung aufgenommen werden.

Wiederholungsfragen

1. Nennen Sie die verschiedenen Teile des Dickdarms in der richtigen anatomischen Reihenfolge!
2. Was sind typische Aufbaumerkmale des Grimmdarms?
3. Nennen Sie die Hauptbestandteile des Stuhls!
4. Aus welchen Hauptbestandteilen setzt sich unsere Nahrung zusammen?

Das Hormonsystem

Überblick

Hormone sind Signalstoffe und regulieren verschiedene Prozesse im Körper. Sie sind mikroskopisch klein und gelangen in der Regel über das Blut an den Ort, an dem sie benötigt werden. Kommt es zu einer pathologischen Über- oder Unterproduktion, kann dies zu Erkrankungen führen, denen Pflegende in unterschiedlichen Versorgungskontexten begegnen. Hierbei müssen Patienten mit hormonellen Krankheiten, wie beispielsweise Diabetes mellitus, so gefördert werden, dass sie ihre Gesundheitsziele in größtmöglicher Selbstständigkeit und Selbstbestimmung erreichen können. Pflegende bieten hierzu Informations-, Schulungs- und Beratungsangebote für alle Altersstufen an, stärken dadurch Patientenpartizipation und fördern durch den Einbezug Angehöriger auch die Familiengesundheit. Hierzu benötigen sie neben Sozial- und Methodenkompetenz auch Fachkompetenz im Sinne eines anatomischen und physiologischen Hintergrundwissens. Dieses Kapitel bietet hierzu Informationen und beantwortet unter anderem folgende Fragen: Welche Aufgaben haben Hormone? Was macht der Hypothalamus? Welche Vorgänge werden im Körper durch Hormone gesteuert? Wie wird der menschliche Wasserhaushalt reguliert? Welchen Beitrag leisten Hormone bei einer Schwangerschaft? Was sind die Aufgaben der Schilddrüse?

Über das Hormonsystem (endokrines System) werden im Körper viele Vorgänge gesteuert (z.B. Stoffwechsel, Wachstum). Während die Steuerung über das Nervensystem jedoch sehr schnell erfolgt, ist die Steuerung über das hormonelle System relativ langsam und länger wirksam.

Hormone

Hormone sind chemische Signalstoffe, die für die Kommunikation der Zellen und Organe untereinander benötigt werden. Sie beeinflussen die Fortpflanzung, das Wachstum, den Energiestoffwechsel, den Wasser- und Elektrolythaushalt und viele andere biologische Abläufe im Körper.

Ihre Wirkung entfalten sie

- **Endokrin,** d.h. weit entfernt von ihrer Freisetzungsstelle, Transport über den Blutkreislauf
- **Parakrin,** d.h. sie wirken in unmittelbarer Umgebung ihrer Freisetzungsstelle, Transport über Diffusion
- **Autokrin,** d.h. sie wirken auf die hormonsezernierende Zelle selbst

Hormondrüsen

Eine Vielzahl von Hormonen wird in den endokrinen Organen, den Hormondrüsen, gebildet. Zu den Hormondrüsen gehören:

- Hypophyse
- Schilddrüse
- Nebenschilddrüse
- Nebenniere
- Inselorgan der Bauchspeicheldrüse
- Hoden (▶ 13.2.1)
- Eierstöcke (▶ 13.1.1)

Andere Hormone werden in spezialisierten Einzelzellen, z.B. des Gastrointestinaltrakts (Gastrin, Sekretin, Cholezystokinin-Pankreozymin), der Niere (Erythropoetin, ▶ 12.1.5) oder der Leber (Somatomedin, Angiotensinogen, ▶ 6.2.4) gebildet.

Wirkung an der Zielzelle

Im Gegensatz zur nervalen Signalübertragung gelangen die endokrinen Hormone über den Blutweg zu ihren **Zielzellen.** Von diesen werden sie über einen in der Zellmembran, im Zellkern oder Zytoplasma gelegenen **Hormonrezeptor** erkannt. Hormonrezeptor und Hormon passen wie Schlüssel und Schloss zusammen (Schlüssel-Schloss-Prinzip). Bindet das Hormon an den Rezeptor, entfaltet es über verschiedene Zwischenschritte, wie beispielsweise die Aktivierung eines second messengers, seine Wirkung. So werden z.B. Enzyme und Transportproteine aktiviert oder inaktiviert. Nachdem das Hormon Stoffwechselvorgänge in Gang gesetzt hat, wird es meist abgebaut und damit inaktiviert (▶ Abb. 7.1).

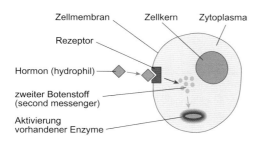

Abb. 7.1 Beispiel für die Vermittlung einer Hormonwirkung. [L190]

7.1 Hypothalamus und Hypophyse

Hypothalamus und Hypophyse (▶ 4.1.2) liegen an der Basis des Zwischenhirns.

Regulation der Hormonsekretion

Die Hormonsekretion wird durch Regelkreise exakt gesteuert und den verschiedenen Bedingungen angepasst. Dabei beeinflusst ein Hormon auf direktem oder indirektem Weg auch seine eigene Sekretion. Als oberster Regler fungiert der Hypothalamus. Je nach Bedarf schüttet er ein förderndes **Releasing-Hormon** (RH) oder ein hemmendes **Inhibiting-Hormon** (IH) aus. Dieses wirkt auf den Vorderlappen der Hypophyse, wo ein entsprechendes **glandotropes Hormon** ausgeschüttet wird. Das glandotrope Hormon wirkt auf die entsprechende Hormondrüse, welche das **periphere effektorische Hormon** freisetzt. Dieses bindet an einen spezifischen Hormonrezeptor und löst eine Reaktion an den Zielzellen aus. Außerdem hemmt das periphere Hormon über einen negativen Rückkopplungsmechanismus die weitere Ausschüttung des Hypothalamus- und Hypophysenhormons (▶ Abb. 7.2).

7.1.1 Hypothalamus

Im Hypothalamus werden neben den Releasing-Hormonen (TRH, CRH, Gn-RH, GH-RH) und Inhibiting Hormonen (GH-IH) auch die beiden Hormone Adiuretin und Oxytocin gebildet. Letztere werden über spezielle Nervenfasern des Hypophysenstiels zum Hypophysenhinterlappen transportiert, wo sie gespeichert und bei Bedarf ausgeschüttet werden.

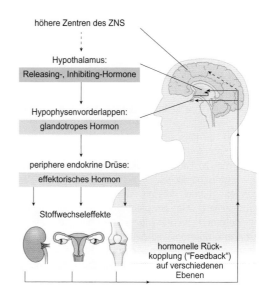

Abb. 7.2 Regulationssystem der Hormonausschüttung. [L190]

Adiuretin

Adiuretin (**anti**diuretisches **H**ormon, ADH, Vasopressin) reguliert die Wasserausscheidung und damit auch das Flüssigkeitsvolumen des Körpers. Sein Wirkungsort sind die Sammelrohre der Niere (▶ 12.1.3). Nimmt das Plasmavolumen ab, wird Adiuretin ausgeschüttet. Adiuretin fördert in den Sammelrohren der Niere die Wasseraufnahme bzw. -rückresorption aus dem Harn. Von der Niere wird daraufhin weniger, allerdings stark konzentrierter Harn ausgeschieden, wodurch das Flüssigkeitsvolumen des Körpers wieder ansteigt. Daneben wirkt Adiuretin an den Blutgefäßen vasokonstriktorisch (gefäßverengend).

Oxytocin

Oxytocin bewirkt während der Geburt die Wehen. Während der Stillzeit ruft es eine Kontraktion der Muskulatur der Milchgänge in der Brustdrüse hervor, sodass Milch austreten kann.

7.1.2 Hypophyse

Vom Hypophysenvorderlappen werden folgende glandotrope Hormone sezerniert, die die Sekretion peripherer effektorischer Hormone regeln:
- TSH (Thyroidea-stimulierendes Hormon)
- ACTH (adrenocorticotropes Hormon)

- FSH (Follikel-stimulierendes Hormon)
- LH (luteinisierendes Hormon)

Außerdem werden vom Hypophysenvorderlappen das Hormon Prolaktin, das Wachstumshormon Somatotropin (STH) und das Melanozyten-stimulierende Hormon (MSH) gebildet. Diese Hormone wirken direkt auf ihre peripheren Zielzellen ohne zwischengeschaltete Hormondrüse.

Prolaktin

Prolaktin bewirkt besonders während der Schwangerschaft das Wachstum der Brustdrüsen und ihrer Milchgänge. Während der Stillzeit ist es für die Milchproduktion wichtig. Weiterhin senkt es bei der Frau die Libido und verhindert eine Ovulation, so dass der Menstruationszyklus zum Erliegen kommt. Eine Konzeption ist in dieser Zeit häufig nicht möglich. Reguliert wird die Prolaktinausschüttung durch das im Hypothalamus gebildete Dopamin. Mechanische Reizung der Brustwarzen, z. B. beim Stillen des Säuglings, führt zu einem Anstieg der Prolaktinausschüttung.

Somatotropin

Das Wachstumshormon Somatotropin (STH) reguliert Wachstum und Entwicklung vor allem bei Kindern und Jugendlichen. Indirekt – über den in der Leber gebildeten Wachstumsfaktor IGF-1 – führt es zu einer Steigerung der Proteinbiosynthese (► 1.3) und der Lipolyse. Es stimuliert das Wachstum von Knochen, Muskeln und inneren Organen. Seine Ausschüttung wird über den Hypothalamus kontrolliert: Ein Releasing-Hormon (GH-RH, Somatoliberin) fördert, ein Inhibiting-Hormon (GH-IH, Somatostatin) hemmt seine Ausschüttung.

Melanozyten-stimulierendes Hormon

Das Melanozyten-stimulierende Hormon (MSH) fördert die Melaninproduktion und damit die Pigmentierung der Haut.

7.2 Schilddrüse

Die Schilddrüse (Glandula thyroidea) ist ein etwa 25 g schweres endokrines Organ. Sie besteht aus zwei Seitenlappen, die durch eine Gewebebrücke u-förmig miteinander verbunden sind und kaudal des Kehlkopfes liegen.

Charakteristisch für den Feinbau der Schilddrüse sind zahlreiche Bläschen, die **Follikel.** Sie werden von Epithelzellen ausgekleidet und enthalten in ihrem Inneren das Thyreoglobulin, die Speicherform der Schilddrüsenhormone Trijodthyronin (T_3) und Thyroxin (T_4). Zwischen den Follikeln liegen die parafollikulären C-Zellen, die das Hormon Kalzitonin produzieren, welches an der Regulation des Kalziumstoffwechsels beteiligt ist (► 7.3).

Trijodthyronin und Thyroxin

Die Ausschüttung der Schilddrüsenhormone Trijodthyronin und Thyroxin steht unter Kontrolle von Hypothalamus und Hypophyse. Im Hypothalamus wird das **Thyreotropin Releasing-Hormon** (TRH) gebildet. Dieses Hormon stimuliert im Hypophysenvorderlappen die Ausschüttung von **Thyroidea-stimulierendem Hormon** (TSH, thyreotropes Hormon, Thyreotropin). TSH führt an der Schilddrüse zur vermehrten Bildung und Freisetzung von T_3 und T_4 ins Blut. Dabei wird wesentlich mehr T_4 ausgeschüttet. Vom T_4, das vier Jodatome enthält, wird in der Peripherie dann ein Jodatom abgespalten (Deiodierung), sodass das wirksamere T_3 entsteht (► Abb. 7.3).

Wirkung von Trijodthyronin und Thyroxin

Mit dem Blut gelangen die Schilddrüsenhormone zu ihren Zielzellen, die nahezu im gesamten Organismus vorhanden sind. Dort bewirken sie:

- Reifung und Entwicklung des Nervensystems
- Knochenwachstum und körperliche Entwicklung im wachsenden Organismus
- Steigerung des Energieumsatzes mit Erhöhung der Körpertemperatur und des O_2-Verbrauchs
- Steigerung der Herzfrequenz und Herzschlagkraft
- Stimulation des Kohlenhydratstoffwechsels (► 6.5.1) und des Fettabbaus (Lipolyse, ► 6.5.3)

Auch Hypothalamus und Hypophyse besitzen Rezeptoren für die Schilddrüsenhormone und kontrollieren so den T_3- und T_4-Spiegel im Blut. Bei einem erhöhten Spiegel der Schilddrüsenhormone wird die TRH- und TSH-Bildung und somit auch die weitere T_3- und T_4-Bildung gehemmt (negative Rückkopplung). Physische und psychische Belastung sowie Kälte stimulieren die TRH-Sekretion. Außerdem wird die Bildung von Schilddrüsenhormonen durch die Jodzufuhr mit der Nahrung reguliert, da Jod für den Aufbau von T_3 und T_4 benötigt wird.

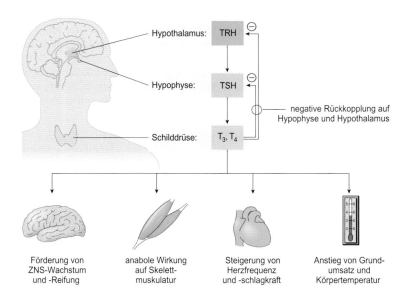

Hypothalamus: TRH ⊖

Hypophyse: TSH ⊖

negative Rückkopplung auf
Hypophyse und Hypothalamus

Schilddrüse: T_3, T_4

Förderung von
ZNS-Wachstum
und -Reifung

anabole Wirkung
auf Skelett-
muskulatur

Steigerung von
Herzfrequenz
und -schlagkraft

Anstieg von Grund-
umsatz und
Körpertemperatur

Abb. 7.3 Regelkreis der
Schilddrüsenhormone. [L190]

7.3 Nebenschilddrüse

Die Nebenschilddrüsen (Epithelkörperchen, Glandulae parathyroideae) sind vier etwa linsengroße endokrine Organe an der Rückseite der Schilddrüse. Sie produzieren **Parathormon.** Dieses reguliert gemeinsam mit dem **Kalzitonin** der Schilddrüse und dem **Vitamin-D-Hormon** den Kalzium- und Phosphathaushalt (▶ 12.3.2, ▶ Abb. 7.4).

Der **Kalzium- und Phophathaushalt** wird durch mehrere Einflussgrößen reguliert. Ein Ungleichgewicht zwischen Aufnahme von Kalzium und/oder Phosphat mit der Nahrung und Ausscheidung mit dem Urin kann durch Einbau oder Freisetzung dieser Elektrolyte in bzw. aus dem Knochen, über die renale Ausscheidung sowie die Aufnahme über den Darm unter Hormoneinfluss rasch korrigiert werden (▶ Abb. 7.4).

Parathormon

Parathormon (PTH) wird bei einer erniedrigten Ca^{2+}-Konzentration im Blut ausgeschüttet. Es hat die Aufgabe, den Ca^{2+}-Spiegel wieder zu erhöhen. Dies geschieht über folgende Mechanismen:

- Stimulation der Synthese von Vitamin-D-Hormon, das die Ca^{2+}-Aufnahme aus dem Dünndarm steigert

- Ca^{2+}- und Phosphat-Freisetzung aus dem Knochen
- Vermehrte Rückresorption von Ca^{2+} und Ausscheidung von Phosphat in der Niere

Vitamin-D-Hormon

Vorstufen des Vitamin-D-Hormons werden mit der Nahrung aufgenommen oder in der Haut unter Einfluss von UV-Licht gebildet. In der Leber und anschließend in der Niere werden diese Vorstufen in ihre wirksame Form, das Vitamin-D-Hormon (Kalzitriol, 1,25-Dihydroxycholekalziferol), umgewandelt.

Das Vitamin-D-Hormon fördert im Dünndarm die Ca^{2+}-Aufnahme. In der Niere wird die Ca^{2+}- und Phosphat-Resorption geringfügig gesteigert. Ca^{2+} kann dann in den Knochen eingebaut werden und so dessen Mineralisierung fördern.

Kalzitonin

Kalzitonin wird in den C-Zellen der Schilddrüse gebildet. Das Hormon wird bei einem Anstieg der Ca^{2+}-Konzentration im Blut ausgeschüttet. Es senkt einen zu hohen Ca^{2+}-Spiegel durch Hemmung der Ca^{2+}-Freisetzung aus den Knochen und durch Steigerung der Ca^{2+}- und Phosphat-Ausscheidung über die Nieren. Damit wirkt es als Gegenspieler des Parathormons.

Wiederholungsfragen

1. Welche Hormone werden in der Hypophyse gebildet?
2. Beschreiben Sie den Aufbau der Hypophyse!
3. Welches Hormon wirkt regulativ auf die Aus-scheidungsfunktion der Niere?
4. Welche Aufgabe hat Adiuretin?
5. Welche Hormone werden in der Schilddrüse gebildet?
6. Welche Drüse produziert das thyreotrope Hormon?
7. Welches Hormon steuert die Tätigkeit der Schilddrüse?
8. Welches Hormon wird in der Nebenschild-drüse gebildet?
9. Welches Hormon steuert in erster Linie den Blutkalziumspiegel?

7.4 Nebenniere

Die Nebennieren (Glandulae suprarenales, ► Abb. 7.5) liegen jeweils am oberen Pol der rechten und linken Niere. Sie sind etwa 5 g schwer und gliedern sich in Nebennierenrinde und Neben-nierenmark.

7.4.1 Nebennierenrinde

Die Nebennierenrinde (NNR) besteht histologisch aus drei Schichten, in denen jeweils verschiedene Hormone produziert werden:
* **Zona glomerulosa,** als äußere Schicht, ist Produktionsort der **Mineralokortikoide,** z. B. Aldosteron
* **Zona fasciculata,** als mittlere Schicht, ist Produktionsort der **Glukokortikoide,** z. B. Kortisol
* **Zona reticularis,** als innere Schicht, ist bei beiden Geschlechtern Produktionsort männ-licher Sexualhormone, der **Androgene**

Glukokortikoide

Das wichtigste Glukokortikoid (Kortikosteroid) ist **Kortisol.** Seine Ausschüttung wird vom hypo-thalamisch-hypophysären System kontrolliert. Im Hypothalamus wird das **Corticotropin-Releasing-**

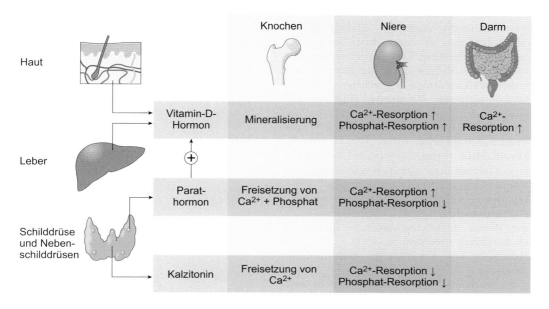

Abb. 7.4 Hormonelle Regulation des Ca^{2+}- und Phosphat-Haushalts. [L190]

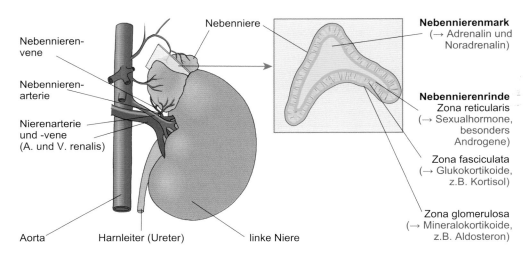

Abb. 7.5 Anatomie der Nebenniere. Die Schnittebene des histologischen Bildes (rechts) wird durch die „Glasscheibe" im linken Bild gekennzeichnet. [L190]

Hormon (CRH) gebildet, das in der Hypophyse die Sekretion des **adrenocorticotropen Hormons** (ACTH) stimuliert. ACTH seinerseits stimuliert die Ausschüttung von Kortisol und weiterer Glukokortikoide wie Kortison und Kortikosteron. Diese wirken auf Hypothalamus und Hypophyse über eine negative Rückkopplung (► Abb. 7.6).

Wirkung der Glukokortikoide

CRH und damit auch die Glukokortikoide werden vermehrt in Stresssituationen (emotionale Belastung, Hitze, Kälte, Verletzungen) ausgeschüttet. Ihre Aufgabe ist die Bereitstellung von Energieträgern über folgende Mechanismen:

- **Glukoneogenese:** Vermehrte Bildung von Glukose aus Aminosäuren in der Leber (► 6.5.1). Dadurch wird der Blutzuckerspiegel des Menschen angehoben.
- **Eiweißabbau** (Proteolyse) in Muskeln, Haut und Knochen und damit Bereitstellung von Aminosäuren für die Glukoneogenese.
- **Lipolyse** (Fettabbau, ► 6.5.3) zur Bereitstellung von Fettsäuren.

Neben diesen Stoffwechselwirkungen führen die Glukokortikoide außerdem zu:
- Hemmung von Entzündungs- und Immunprozessen
- Unterdrückung von Abwehrmechanismen, z. B. Antikörperbildung (immunsuppressive Wirkung), allergische Reaktionen

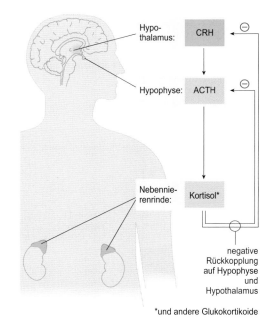

Abb. 7.6 Regelkreis der Glukokortikoide. [L190]

- Stimulation der Magensaftsekretion
- Abbau und Entkalkung der Knochen
- Blutdruckanstieg über eine Wirksamkeitssteigerung der Katecholamine

Mineralokortikoide

Das wichtigste Mineralokortikoid ist **Aldosteron.**
Seine Ausschüttung wird stimuliert durch:

- Eine erniedrigte Na^+-Konzentration im Blut
- Eine erhöhte K^+-Konzentration im Blut
- Mangel an Blutvolumen
- Erniedrigten Blutdruck
- Das in der Niere gebildete Enzym Renin (▶ 12.3.3)

Wirkung der Mineralokortikoide

Die Mineralokortikoide entfalten ihre wichtigste Wirkung an den Nierenkanälchen (Renin-Angiotensin-Aldosteron-System, ▶ 12.3.3). Dort fördern sie die Na^+- und Wasserrückresorption sowie die K^+-Sekretion. Folge ist ein Anstieg des Na^+-Spiegels im Blut mit der Folge eines gesteigerten Blutvolumens und damit wiederum eine Erhöhung des Blutdrucks.

Sexualhormone

Dehydroepiandrosteron (DHEA) ist das bedeutendste männliche Sexualhormon der Nebennierenrinde. Es spielt jedoch aufgrund der deutlich höheren Sexualhormonproduktion im Hoden insgesamt eine untergeordnete Rolle. Die männlichen Sexualhormone werden als **Androgene** bezeichnet. Auch bei der Frau werden geringe Mengen davon in der Nebenniere gebildet.

7.4.2 Nebennierenmark

Das Nebennierenmark (▶ 4.3.1) ist keine Hormondrüse im engeren Sinne, sondern ein verlängerter Arm des vegetativen Nervensystems (▶ 4.3). Im Nebennierenmark werden die **Katecholamine Adrenalin** und **Noradrenalin** gebildet.

Adrenalin und Noradrenalin

Adrenalin und Noradrenalin werden in Ruhe nur in geringem Umfang freigesetzt. Erst in Stresssituationen bei Aktivierung des Sympathikus werden sie vermehrt ausgeschüttet – ähnlich wie Glukokortikoide.
Die Katecholamine führen über α- und β-Rezeptoren zu einer gesteigerten Leistungsfähigkeit durch (▶ Abb. 7.7):

- Steigerung der Glykogenolyse mit Anstieg der Blutglukosekonzentration und Lactatkonzentration
- Fettabbau (Lipolyse) mit Bereitstellung von freien Fettsäuren

- Steigerung der Frequenz und Kontraktionskraft des Herzens
- Blutdruckanstieg durch Engstellung (Konstriktion) von Arterien und Venen
- Steigerung der Durchblutung von Herz, Muskulatur und Gehirn auf Kosten von Haut und inneren Organen
- Weitstellung (Dilatation) der Bronchien zur besseren O_2-Versorgung
- Hemmung von Verdauungsprozessen

7.5 Inselorgan der Bauchspeicheldrüse

Neben ihren überwiegend exokrinen Anteilen besitzt die Bauchspeicheldrüse (▶ 6.2.3) auch endokrine Zellgruppen, die Langerhans-Inseln, die in ihrer Gesamtheit das Inselorgan bilden. In den **Langerhans-Inseln** werden folgende Hormone produziert:

- **Insulin** in den B-Zellen
- **Glukagon** in den A-Zellen
- **Somatostatin** in den D-Zellen

Diese Hormone regulieren – neben Katecholaminen, Glukokortikoiden u. a. – die Glukosekonzentration im Blut, die im nüchternen Zustand zwischen 55 und 100 mg/dl (3,05–5,55 mmol/l) liegen sollte (▶ Abb. 7.8).

Insulin

Insulin wird bei einem erhöhten Blutzuckerspiegel z. B. nach Nahrungsaufnahme ausgeschüttet. Es fördert die Aufnahme von Glukose in die Zellen, indem es die Durchlässigkeit der Zellmembranen für Glukose erhöht. Bei einem Überschuss an Glukose senkt es den Glukosespiegel, in dem Energiereserven angelegt werden. Dies geschieht über folgende Mechanismen:

- Verbesserung der Aufnahme von Glukose, Aminosäuren und freien Fettsäuren in Muskel- und Fettzellen
- Steigerung der Synthese von Glukosespeichersubstanzen wie Glykogen, Proteinen und Triglyzeriden in Muskel-, Leber- und Fettzellen
- Hemmung des Abbaus von Glykogen, Proteinen und Triglyzeriden in Muskel-, Leber- und Fettzellen

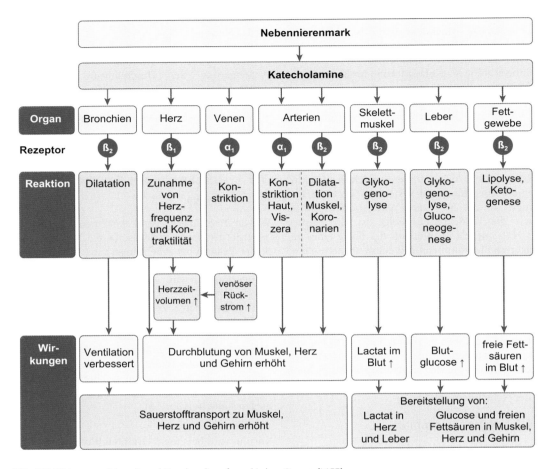

Abb. 7.7 Wirkung von Adrenalin und Noradrenalin auf verschiedene Organe. [L157]

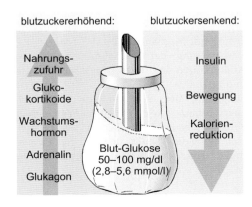

Abb. 7.8 Hormonelle Regulation des Blutzuckers. [L190]

Fallbeispiel: Diabetes mellitus

Lukas schämt sich

Der Auszubildende Juri Iwanow ist seit Kurzem in der Patientenaufnahme eingesetzt. Mittags stellt Frau Kramer ihren elfjährigen Sohn Lukas vor, der vom Kinderarzt wegen Gewichtsverlust und erneutem Erbrechen in die Klinik überwiesen wurde. Juri Iwanow bringt beide ins Untersuchungszimmer, wo Frau Dr. Alvarez sich erkundigt: „Ist Ihnen in letzter Zeit noch etwas aufgefallen?" Frau Kramer: „Lukas hat viel Durst und nässt manchmal ein." Der Junge errötet, worauf Frau Dr. Alvarez sagt: „Das muss dir nicht peinlich sein. Wir werden jetzt den Blutzucker messen." Das Gerät zeigt 250 mg/dl (13,9 mmol/l) an, woraufhin die Ärztin äußert: „Ich habe den Verdacht, dass Ihr Sohn Diabetes mellitus hat. Wahrscheinlich funktionieren die

Zellen seiner Bauchspeicheldrüse nicht richtig. Deshalb kann der Zucker nicht korrekt aufgenommen werden. Er hat starken Durst, weil der Körper versucht den überschüssigen Zucker über den Urin auszuscheiden." Frau Kramer ist schockiert und fragt: „Muss Lukas jetzt Insulin spritzen? Wie sollen wir das denn alles machen?" Frau Dr. Alvarez erwidert: „Sollte sich der Verdacht bestätigen, werden wir Ihnen bei allem helfen." Nach der Schicht denkt Juri darüber nach, wie schwierig der Alltag für Menschen mit Diabetes ist, und fragt sich, wie ein Kind das alles stemmen soll?

Glukagon

Glukagon wirkt als Gegenspieler zum Insulin. Es wird bei einem erniedrigten Blutglukosespiegel ausgeschüttet. Seine Aufgabe ist die Bereitstellung von Glukose für die Energieversorgung. Es sichert so gemeinsam mit anderen Hormonen wie z. B. Kortisol die Versorgung der Gewebe, insbesondere des Gehirns, mit Glukose. Dies geschieht über den Abbau von Glykogen, Triglyzeriden und Proteinen (Glykogenolyse) sowie über den Aufbau von Glukose aus Aminosäuren.

Somatostatin

Somatostatin wird nicht nur in den Langerhans-Inseln der Bauchspeicheldrüse gebildet, sondern auch in den D-Zellen des Verdauungstrakts. Es führt zu einer Abnahme der Magen-Darm-Bewegungen, einer verminderten Ausschüttung der Verdauungssäfte und hemmt damit die Verdauungsprozesse. Daneben wird es vom Hypothalamus ausgeschüttet und wirkt als Inhibiting-Hormon auf die Somatotropin-Ausschüttung (▶ 7.1).

Praxistipp

Ein Insulinmangel und/oder eine verminderte Insulinwirkung rufen einen Diabetes mellitus hervor. Folge ist ein erhöhter Blutglukosespiegel, der durch Diät und körperliche Bewegung, die Einnahme oraler Antidiabetika oder durch die tägliche subcutane Injektion von Insulin gesenkt werden kann. Bei der Injektion von Insulin muss die Einstichstelle am Bauch oder Oberschenkel regelmäßig gewechselt werden.

Wiederholungsfragen

1. Welche Hormone werden in der Nebennierenrinde gebildet?
2. Welche Wirkung haben Mineralokortikoide?
3. Nennen Sie drei Hormone, die den Blutzuckerspiegel beeinflussen!
4. Welche Wirkung hat Glukagon?

Das Blut

Überblick

Das Blut fließt pausenlos durch den Körper und ist für das Leben unerlässlich. Bei Erwachsenen wird es fast ausschließlich im Knochenmark gebildet, wo sich die verschiedenen Blutzellen ausdifferenzieren. Erythrozyten transportieren Sauerstoff, Thrombozyten sind an der Blutgerinnung beteiligt und Leukozyten spielen eine wichtige Rolle bei der Immunabwehr. Angesichts dieser lebensnotwendigen Aufgaben führt ein starker Blutverlust schnell zu bedrohlichen Situationen und schnelles Handeln ist erforderlich. Blut kann wie kein anderes Organ Hinweise auf verschiedene Erkrankungen geben. Pflegende unterstützen bei der Blutabnahme, bei speziellen Verfahren wie der Knochenmarkspunktion, aber auch bei Bluttransfusionen. Wunden oder Blutungen erfordern zudem spezielle Kenntnisse zur Zusammensetzung und Physiologie des Blutes. Daneben werden Medikamente häufig intravenös verabreicht, was von Pflegenden Wissen zu Hygiene und Selbstschutz beim Kontakt mit Blut erfordert.

In diesem Zusammenhang liefert dieses Kapitel unter anderem Antworten auf folgende Fragen: Aus welchen Bestandteilen besteht das Blut? Wo wird Blut gebildet? Wie ist das Blut am Sauerstofftransport und an der Immunabwehr beteiligt? Wie werden Blutzellen unterteilt? Was machen Blutplättchen? Wann wird das Gerinnungssystem aktiv?

Blut stellt ein „flüssiges Körperorgan" dar. Es besteht aus Blutplasma und Blutzellen (Erythrozyten, Leukozyten, Thrombozyten) und erfüllt wichtige Aufgaben im menschlichen Organismus.

8.1 Aufgaben des Blutes

Das Blut steht aufgrund des weit verzweigten Gefäßsystems und der Durchlässigkeit der Kapillaren mit sämtlichen Geweben des Organismus in Verbindung. Dies ist Voraussetzung, um seine vielfältigen Aufgaben zu erfüllen:

- **Transport:** Blut transportiert verschiedene Substanzen (z. B. Sauerstoff [O_2], Nährstoffe, Hormone) zu den Verbrauchsorganen und befördert deren Stoffwechselendprodukte (z. B. Harnstoff) und Kohlendioxid (CO_2) zu den Ausscheidungsorganen.
- **Wärmeregulation:** Blut transportiert die im Stoffwechsel gebildete Wärme und hält damit eine konstante Körperkerntemperatur von etwa 36,5 °C aufrecht.
- **Abwehr:** Bakterien, Viren, Pilze und krankhaft veränderte Körperzellen werden von spezialisierten Blutzellen, den Leukozyten, und den von ihnen produzierten Antikörpern unschädlich gemacht.
- **Schutz vor Blutverlust:** Bei Verletzungen des Gefäßsystems dichten spezialisierte Blutzellen, die Thrombozyten, die defekten Stellen mit Hilfe spezieller Proteine, den Gerinnungsfaktoren, ab.
- **Puffer:** Puffersysteme (▸ 11.3.2) des Blutes halten den pH-Wert konstant.

8.2 Zusammensetzung des Blutes

Das Blut macht etwa 7–8 % des Körpergewichts aus. Dies entspricht einem Blutvolumen von 4–6 l bei einem 70 kg schweren Menschen. Blut besteht aus Zellen und der umgebenden Flüssigkeit, dem **Blutplasma**.

Folgende Zellen finden sich im Blut:
- **Erythrozyten:** rote Blutkörperchen
- **Leukozyten:** weiße Blutkörperchen
- **Thrombozyten:** Blutplättchen

Der Volumenanteil der Zellen am Gesamtblutvolumen wird **Hämatokrit** genannt. Er beträgt abhängig vom Geschlecht 0,40–0,45, d. h. 40–45 % des Blutes bestehen aus Zellen, die restlichen 55–60 % aus Blutplasma.

8.3 Blutplasma

Das Blutplasma ist eine klare, gelbe Flüssigkeit. Es besteht aus 90 % Wasser, 7 % Plasmaproteinen (Albumin, Globuline), 3 % Elektrolyten (z. B. Na^+, K^+, ▸ 12.3.2) und kleinmolekularen Substanzen (z. B. Glukose, Hormone, Vitamine). Entfernt man aus dem Blutplasma die Gerinnungsfaktoren, erhält man **Blutserum.**

8.3.1 Plasmaproteine

Die Plasmaproteine sind ein Gemisch aus mehr als hundert verschiedenen Proteinen, die in der Leber gebildet werden. Sie lassen sich durch ein spezielles Verfahren, die **Eiweißelektrophorese,** abhängig von ihrer Molekülgröße und Ladung in fünf Gruppen trennen: Albumine, α_1-Globuline, α_2-Globuline, β-Globuline und γ-Globuline (► Abb. 8.1).

Plasmaproteine werden mit Ausnahme der Hormone und γ-Globuline in der Leber gebildet. Sie haben lebenswichtige Funktionen:

- **Aufrechterhaltung des kolloidosmotischen Drucks:** Der kolloidosmotische Druck spielt bei der Wasserverteilung zwischen Plasma und Interstitium (► 12.3) eine Rolle. Proteine können aufgrund ihrer Größe die Wand des Gefäßlumens im Gegensatz zu den Elektrolyten und kleinmolekularen Substanzen kaum durchdringen. Sie wirken so einem Ausstrom von Plasmawasser in das Gewebe entgegen.
- **Transport:** Viele kleinmolekulare Substanzen (z. B. Hormone, Enzyme, Fettsäuren, Bilirubin) und Elektrolyte (z. B. Ca^{2+}) werden an Proteine gebunden zu ihren Verbrauchsorten transportiert.
- **Schutz vor Blutverlusten:** Gerinnungsfaktoren (► 8.5.1) gehören zu den Plasmaproteinen.
- **Abwehr:** Antikörper (► 8.7.2) gehören zu den Plasmaproteinen.
- **Vorratssystem:** Bei Bedarf können dem Plasma Proteine zur Versorgung der Organe entnommen werden.

8.4 Erythrozyten

Die Erythrozyten machen 95 % der im Blut vorhandenen Zellen aus. Sie sind runde, in der Mitte eingedellte, kernlose Scheiben mit einem Durchmesser von etwa 7,5 µm. In einem µl Blut liegen ca. 5 Millionen Erythrozyten vor.

> **Besonderheiten beim Kind**
>
> Die Zahl der Erythrozyten variiert in Abhängigkeit vom Alter. Beim Neugeborenen finden sich im Blut etwa 5,6 Millionen Erythrozyten/µl, beim 1-Jährigen 4,2 Millionen/µl und beim 8-Jährigen 4,6 Millionen/µl. Entsprechend verändern sich auch die Hämatokrit- und Hämoglobin-Werte.

8.4.1 Bildung und Abbau der Erythrozyten

Gebildet werden die Erythrozyten im roten Knochenmark. Dieses enthält **Stammzellen,** aus denen sämtliche Blutzelltypen gebildet werden (► Abb. 8.2).

In mehreren Reifungsschritten entstehen aus den Knochenstammzellen während der **Erythropoese** (Erythrozytenbildung) Retikulozyten, die das rote Knochenmark verlassen und zu Erythrozyten heranreifen.

Erythrozyten enthalten keinen Zellkern mehr und können sich daher nicht mehr teilen. Ihre Bildung wird durch das in der Niere gebildete Hormon **Erythropoetin** (► 12.1.5) stimuliert. Dieses wird bei O_2-Mangel ausgeschüttet und führt zu einer gesteigerten Erythrozytenbildung mit verbessertem O_2-Transport im Blut. Weiterhin sind für eine normale Erythropoese Vitamin B_{12}, Folsäure und Eisen notwendig.

> **Besonderheiten beim Kind**
>
> Beim ungeborenen Kind findet die Blutbildung in Leber und Milz statt. Ab dem 6. Fetalmonat wird diese Funktion zunehmend vom roten Knochenmark übernommen. Dieses wandelt sich während des Knochenwachstums nach der Geburt in gelbes, fettzellhaltiges Knochenmark um.
> Am Ende des Knochenwachstums findet sich blutbildendes rotes Knochenmark noch in den kurzen und platten Knochen sowie in den Epiphysen der Röhrenknochen.

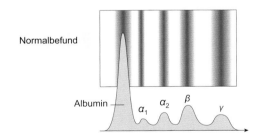

Abb. 8.1 Auftrennung der Plasmaeiweiße in fünf Gruppen mittels Eiweißelektrophorese. [L190]

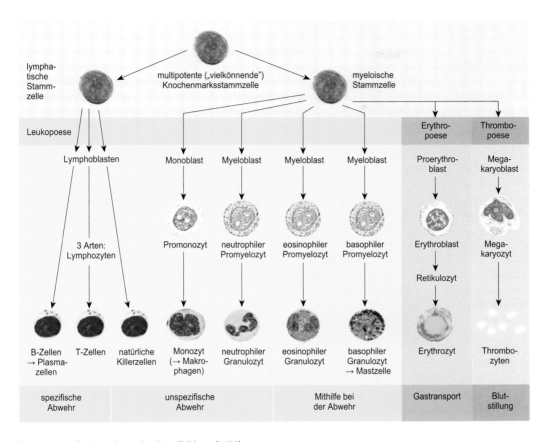

Abb. 8.2 Vereinfachtes Schema der Blutzellbildung. [L190]

Hämoglobin

Ein wichtiger Bestandteil der Erythrozyten ist der rote Blutfarbstoff Hämoglobin (Hb). Hämoglobin besteht aus vier Untereinheiten, welche aus Eiweißketten, den Globinen, aufgebaut sind. Diese tragen je eine eisenhaltige O_2-bindende Hämgruppe, wodurch ein Hb-Molekül vier O_2-Moleküle transportieren kann (▶ Abb. 8.3). Sein Normalwert im Blut beträgt abhängig vom Geschlecht 12–16 mg/dl. Über mehrere Teilschritte wird Hämoglobin zu Bilirubin (▶ 6.2.5) abgebaut, an Albumin gebunden der Leber zugeführt und dort über die Galle ausgeschieden. Das an Hämoglobin gekoppelte **Eisen** wird erneut zum Hämoglobinaufbau verwendet.

Praxistipp

Die Bestimmung der Hb-Konzentration gehört zur Basisdiagnostik. Sie ermöglicht es, die Sauerstofftransportkapazität des Blutes einzuschätzen und hilft z. B., eine Blutarmut (Anämie) aufzudecken. Zu den Erythrozyten-Kenngrößen gehören die mittlere Hb-Konzentration (MCH=31 pg) und das mittlere Volumen eines Erythrozyten (MCV=92 fl).

Abbau

Eine Besonderheit der Erythrozyten ist ihre hohe Verformbarkeit. Sie ermöglicht ihnen die ungehinderte Passage auch durch enge und gekrümmte Kapillarabschnitte. Mit zunehmendem Alter der Erythrozyten (Lebensdauer 100–120 Tage) nimmt diese Verformbarkeit jedoch ab, weshalb ältere Erythrozyten im Maschenwerk der Milz

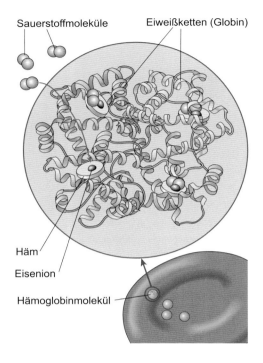

Sauerstoffmoleküle   Eiweißketten (Globin)

Häm

Eisenion

Hämoglobinmolekül

Abb. 8.3 Aufbau des Hämoglobins. [190]

(▶ 8.7.3) hängen bleiben und daraufhin von Fress-zellen (Makrophagen) durch Phagozytose (▶ 8.7.1) abgebaut werden. Beim Abbau wird das in den Erythrozyten enthaltene Hämoglobin freigesetzt.

8.4.2 O_2- und CO_2-Transport

Eine wichtige Aufgabe der Erythrozyten ist der O_2- und CO_2-Transport sowie die Regulation des pH-Wertes. O_2 wird in der Lunge aufgenommen und dort an das Hämoglobin der Erythrozyten ge-bunden. Das gebundene O_2 wird zu den Geweben transportiert und an diese abgegeben. Auf dem Rückweg zur Lunge nehmen die Erythrozyten das vom Gewebe produzierte CO_2 auf. CO_2 wird dabei nur zu einem geringen Teil (ca. 7 %) an Hämo-globin gebunden transportiert. Der größte Anteil des CO_2 wird in den Erythrozyten zu Kohlensäure (H_2CO_3) umgewandelt, welche zu Bikarbonat (HCO_3^-) und Wasserstoffionen (H^+) zerfällt (▶ 11.3.2). Das so gebildete Bikarbonat kann im Blut-plasma zur Lunge zurücktransportiert werden. Dort wird es wieder in Wasser (H_2O) und Kohlen-

dioxid (CO_2) umgewandelt, welches dann über die Lunge abgeatmet wird.

8.4.3 Blutgruppen

Auf der Membranoberfläche der Erythrozyten befinden sich bestimmte Glykoproteine, die **Blut-gruppenantigene.** Sie heißen Antigene, da sie in einem fremden Organismus zur Bildung von gegen sie gerichteten Antikörpern (▶ 8.7.2) und nach-folgend zur **Blutverklumpung** (Agglutination) führen können.

Insgesamt werden beim Menschen etwa 30 ver-schiedene Blutgruppensysteme unterschieden. Von klinischer Bedeutung sind dabei das AB0-System und das Rhesus-System.

AB0-System

Menschliche Erythrozyten tragen auf ihrer Zell-membranoberfläche das Antigen A, B, A und B oder keines dieser Antigene. Abhängig von der Ver-teilung dieser Antigene werden vier verschiedene Blutgruppen unterschieden: Blutgruppe A besitzen 44 %, Blutgruppe B 10 %, Blutgruppe AB 4 % und Blutgruppe 0 42 % der deutschen Bevölkerung. Die Blutgruppen werden nach den Mendel'schen Regeln (▶ 1.5) vererbt. Im Serum jedes Menschen sind jeweils Antikörper (Agglutinine) gegen das auf der Oberfläche seiner Erythrozyten nicht vorkom-mende Antigen vorhanden. Also enthält Blut der

- **Blutgruppe A:** Antigen A auf der Erythrozyten-membran und den Antikörper Anti-B im Serum
- **Blutgruppe B:** Antigen B auf der Erythrozyten-membran und den Antikörper Anti-A im Serum
- **Blutgruppe AB:** Antigen A und Antigen B auf der Erythrozytenmembran und keine Anti-körper im Serum
- **Blutgruppe 0:** kein Antigen auf der Erythrozyten-membran und die Antikörper Anti-A und Anti-B im Serum

Zur Bestimmung der Blutgruppe eines Menschen werden seine Erythrozyten mit Testseren, die die Antikörper Anti-A oder Anti-B oder beide Anti-körper enthalten, zusammengebracht. Durch das Auftreten bzw. Fehlen einer Verklumpung (Ag-glutination) lässt sich die Blutgruppe bestimmen. Dieses Verfahren wird z. B. im Bedside-Test vor einer Bluttransfusion angewandt (▶ Abb. 8.4).

Rhesus-System

Neben dem AB0-System spielt das Rhesus-System der Erythrozyten eine klinisch relevante

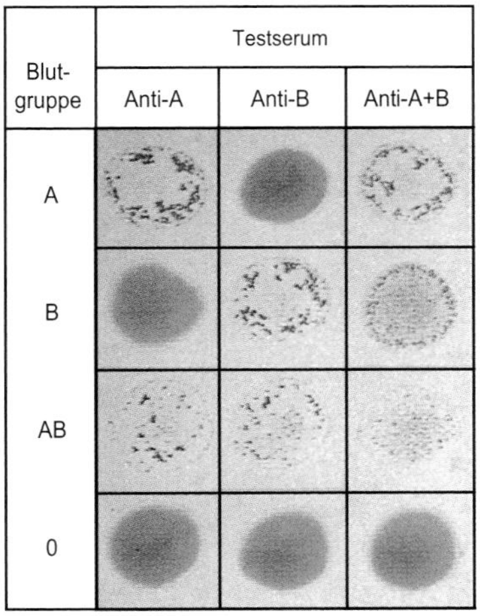

Blut-gruppe	Testserum		
	Anti-A	Anti-B	Anti-A+B
A			
B			
AB			
0			

Abb. 8.4 Blutgruppenbestimmung mit Testseren. [E367]

Rolle. Menschen, die das Antigen D auf ihrer Erythrozytenoberfläche besitzen, werden als **Rhesus-positiv** (Rh) bezeichnet (ca. 85 % der deutschen Bevölkerung). Fehlt ihnen das Antigen D auf ihrer Erythrozytenoberfläche, werden sie als **Rhesus-negativ** (rh) bezeichnet (ca. 15 % der deutschen Bevölkerung). Die Antikörper des Rhesus-Systems werden erst nach Kontakt mit dem Antigen (also mit Rhesus-positivem Blut) gebildet. Auch sie führen bei falscher Blutübertragung zu Unverträglichkeitsreaktionen.

Fallbeispiel: Transfusionszwischenfall

Ruhig Blut

„Kannst du nach Frau Huber sehen? Sie klingelt gerade. Sie soll später eine Blutkonserve erhalten", sagt Pflegefachmann Hannes Pohl. Die Auszubildende Frieda Flocan betritt das Zimmer und sieht Frau Huber am Tisch sitzen. „Ich habe Angst. Vor 20 Jahren habe ich schon mal Blut bekommen. Das falsche. Transfusionszwischenfall haben die das genannt. Mir wurde schlecht und ich hatte Atemnot. Das will ich mit meinen 80 Jahren nicht mehr erleben." In diesem Moment kommt Hannes Pohl herein und Frieda Flocan fragt nach: „Muss sie Angst haben, das falsche Blut zu bekommen?" Hannes Pohl sagt: „Ein Restrisiko besteht natürlich immer. Heute werden aber im Labor viele Tests gemacht, um sicher zu gehen, dass die richtige Konserve verabreicht wird. Der Arzt überprüft die Blutgruppe dann ein weiteres Mal. Aber Frieda wird

später bei Ihnen sein und regelmäßig ihre Vitalzeichen messen. Dann ist sie sofort zur Stelle, falls es Ihnen nicht gut geht." Frau Huber wirkt erleichtert und nickt, woraufhin Hannes Pohl und Frieda Flocan das Zimmer verlassen. Hannes sagt: „Verstehst du, was Frau Huber damals passiert ist? Wenn man unterschiedliche Blutgruppen zusammenführt, kann das Blut verklumpen und das kann wirklich gefährlich werden. Antigen und Antikörper. Schlüssel-Schloss-Prinzip. Das müsstest du schon gelernt haben."

Wiederholungsfragen

1. Welche Funktionen erfüllt das Blut?
2. Was versteht man unter dem Hämatokrit-wert?
3. Wie hoch ist der Gesamteiweißgehalt des Blutplasmas?
4. Was versteht man unter Blutplasma und Blutserum?
5. Wie viele rote Blutkörperchen sind in einem Kubikmilliliter Blut enthalten?
6. Welche Aufgaben haben die Erythrozyten?
7. Was sind Retikulozyten?
8. Was ist ein Abbauprodukt des Hämoglobins?
9. Welche unterschiedlichen Blutgruppen gibt es und wie lassen sie sich bestimmen?

8.5 Thrombozyten und Hämostase

Thrombozyten sind kernlose Scheiben mit einem Durchmesser von 1–4 µm. Sie entstehen durch Abschnürungen aus dem Zytoplasma der **Megakaryozyten** (Knochenmarksriesenzellen) des Knochenmarks. Bei diesem Vorgang, der **Thrombopoese,** werden aus einem Megakaryozyten ca. 1.000 Thrombozyten gebildet, die ins Blut abgegeben werden. Im Blut sind 150.000–400.000 Thrombozyten/µl Blut vorhanden. Ihre Lebensdauer beträgt 5–10 Tage.

Aufgabe der Thrombozyten ist die Blutstillung bei Verletzungen der Gefäßwand. Die an der Stillung einer Blutung beteiligten physiologischen Prozesse werden als Hämostase bezeichnet.

8.5.1 Blutstillung und Blutgerinnung

Bei Verletzungen von Blutgefäßen und Gewebe kommt es innerhalb weniger Minuten zum Stillstand der Blutung. Verantwortlich dafür sind die primäre und sekundäre Hämostase.

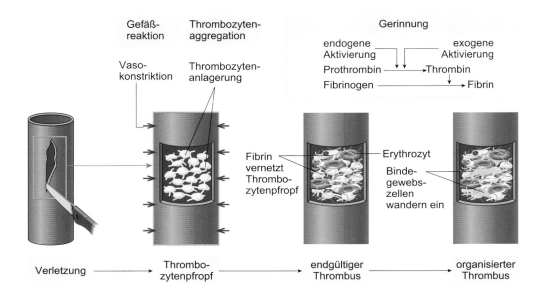

Abb. 8.5 Übersicht über die Blutstillung (Hämostase). [L190]

Blutstillung (primäre Hämostase)

Thrombozyten sorgen bei einer Gefäßverletzung innerhalb kürzester Zeit für einen ersten Wundverschluss. Sie bewirken eine Blutstillung (primäre Hämostase), indem sie sich schnell an verletzte Gefäßwände anheften (Thrombozytenadhäsion) und zu einem Pfropf, einem weißen Thrombus, verkleben. Dieser Vorgang, die **Thrombozytenaggregation,** ist innerhalb von 1–4 Minuten (**Blutungszeit**) abgeschlossen. Unterstützend wirken dabei Substanzen (z. B. Serotonin), die aus den Thrombozyten freigesetzt werden. Sie verstärken die Thrombozytenaggregation und führen zu einer Gefäßverengung (Vasokonstriktion).

Der von den Thrombozyten gebildete Thrombus ist jedoch kein dauerhafter Verschluss der Verletzung. Erst durch Aktivierung des plasmatischen Gerinnungssystems werden Nachblutungen verhindert (▶ Abb. 8.5).

Blutgerinnung (sekundäre Hämostase)

Für den dauerhaften Verschluss einer Verletzung reicht der Thrombozytenpfropf nicht aus. Gleichzeitig muss das Gerinnungssystem des Blutplasmas aktiviert werden. Dieses System besteht aus den **Gerinnungsfaktoren I–XIII,** die sich kaskadenartig gegenseitig aktivieren. Am Ende der Blutgerinnung (sekundäre Hämostase) kommt es

zur Bildung eines stabilen Maschenwerks aus Fibrinfäden, in das auch Erythrozyten eingelagert werden.

Die für die Fibrinbildung notwendige Aktivierung der Gerinnungsfaktoren kann über zwei verschiedene Wege erfolgen (▶ Abb. 8.5):

- Das **exogene System** (extrinsisches System) wird bei Verletzungen außerhalb des Gefäßsystems (extravaskulär) durch Kontakt zu Gewebefaktoren aktiviert (Gewebeverletzung).
- Liegt die Verletzung innerhalb der Gefäße (intravaskulär), wird das **endogene System** (intrinsisches System) aktiviert.

Über mehrere Teilschritte aktivieren beide Systeme den Gerinnungsfaktor X. Dafür muss Ca^{2+} vorhanden sein. Faktor X aktiviert **Thrombin** (Gerinnungsfaktor IIa), das durch Spaltung des langkettigen Fibrinogenmoleküls (Gerinnungsfaktor I) **Fibrin** bildet. Fibrinfäden vernetzen sich und bilden mit Erythrozyten ein festes Maschenwerk, den roten Thrombus. Dieser haftet fest an den Wundrändern und zieht sich zu einem Bruchteil seines ursprünglichen Volumens zusammen. Dadurch wird die Wunde verschlossen. Die bis zur Bildung eines Thrombus vergehende Zeit (**Gerinnungszeit**) beträgt 5–7 Minuten.

8.5.2 Fibrinolyse

Die Fibrinolyse ist ein Prozess, der die Thrombusbildung auf den Ort der Verletzung beschränkt und der zur Auflösung bereits gebildeter Fibrinfäden führt. Dafür wird im Blut durch Plasminogenaktivatoren **Plasminogen** zu **Plasmin** aktiviert. Plasmin kann die Fibrinfäden in Fibrinspaltprodukte zerlegen und sie so auflösen. Dieses Prinzip wird auch therapeutisch bei Thrombosen und Embolien angewendet.

> **Praxistipp**
>
> Heparin beschleunigt die Inaktivierung von Thrombin, sodass die intravasale Thrombusbildung verringert wird. Cumarine (z. B. Marcumar®) hingegen verhindern schon die Bildung von Gerinnungsfaktoren in der Leber.

8.6 Leukozyten

Die Leukozyten kommen mit einer Gesamtzahl von 4.000–10.000/µl weitaus seltener im Blut vor als die Erythrozyten.

> **Besonderheiten beim Kind**
>
> Säuglinge und Kinder haben höhere Leukozytenzahlen als Erwachsene. Beim Säugling beträgt sie 9.000–15.000/µl und bei Kindern 8.000–12.000/µl

Leukozyten stammen – wie die Erythrozyten – von einer gemeinsamen Stammzelle im roten Knochenmark ab, besitzen aber im Gegensatz zu den Erythrozyten einen Zellkern. In mehreren Reifungsschritten (Leukopoese) entstehen unterschiedliche Zelltypen, die ins Blut abgegeben werden. Diese können das Gefäßsystem auch verlassen und in das Gewebe wandern.

Leukozyten sind alle in irgendeiner Form an der Abwehr von Krankheitserregern und Fremdstoffen beteiligt. Dabei erfüllen sie innerhalb des Abwehrsystems des menschlichen Organismus unterschiedliche Funktionen. Aufgrund ihrer Funktion und Abstammung werden sie in drei Hauptgruppen eingeteilt:

- Granulozyten
- Monozyten
- Lymphozyten

Die genaue Verteilung der Leukozyten im Blut kann anhand verschiedener Merkmale wie Zellgröße, Kernform und Anfärbbarkeit des Zytoplasmas im gefärbten Blutausstrich beurteilt werden. Dabei wird auch der prozentuale Anteil der einzelnen Leukozytentypen an der Gesamtleukozytenzahl bestimmt (Differenzialblutbild). Diese Verteilung ist in ▶ Abb. 8.6 dargestellt.

8.6.1 Granulozyten

Granulozyten sind maßgeblich an der unspezifischen Abwehr beteiligt. Der reife Granulozyt hat einen gelappten Zellkern. Er heißt segmentkerniger Granulozyt. Ist ein Granulozyt noch nicht voll ausgereift, ist sein Zellkern noch nicht gelappt, heißt er stabkerniger Granulozyt.

Alle Granulozyten besitzen in ihrem Zytoplasma kleine Körnchen, die sich unterschiedlich anfärben lassen. Entsprechend werden unterschieden:

- Neutrophile Granulozyten, ihre Aufgabe ist das Vernichten von Bakterien und Zelltrümmern, sowohl durch die Freisetzung von bakteriziden (bakterienabtötenden) Substanzen als auch

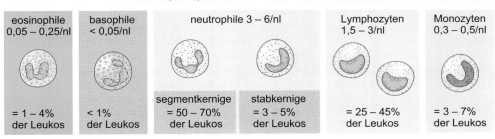

Abb. 8.6 Verteilung und Aussehen der Leukozyten (Differenzialblutbild). [L190]

durch deren Aufnahme und deren Abbau **(Phagozytose).**

- Eosinophile Granulozyten, ihre Aufgabe ist die Abtötung von Parasiten. Sie spielen eine Rolle bei allergischen Reaktionen und phagozytieren Antigen-Antikörper-Komplexe (▶ 8.7.2).
- Basophile Granulozyten spielen eine Rolle bei allergischen Reaktionen.

8.6.2 Monozyten

Monozyten treten aus den Blutgefäßen in das umliegende Gewebe aus und werden dort zu **Makrophagen** (Fresszellen). Sie besitzen ebenso wie neutrophile Granulozyten die Fähigkeit, zum Ort der Entzündung zu wandern und körperfremde Strukturen wie Bakterien zu phagozytieren. Auch können sie die Antigene der aufgenommenen Strukturen auf ihrer Zelloberfläche präsentieren und damit die spezifische Immunabwehr (▶ 8.6.2) aktivieren.

8.6.3 Lymphozyten

Lymphozyten befinden sich nur zu unter 4 % in den Blutgefäßen. Der Großteil befindet sich in den lymphatischen Organen (Milz, Tonsillen, Lymphknoten) und im Knochenmark. Lymphozyten werden in drei Typen unterteilt:

- B-Lymphozyten, die bei der spezifischen Abwehr (▶ 8.6.2) eine Rolle spielen. B-Lymphozyten können sich zu Plasmazellen weiterentwickeln, die Antikörper produzieren.
- T-Lymphozyten, die ebenfalls bei der spezifischen Abwehr eine Rolle spielen.
- Natürliche Killerzellen (NK-Zellen), die bei der unspezifischen Abwehr (▶ 8.6.1) eine Rolle spielen.

Wiederholungsfragen

1. Wie entstehen Thrombozyten?
2. Nennen Sie verantwortliche Faktoren/Mechanismen der Blutstillung und der Blutgerinnung!
3. Wie viele Leukozyten befinden sich normalerweise in einem Kubikmilliliter Blut?
4. Wo werden Leukozyten gebildet?
5. Was versteht man unter Leukopoese?
6. Nennen Sie die verschiedenen Leukozytentypen!
7. Welcher Leukozytentyp kommt im Blut am häufigsten vor?

8.7 Das Abwehrsystem des menschlichen Organismus

In der Umgebung kommt eine Vielzahl von Mikroorganismen vor, die im menschlichen Organismus eine Krankheit auslösen können (z. B. Bakterien, Viren, Pilze). Dieser reagiert auf das Eindringen eines Krankheitserregers mit verschiedenen Abwehrmechanismen, um sie zu zerstören. Es wird dabei das **unspezifische** vom **spezifischen Abwehrsystem** unterschieden.

Beim Versuch, in den Körper einzudringen, stoßen Krankheitserreger auf unterschiedliche Schutzbarrieren, z. B. Magensäure, Säureschutzmantel der Haut, Harnfluss (▶ Abb. 8.7). Sind diese Hindernisse überwunden, werden Leukozyten in Blut und Gewebe (zelluläre Abwehr) sowie in Flüssigkeit gelöste körpereigene Substanzen (humorale Abwehr) aktiv. Sowohl das unspezifische als auch das spezifische Abwehrsystem verfügt über solche zellulären und humoralen Abwehrmechanismen.

8.7.1 Unspezifische Abwehr

Die unspezifischen Abwehrmechanismen sind bereits bei der Geburt voll ausgeprägt. Sie wirken unspezifisch, antigenunabhängig und sehr schnell gegen jegliche Fremdkörper. Ihre Wirkung ist jedoch begrenzt.

Zelluläre Abwehrmechanismen

Zum unspezifischen zellulären Abwehrsystem gehören:

- Granulozyten
- Natürliche Killerzellen
- Makrophagen (Monozyten, die ins Gewebe ausgewandert sind)

Diese Zellen betätigen sich als **Fresszellen** (Phagozyten), indem sie Krankheitserreger und Zelltrümmer aufnehmen und abbauen. Dieser Prozess wird als **Phagozytose** bezeichnet. Hierbei werden die Fremdkörper zunächst von Ausstülpungen der Fresszellen umflossen und schließlich eingeschlossen. Dann wird der Fremdkörper durch Enzyme dieser Zellen abgebaut.

Sind die in den Organismus eingedrungenen Krankheitserreger zu groß (z. B. Würmer), um direkt phagozytiert zu werden, übernehmen die basophilen und eosinophilen Granulozyten eine wichtige Funktion bei ihrer Vernichtung. Hierzu binden sie an die Oberfläche der Parasiten und setzen schädigende Stoffe frei.

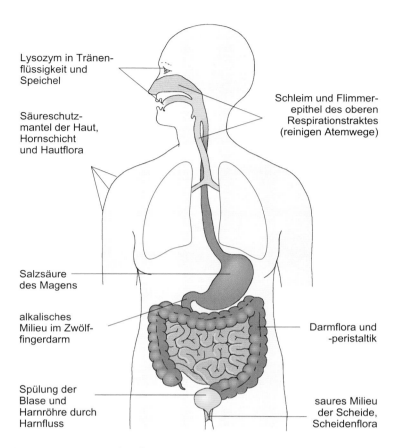

Lysozym in Tränen-
flüssigkeit und
Speichel

Schleim und Flimmer-
epithel des oberen
Respirationstraktes
(reinigen Atemwege)

Säureschutz-
mantel der Haut,
Hornschicht
und Hautflora

Salzsäure
des Magens

alkalisches
Milieu im Zwölf-
fingerdarm

Darmflora und
-peristaltik

Spülung der
Blase und
Harnröhre durch
Harnfluss

saures Milieu
der Scheide,
Scheidenflora

Abb. 8.7 Äußere Schutzbarrieren des Körpers. [L190]

Humorale Abwehrmechanismen

Ein weiterer wichtiger Bestandteil des unspezifischen Abwehrsystems sind die humoralen Fak-
toren (in Körperflüssigkeiten gelöste Stoffe). Dazu
zählt vor allem das **Komplementsystem.** Es ist eine
aus vielen Plasmaproteinen bestehende Gruppe
von Abwehrstoffen, deren Aufgabe es ist:
• Fresszellen zum Fremdkörper hinzulocken
• Phagozytose zu fördern
• Bakterienzellwände aufzulösen (Lyse)
Außerdem wird die unspezifische Abwehr
durch humorale Faktoren wie das C-reaktive
Protein (CRP) und andere Akute-Phase-Proteine,
Lysozym und bestimmte Zytokine wie Interferone,
Interleukine und Tumor-Nekrose-Faktoren auf
unterschiedliche Art unterstützt.

Die unspezifischen Abwehrmechanismen geben
dem Organismus einen ersten Schutz vor eingedrungenen Krankheitserregern, bevor die spezifischen Abwehrmechanismen einsetzen.

8.7.2 Spezifische Abwehr

Das spezifische Abwehrsystem richtet sich immer
gegen eine bestimmte Substanz, ein **Antigen**
(▶ Abb. 8.8). Antigene sind in der Regel Bestandteile körperfremder Strukturen (z. B. Krankheitserreger), können aber auch körpereigen sein (z. B.
Tumorzellen). Gegen ein Antigen werden genau
passende, spezifische Abwehrmoleküle, die **Antikörper** (humorale Abwehr), gebildet. Zum spezifischen Abwehrsystem gehören neben den Antikörpern die **Lymphozyten** (zelluläre Abwehr,

123

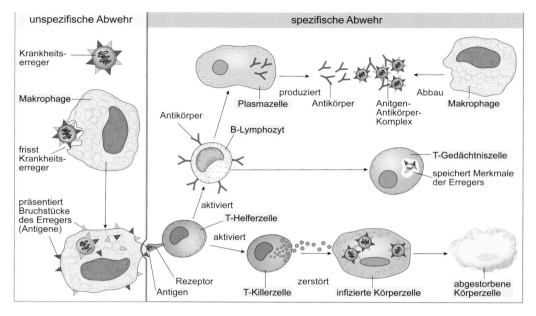

unspezifische Abwehr | spezifische Abwehr

Krankheits-
erreger

Makrophage

frisst
Krankheits-
erreger

präsentiert
Bruchstücke
des Erregers
(Antigene)

Antikörper

Plasmazelle

produziert

Antikörper

Anitgen-
Antikörper-
Komplex

Abbau

Makrophage

B-Lymphozyt

T-Gedächtniszelle

speichert Merkmale
der Erregers

aktiviert

T-Helferzelle

aktiviert

Rezeptor

Antigen

T-Killerzelle

zerstört

infizierte Körperzelle

abgestorbene
Körperzelle

Abb. 8.8 Unspezifische und spezifische Abwehrmechanismen. [L190]

▶ 8.6.3). Lymphozyten erkennen ein Antigen und können es auf unterschiedliche Weise vernichten. Die gegen Antigene gerichteten Lymphozyten werden außer im Knochenmark auch im Thymus geprägt. Nach dem Ort ihrer Prägung werden unterschieden:
- T-Lymphozyten (Prägung im **T**hymus)
- B-Lymphozyten (Prägung im Knochenmark, engl.: **b**one marrow)

Zelluläre Abwehrmechanismen

T-Lymphozyten zirkulieren in Blut, Lymphe und den zu schützenden Organgeweben, wo sie die spezifische zelluläre Abwehr vermitteln. Bei Kontakt mit einem Antigen vermehren sich die T-Lymphozyten und spezialisieren sich zu:
- T-Helferzellen
- Regulatorischen T-Zellen
- Zytotoxischen T-Zellen (T-Killer-Zellen)
- T-Gedächtniszellen

T-Lymphozyten besitzen auf ihrer Zelloberfläche jeweils einen spezifischen Rezeptor, der ein bestimmtes Antigen erkennt, wenn es von einer antigenpräsentierenden Zelle (z. B. Makrophagen) vorgezeigt wird und nach Bindung an dessen Zerstörung beteiligt ist.

Humorale Abwehrmechanismen

Beim Kontakt mit einem Antigen vermehren sich die B-Lymphozyten und wandeln sich in **Plasmazellen** um. Plasmazellen bilden unzählig viele gegen das Antigen spezifisch gerichtete Antikörper, die **Immunglobuline** (Ig), welche die spezifische humorale Abwehr vermitteln. Sie werden in fünf Klassen unterteilt: IgG, IgM, IgA, IgE, IgD. Diese Immunglobulinklassen kommen an verschiedenen Stellen des Körpers vor und haben unterschiedliche Aufgaben. Sie bilden mit Antigenen Komplexe und neutralisieren die Antigene auf diese Weise. Die Krankheitserreger werden vernichtet. Weiterhin sind sie an der Vernichtung von Krankheitserregern beteiligt, indem sie diese markieren und so für Phagozyten, das Komplementsystem und Killerzellen erkennbar machen. Dabei reagiert ein Antikörper spezifisch mit dem nach dem Schlüssel-Schloss-Prinzip zu ihm passenden Antigen. Ein Teil der B-Lymphozyten wandelt sich in **B-Gedächtniszellen** um. Bei einem wiederholten Kontakt mit dem gleichen Antigen erfolgt dann über die B-Gedächtniszellen eine schnellere und stärkere Antikörperbildung.

8.7.3 Immunität

Hat der Körper mit dem gleichen Antigen ein zweites Mal Kontakt, werden über die B- und T-Gedächtniszellen sehr schnell die Antikörperproduktion sowie die Abwehrmechanismen des Körpers gestartet. In der Regel treten keine Krankheitserscheinungen auf. Der Körper ist **immun** (unempfindlich) gegen dieses Antigen, sodass man an der entsprechenden Krankheit (z. B. Masern) nur einmal im Leben erkrankt.

Impfungen

Dieser Mechanismus wird auch bei den aktiven Impfungen ausgenutzt: Dem menschlichen Organismus werden kleine Mengen abgeschwächter oder abgetöteter Krankheitserreger verabreicht. Daraufhin bildet der Körper Gedächtniszellen und Antikörper, die dann bei einer wirklichen Infektion schnell aktiv werden und den Ausbruch der Erkrankung verhindern.

8.8 Das lymphatische System

Das lymphatische System umfasst:
- Lymphbahnen
- Lymphknoten
- Milz
- Thymus
- Lymphatisches Gewebe des Darms (z. B. Peyer-Plaques des Dünndarmes, ▶ 6.2.2)
- Lymphatischen Rachenring mit Rachen-, Zungen- und Gaumenmandel (▶ 6.1.5)

Hauptaufgabe des lymphatischen Systems ist die spezifische Abwehr. Ein großer Teil der in den Körper eingedrungenen Fremdsubstanzen wird von den lymphatischen Organen abgefangen.

8.8.1 Lymphbahnen und Lymphknoten

Lymphbahnen

Der menschliche Körper ist von einem dichten Netz aus Lymphkapillaren durchzogen. Diese sind – im Gegensatz zu den Blutgefäßen – am Beginn des Kapillarnetzes blind verschlossen. Die Lymphkapillaren vereinigen sich zu größer werdenden Lymphgefäßen und Lymphstämmen. Die drei großen Lymphstämme, die die Lymphe aus den unteren Extremitäten, Bauch-Becken-Raum und Darm transportieren, vereinigen sich auf Höhe des Zwerchfells zur **Cisterna chyli** (Lymphzisterne). Aus ihr geht der **Ductus thoracicus** (Milchbrustgang) hervor, der die Lymphstämme aus dem linken oberen Körperviertel aufnimmt und schließlich in den linken Venenwinkel (Vereinigung von V. jugularis interna und V. subclavia, ▶ Abb. 9.3) mündet. Die Lymphe des rechten oberen Körperviertels fließt über den **Ductus lymphaticus dexter** (rechter Hauptlymphgang) in das rechte Venensystem (▶ Abb. 8.9).

Lymphe

In den Lymphbahnen wird die **Lymphe** transportiert, die aus dem interstitiellen Raum aufgenommen wird (▶ 9.4.3). Die Lymphe ist ein Blutfiltrat aus Wasser, Elektrolyten und Plasmaproteinen. Die Lymphe des Dünndarms enthält zusätzlich Fette und fettlösliche Vitamine, die in Chylomikronen eingeschlossen sind. Nachdem die Lymphe die Lymphknoten durchströmt hat, befinden sich in ihr außerdem Lymphozyten, monozytäre Zellen und vermehrt Immunglobuline.

Lymphknoten

Im Verlauf der Lymphgefäße liegen **Lymphknoten** (Nodus lymphaticus), bohnenförmige Körperchen, die von einer Bindegewebekapsel umgeben sind. In ihnen wird die Lymphe filtriert und körperfremde Stoffe, aber auch körpereigene Zellen (z. B. Tumorzellen) so weit wie möglich unschädlich gemacht. Beim Durchströmen der Lymphknoten kommt die Lymphe in Kontakt mit Makrophagen, die auch hier zur Phagozytose fähig sind. B-Lymphozyten werden in den Lymphknoten aktiviert und sind so an der Neutralisation von Antigenen und Bekämpfung von körperfremden Organismen beteiligt.

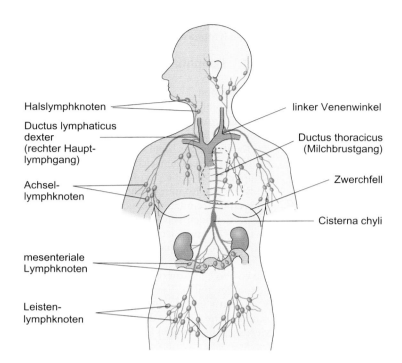

Halslymphknoten

Ductus lymphaticus dexter (rechter Hauptlymphgang)

Achsellymphknoten

mesenteriale Lymphknoten

Leistenlymphknoten

linker Venenwinkel

Ductus thoracicus (Milchbrustgang)

Zwerchfell

Cisterna chyli

Abb. 8.9 Große Lymphgefäße und wichtige Lymphknotenstationen. [L190]

Praxistipp

Sind Lymphknoten, z. B. im Rahmen einer Brustamputation, entfernt worden oder durch Tumorwachstum in ihrer Funktion eingeschränkt, kommt es zum Lymphödem an der entsprechenden Extremität. Bewegungsübungen und Hochlagern der Extremität unterstützen den Lymphrückfluss und wirken dem Ödem entgegen.

8.8.2 Thymus

Der Thymus (▶ Abb. 8.10) liegt mit seinen zwei Lappen hinter dem Brustbein zwischen Lunge und oberem Herzrand im Mittelfellraum (Mediastinum). Im Thymus werden Vorläuferzellen der Lymphozyten zu den funktionstüchtigen T-Lymphozyten geprägt. Von dort wandern sie in die Blutbahn und besiedeln die lymphatischen Organe.

Besonderheiten beim Kind

Der Thymus ist am Ende des 1. Lebensjahres am größten. Er bildet sich mit zunehmendem Alter zurück und wird durch Fettgewebe ersetzt. Beim Erwachsenen ist lediglich ein kleiner, aber funktionstüchtiger Thymusrestkörper vorhanden.

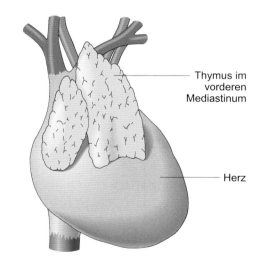

Thymus im vorderen Mediastinum

Herz

Abb. 8.10 Thymus eines Jugendlichen. [L190]

8.8.3 Milz

Die Milz (▶ Abb. 6.10) liegt im linken Oberbauch unmittelbar unter dem Zwerchfell. Sie ist etwa 11 cm lang, 7 cm breit und 4 cm dick. Die Milz ist von einer Bindegewebskapsel umgeben und vom Peritoneum bedeckt, liegt also intraperitoneal.

Im Gegensatz zu den Lymphknoten ist die Milz in den Blutkreislauf eingebunden. Am Milzhilus tritt die Milzarterie (A. splenica bzw. A. lienalis) ein und die Milzvene (V. splenica bzw. V. lienalis) aus. Das Gewebe der Milz wird in die rote und weiße Pulpa unterteilt. Die **rote Pulpa** besteht aus einem bindegewebigen Netzwerk, welches von Blut durchströmt wird. Alte, weniger gut verformbare Erythrozyten verfangen sich hier und werden von Makrophagen abgebaut. Die **weiße Pulpa** besteht aus den Milzknötchen, die neben einer Zentralarterie zahlreiche Lymphozyten und Makrophagen enthalten. Sie übernimmt immunologische Aufgaben.

Aufgaben

Aufgaben der Milz sind:

- Filter für körperfremde und körpereigene Strukturen

- Abbau formveränderter und überalterter Erythrozyten und Thrombozyten
- Thrombozytenspeicher
- Bildung von Leukozyten und Erythrozyten beim Fetus vor der Geburt sowie beim Erwachsenen bei krankhaften Veränderungen des Knochenmarks

Wiederholungsfragen

1. Zählen Sie die für den menschlichen Organismus wichtigen Lymphorgane auf!
2. Wie heißen die zwei Hauptlymphgefäße und wo münden sie?
3. Wo beginnt der Ductus thoracicus?
4. Was sind die Aufgaben des Lymphsystems?
5. Wo liegt der Thymus und zu welchem Organsystem zählt er?
6. Beschreiben Sie die Lage, den Aufbau und die Aufgaben der Milz!
7. Was versteht man unter Phagozytose?

Das Kreislaufsystem

Das Kreislaufsystem versorgt die Zellen des Menschen mit Nährstoffen und Sauerstoff. Es setzt sich zusammen aus dem Herz sowie den Blutgefäßen, die sich durch den gesamten Organismus ziehen. Erkranken Menschen im Bereich der Blutgefäße, kann dies unter anderem zu Durchblutungsstörungen führen, Wunden verursachen oder Amputationen nötig machen.

Pflegende beobachten die Durchblutung, messen Vitalparameter, beurteilen Haut- und Stauungszustände und bieten bei Bedarf eine personen- und situationsgerechte Versorgung an. Daneben instruieren sie zu hilfreicher Mobilität, beraten zu Risikofaktoren und einer entsprechenden Lebensführung.

Außerdem unterstützen sie bei konservativen und invasiven Maßnahmen der Durchblutungsförderung und agieren in instabilen Kreislaufsituationen.

Hierfür und für viele weitere Tätigkeiten benötigen sie Hintergrundwissen zum Aufbau und zur Funktion des Kreislaufsystems. Deshalb beantwortet dieses Kapitel unter anderem folgende Fragen: Wie unterscheiden sich Arterien und Venen? Was sind Kapillaren? Welche Aufgaben übernehmen Körper- und Lungenkreislauf? Wie ist ein Blutgefäß aufgebaut? Was ist eine Windkesselfunktion? Welche Bedeutung hat der zentrale Venendruck?

Das Kreislaufsystem setzt sich aus den Blutgefäßen und dem Herz (▶ Kap. 10) zusammen (Herz-Kreislauf-System, kardiovaskuläres System). Dabei wirkt das Herz als Pumpe, die das Blut durch das Gefäßsystem befördert. Das Gefäßsystem ist ein geschlossenes Röhrensystem, das aus zwei hintereinander geschalteten Teilkreisläufen besteht:

- **Körperkreislauf**
- **Lungenkreislauf**

Aufgabe des Kreislaufsystems ist der Transport der Atemgase, Nährstoffe, Elektrolyte, Säuren und Basen, Hormone u. a.

Aufbau des Gefäßsystems

Körper- und Lungenkreislauf sind aus den verschiedenen Blutgefäßen aufgebaut:

- **Arterien** (Schlagadern), die das Blut vom Herz zu den Organen leiten, unabhängig davon, ob das transportierte Blut sauerstoffarm oder sauerstoffreich ist. Sie verzweigen sich in **kleinere Arterien**, dann in **Arteriolen**, werden immer dünner und münden schließlich in die
- **Kapillaren** (Haargefäße). Sie sind die kleinsten Blutgefäße und verbinden die Arterien mit den Venen. Sie dienen dem Stoff- und Gasaustausch zwischen Blut und Gewebe. Von den Kapillaren fließt das Blut in die
- **Venolen.** Diese gehen unter Zunahme des Gefäßdurchmessers und gleichzeitig abnehmender Zahl über in **kleinere Venen** und dann

in die **großen Venen** (Blutadern), die das Blut zurück zum Herz führen, unabhängig davon, ob das transportierte Blut sauerstoffarm oder sauerstoffreich ist. Venen dienen als Blutreservoir.

9.1 Körperkreislauf

Im Zentrum des Körperkreislaufs (großer Kreislauf) steht das Herz. Der linke Herzvorhof und die linke Herzkammer stellen die Pumpe des Körperkreislaufs dar. Die linke Herzkammer pumpt das arterielle Blut durch die Aortenklappe in die Hauptschlagader (Aorta). Diese teilt sich in die verschiedenen Arterien, die das Blut zu den Organen und Regionen des Körpers leiten. Die Arterien teilen sich in immer feinere Arteriolen und schließlich in die Kapillaren. In den haardünnen Kapillaren werden O_2 und Nährstoffe (z. B. Glukose, Aminosäuren, Fette) an die Gewebe abgegeben und das von den Geweben produzierte CO_2 und Stoffwechselprodukte wieder aufgenommen. Durch die Körpervenolen und -venen, die sich zur oberen und unteren Hohlvene (V. cava superior und inferior) vereinigen, gelangt das Blut zum rechten Herzvorhof und zur rechten Herzkammer und von dort in den Lungenkreislauf (▶ Abb. 9.1).

9.1.1 Arterien des Körperkreislaufs

Aus der linken Herzkammer entspringt die **Aorta**. Diese hat zahlreiche Abgänge (▶ Abb. 9.2):

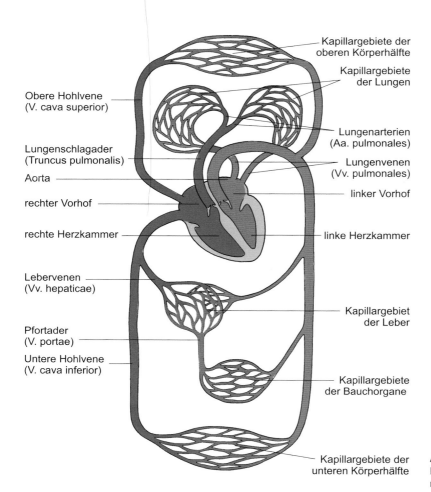

Kapillargebiete der
oberen Körperhälfte

Kapillargebiete
der Lungen

Obere Hohlvene
(V. cava superior)

Lungenarterien
(Aa. pulmonales)

Lungenschlagader
(Truncus pulmonalis)

Lungenvenen
(Vv. pulmonales)

Aorta

linker Vorhof

rechter Vorhof

linke Herzkammer

rechte Herzkammer

Lebervenen
(Vv. hepaticae)

Kapillargebiet
der Leber

Pfortader
(V. portae)

Untere Hohlvene
(V. cava inferior)

Kapillargebiete
der Bauchorgane

Kapillargebiete der
unteren Körperhälfte

Abb. 9.1 Schema des
Körper- und Lungenkreislaufs
mit Pfortaderkreislauf. [L190]

- **Truncus brachiocephalicus:** gemeinsamer Gefäßstamm der rechten A. subclavia und der rechten A. carotis communis.
- **A. carotis communis** links: Diese gabelt sich in A. carotis externa (Versorgung des Gesichts und des äußeren Schädels) und A. carotis interna (Versorgung des Gehirns). Gleiche anatomische Verhältnisse finden sich auf der rechten Seite.
- **A. subclavia** links und rechts: Diese zieht als A. axillaris und später als A. brachialis (Versorgung des Armes) weiter zum Arm und verzweigt sich in der Ellenbeuge in die A. radialis und A. ulnaris. Diese stehen über den Arcus palmaris (Arterienbogen) der Hand in Verbindung miteinander.
- **Truncus coeliacus** (▶ Abb. 6.13), der sich teilt in A. hepatica communis (Versorgung von Leber, Gallenblase, Magen, Duodenum, Bauchspeicheldrüse), A. gastrica sinistra (Versorgung des Magens) und A. lienalis (Versorgung der Milz).
- **A. mesenterica superior** (Versorgung von Dünndarm, Pankreas und ⅔ des Dickdarms).
- **A. mesenterica inferior** (Versorgung des restlichen Dickdarms mit Ausnahme des unteren Rektumdrittels).
- **Aa. renales** (Versorgung der Nieren).

Weitere kleine Gefäße verlassen die Aorta zur Versorgung der Zwischenrippenräume, der Bronchien, des Zwerchfells und der Geschlechtsorgane.

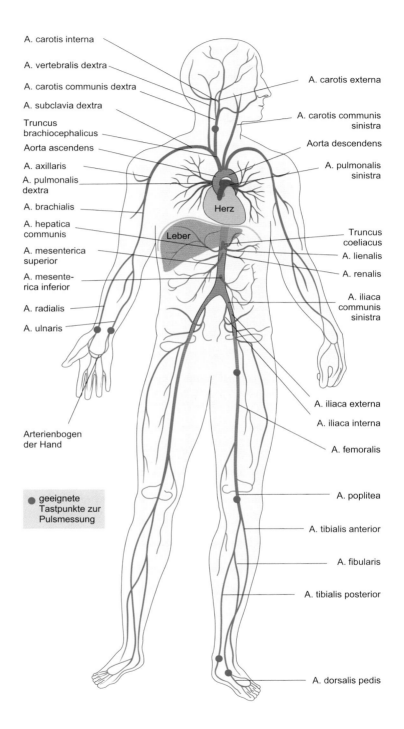

A. carotis interna

A. vertebralis dextra

A. carotis communis dextra

A. subclavia dextra

Truncus brachiocephalicus

Aorta ascendens

A. axillaris

A. pulmonalis dextra

A. brachialis

A. hepatica communis

A. mesenterica superior

A. mesenterica inferior

A. radialis

A. ulnaris

Arterienbogen der Hand

● geeignete Tastpunkte zur Pulsmessung

A. carotis externa

A. carotis communis sinistra

Aorta descendens

A. pulmonalis sinistra

Herz

Leber

Truncus coeliacus

A. lienalis

A. renalis

A. iliaca communis sinistra

A. iliaca externa

A. iliaca interna

A. femoralis

A. poplitea

A. tibialis anterior

A. fibularis

A. tibialis posterior

A. dorsalis pedis

Abb. 9.2 Wichtige Arterien des menschlichen Organismus. [L190]

Die Aorta teilt sich in Höhe der Lendenwirbelsäule in die rechte und linke **A. iliaca communis,** die sich jeweils in die **A. iliaca interna** (Versorgung der Beckeneingeweide) und **A. iliaca externa** aufzweigt. Die A. iliaca externa geht in die **A. femoralis** (Versorgung des Beines) und dann in die **A. poplitea** über. Die A. poplitea teilt sich unterhalb der Kniekehle in die **A. tibialis posterior** und die **A. tibialis anterior,** welche in der **A. dorsalis pedis** endet.

9.1.2 Venen des Körperkreislaufs

In der Regel verlaufen die Venen mit den Arterien zusammen und tragen auch die gleiche Bezeichnung (▸ Abb. 9.3). Ausnahmen sind:
- **V. jugularis:** verläuft mit der A. carotis und transportiert das Blut des Kopfes
- **V. cava superior** (obere Hohlvene): transportiert Blut des Kopfes und der oberen Extremitäten zum rechten Herzvorhof
- **V. cava inferior** (untere Hohlvene): transportiert das Blut der Eingeweide und der unteren Extremitäten zum rechten Herzvorhof
- Oberflächlich verlaufende Venen: dazu gehören am Arm die V. basilica, V. cephalica und V. mediana cubiti sowie am Bein die V. saphena magna und V. saphena parva

Pfortaderkreislauf
Durch den Pfortaderkreislauf fließt venöses, nährstoffreiches Blut aus den Kapillaren des Magen-Darm-Traktes zunächst über die Pfortader (V. portae) in die Leber mit ihrem Kapillarsystem (Lebersinusoide, ▸ 6.2.4) und von dort in Vv. hepaticae (Lebervenen). Nach der Leberpassage gelangt das Blut weiter in die V. cava inferior und zum rechten Herzvorhof. Das Blut fließt also durch zwei hintereinander geschaltete Kapillarsysteme, zuerst dem Kapillarbett des Magen-Darm-Traktes und dann durch das Kapillarbett der Leber, bevor es zum rechten Herzen gelangt (▸ Abb. 9.1). So gelangen die aus dem Darm resorbierten Nähstoffe (und Giftstoffe) ohne Umwege direkt zur Leber zur weiteren Verstoffwechselung.

9.2 Lungenkreislauf

Der rechte Herzvorhof und die rechte Herzkammer sind die Pumpe für den kleinen oder Lungenkreislauf (kleiner Kreislauf). Die rechte Herzkammer pumpt das O_2-arme Blut durch den **Lungenarterienstamm** (Truncus pulmonalis) weiter in die **Lungenarterien** (Aa. pulmonales) zu den Lungenkapillaren, in denen es mit dem O_2 der Atemluft angereichert wird. Das CO_2 des Blutes wird mit der Atemluft abgegeben. O_2-reiches Blut wird über die **Lungenvenen** (Vv. pulmonales) zum linken Herzvorhof und der linken Herzkammer geleitet und steht erneut dem Körperkreislauf zur Verfügung (▸ Abb. 9.1).

9.3 Hoch- und Niederdrucksystem

Aufgabe des Kreislaufsystems ist der Transport und die Verteilung von Gasen und Stoffwechselprodukten innerhalb des Organismus. Dieser Transport wird durch die Blutströmung innerhalb des Gefäßsystems ermöglicht, die durch Druckdifferenzen hervorgerufen wird. Blut fließt von zentralen Regionen mit hohem Druck, dem **Hochdrucksystem** (linke Herzkammer während der Systole, Arterien und Arteriolen des Körperkreislaufs), zu den peripheren Gefäßen mit niedrigem Druck, dem **Niederdrucksystem** (rechter und linker Herzvorhof, rechte Kammer, linke Kammer während der Diastole, Kapillaren und Venen des Lungen- und Körperkreislaufs). Im Hochdrucksystem herrscht ein mittlerer Druck von 60–100 mmHg. Um diesem hohen Druck standzuhalten, haben die Aorta und die Arterien eine relativ dicke Wand. Im Niederdrucksystem herrscht demgegenüber ein niedriger Blutdruck von 5–10 mmHg. Daher sind die Wände der Venen relativ dünn. Ihr Gefäßlumen ist weit gestellt, sodass im Niederdrucksystem mehr als ⅔ des Blutvolumens gespeichert sind. Bei Bedarf kann dieses Blut in andere Teile des Körpers verschoben werden, wo es benötigt wird. Daher heißen die Venen auch Kapazitätsgefäße.

Wiederholungsfragen
1. In welche Richtung transportieren Arterien Blut?
2. Welche Organe werden durch eine unmittelbar der Aorta entspringende Arterie versorgt?
3. Beschreiben Sie den Verlauf der A. brachialis!
4. Wie erfolgt die Blutversorgung des Magens?
5. Wo entspringt die A. pulmonalis?
6. Welches Blut befindet sich in den Lungenvenen?

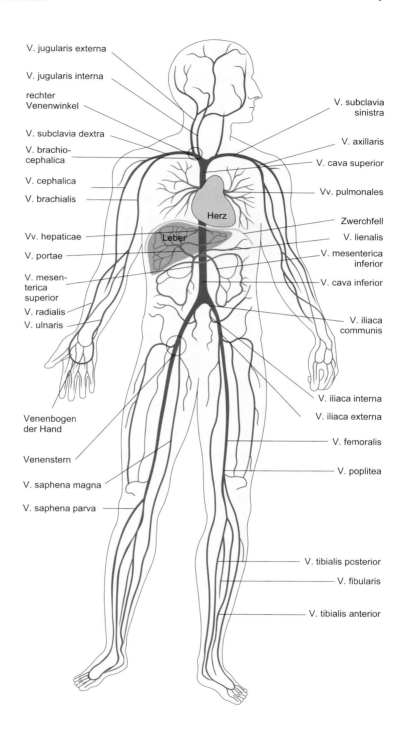

V. jugularis externa

V. jugularis interna

rechter Venenwinkel

V. subclavia dextra

V. brachio-cephalica

V. cephalica

V. brachialis

Vv. hepaticae

V. portae

V. mesen-terica superior

V. radialis

V. ulnaris

Venenbogen der Hand

Venenstern

V. saphena magna

V. saphena parva

V. subclavia sinistra

V. axillaris

V. cava superior

Vv. pulmonales

Herz

Zwerchfell

V. lienalis

Leber

V. mesenterica inferior

V. cava inferior

V. iliaca communis

V. iliaca interna

V. iliaca externa

V. femoralis

V. poplitea

V. tibialis posterior

V. fibularis

V. tibialis anterior

Abb. 9.3 Wichtige Venen des menschlichen Organis-mus. [L190]

133

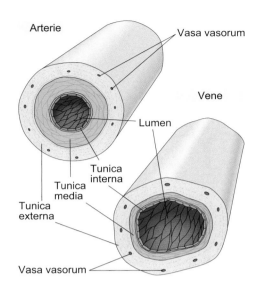

Abb. 9.4 Wandaufbau der Gefäße. [L190]

9.4 Gefäße

9.4.1 Wandaufbau der Gefäße

Die Gefäße des Organismus besitzen einen einheitlichen Grundbauplan, der je nach Aufgabe und Belastung des einzelnen Gefäßabschnitts variiert (▶ Abb. 9.4). Bei Arterien und Venen werden drei Wandschichten unterschieden:

- **Tunica interna** (Intima): zum Gefäßlumen gerichtete Zellschicht, die aus einschichtigem Plattenepithel (▶ 2.1) besteht (Endothel). Sie dient dem Stoff- und Gasaustausch.
- **Tunica media** (Media): an die Intima anschließende Schicht aus glatten Muskelzellen, kollagenen und elastischen Fasern (▶ 2.2). Der Kontraktionszustand der Muskelzellen bestimmt die Gefäßweite.
- **Tunica externa** (Adventitia): äußere Schicht der Gefäßwand, die aus kollagenen und elastischen Fasern besteht. Sie verankert die Gefäße in ihrer Umgebung. In ihr verlaufen Blutgefäße zur Versorgung der Gefäßwand, die Vasa vasorum.

9.4.2 Arterien

Der Druck in der Aorta und den großen Arterien beträgt während der Austreibung des Blutes aus dem Herzen (Systole) ca. 120 mmHg und während der Herzerschlaffung (Diastole) ca. 80 mmHg. Das entspricht einem Blutdruck von 120/80 mmHg.

Aufgrund des hohen Innendrucks besitzen Arterien im Vergleich zu den Venen eine relativ dicke Wand. Es werden zwei verschiedene Typen von Arterien unterschieden:

- **Arterien vom elastischen Typ:** Vor allem die Tunica media ist von elastischen Fasern durchsetzt. Dies ermöglicht, dass die Arterien nach einer Volumendehnung wieder in ihren Ausgangszustand zurückkehren. Zu ihnen gehören die herznahen Gefäße wie Aorta, A. carotis, Lungenarterien.
- **Arterien vom muskulären Typ:** Die Tunica media hat einen hohen Anteil an Muskelzellen. Zu ihnen zählen die mittleren und die kleinen herzfernen Arterien.

Blutdruck

Der Blutdruck ist der Druck, den das Blut auf die Gefäßwände ausübt. Aus den herznahen Gefäßen mit hohem Blutdruck fließt das Blut in die peripheren Gefäßabschnitte mit niedrigem Blutdruck. In den großen Arterien wie beispielsweise der A. brachialis beträgt der systolische Blutdruck ca. 120 mmHg, in den Arteriolen beträgt der durchschnittliche Druck 70 bis 30 mmHg und in den herznahen Venen beträgt er lediglich noch 2 bis 4 mmHg (▶ Abb. 9.5).

Im klinischen Sprachgebrauch ist mit Blutdruck der Druck in den großen Arterien gemeint.

> **Besonderheiten beim Kind**
>
> Der Blutdruck nimmt mit steigendem Lebensalter zu:
> - 1. Lebensmonat: 85/55 mmHg
> - 1-Jährige: 95/65 mmHg
> - 6-Jährige: 105/65 mmHg
> - 10- bis 13-Jährige: 110/65 mmHg.

Windkesselfunktion

Die durch Systole und Diastole hervorgerufenen Druckschwankungen werden durch die Windkesselfunktion der Aorta und der großen Arterien innerhalb des Gefäßsystems gedämpft. Das vom Herzen stoßartig ausgeworfene Blutvolumen dehnt die Gefäßwand der Aorta und der großen Arterien. Daraufhin speichern diese kurzfristig einen Teil des Blutes, das dann kontinuierlich in die Peripherie weiterfließen kann, sodass es zu einem gleichmäßigen Blutstrom kommt.

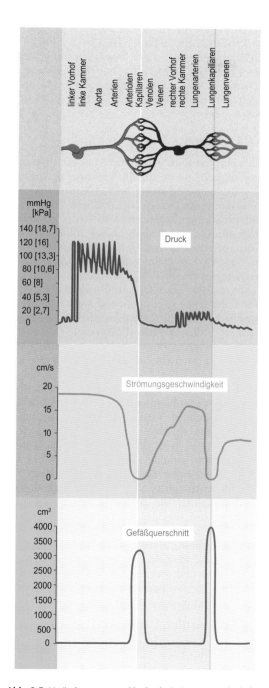

Abb. 9.5 Veränderungen von Blutdruck, Strömungsgeschwindigkeit und Gefäßquerschnitt entlang der verschiedenen Gefäßabschnitte. [L190]

Ab dem 30. Lebensjahr nimmt die Elastizität der Blutgefäße ab. Es finden sich arteriosklerotische Veränderungen mit der Folge eines zunehmenden systolischen und diastolischen Blutdrucks sowie einer verzögerten Blutdruckregulation (orthostatische Probleme).

Praxistipp

Bei der Blutdruckmessung wird durch die aufgeblasene Oberarmmanschette die A. brachialis abgedrückt und mit dem Stethoskop über der Ellenbeuge auskultiert. Wird der Druck langsam abgelassen, tritt erstmals ein pulsierendes Geräusch auf, wenn wieder Blut durch die A. brachialis fließt (systolischer Blutdruck). Nach weiterem Ablassen von Luft verschwinden diese Geräusche, da das Blut nun ungehindert fließen kann und keine Verwirbelungen mehr auftreten (diastolischer Blutdruck).

Die Kontraktion der Herzkammer erzeugt eine Druckwelle, die als Puls tastbar ist, z. B. am Hals (A. carotis communis), am Handgelenk (A. radialis), in der Leiste (A. femoralis), in der Kniekehle (A. poplitea) und am Fußrücken (A. dorsalis pedis). Der Puls kann ausgezählt werden und sollte zwischen 60 und 100 Schlägen pro Minute liegen.

9.4.3 Kapillaren

Kapillaren dienen dem Austausch von Nährstoffen und Gasen zwischen Blut und Interstitium. Voraussetzung dafür ist eine große Oberfläche innerhalb des Kapillarnetzes, die durch die starke Verzweigung der Arterien und Arteriolen erreicht wird. Aufgrund des so bestehenden großen Gesamtquerschnittes des Kapillarnetzes fließt das Blut hier sehr langsam (0,5 mm/s) (▶ Abb. 9.5). Dies begünstigt den Stoffaustausch. Daneben besitzen Kapillaren sehr dünne Wände, welche lediglich aus einer Endothelschicht besteht. In einigen Stromgebieten (z. B. Leber) sind sie gefenstert, sodass viele Substanzen, mit Ausnahme der Blutzellen und sehr großer Moleküle wie Plasmaeiweiße, frei passieren können. In anderen Gebieten (z. B. Nervensystem) sind sie hingegen fest miteinander verbunden, sodass Stoffe nur selektiv durch die Zellen hindurch transportiert werden können.

Diffusion

Eine wesentliche Rolle für den Austausch von Atemgasen, Nährstoffen und Stoffwechselprodukten spielt die Diffusion. Dabei wandern die im Blut bzw. der interstitiellen Flüssigkeit gelösten Teilchen vom Ort hoher Konzentration zum Ort niedriger Konzentration, sodass es zu einem Ausgleich der Stoffe zwischen Interstitium und Zelle kommt. Treibende Kraft der Diffusion ist also ein Konzentrationsgefälle.

Filtration und Reabsorption

Für den Austausch von Flüssigkeiten zwischen Kapillarinnerem und umgebendem Gewebe sind **Filtration** und **Reabsorption** erforderlich (▶ Abb. 9.6).

Treibende Kräfte sind dabei der Blutdruck (hydrostatischer Kapillardruck) und die wasseranziehende Kraft der Plasmaproteine, d. h. der kolloidosmotische Druck.

Der im arteriellen Gebiet hohe hydrostatische Druck führt zu einer Filtration von Flüssigkeit aus den Kapillaren in das umliegende Gewebe. Im venösen Gebiet überwiegt der kolloidosmotische Druck, sodass die Flüssigkeit aus dem Gewebe in die Kapillaren zurückfließen kann.

Täglich werden so ca. 20 l Flüssigkeit filtriert und 18 l Flüssigkeit reabsorbiert. Die im Gewebe verbleibenden 2 l werden als Lymphe von den Lymphkapillaren aufgenommen und wieder in das venöse System geleitet (▶ 8.8.1).

9.4.4 Venen

Nachdem das Blut die Kapillaren passiert hat, gelangt es in kleine Venen, die **Venolen,** welche das Blut sammeln und den größeren Venen zuleiten, die es dann zum Herzen zurückführen. Die Venen und Venolen enthalten mehr als ⅔ des gesamten Blutvolumens. Aufgrund dieses Blutreservoirs nennt man die Venen auch **Kapazitätsgefäße.**

Im Gegensatz zu der muskulären Tunica media der Arterien finden sich in der Tunica media der Venen überwiegend kollagene Faserbündel. Die Wand der Venen ist dünn und weist eine hohe Dehnbarkeit auf. Ein liegender Mensch hat einen durchschnittlichen Venendruck von 15–20 mmHg (20–27 cm H$_2$O), in den herznahen Venen liegt dieser sogar nur zwischen 2 und 4 mmHg (3–5 cm H$_2$O, zentraler Venendruck, ZVD) .

Der Rücktransport des Blutes zum Herzen wird durch die **Venenklappen** und die **Skelettmuskelpumpe** erleichtert. Venenklappen sind ins Gefäßlumen hineinragende Falten der Tunica interna, die sich in der Regel paarweise gegenüberstehen. Bei herzwärts gerichtetem Blutstrom weichen sie auseinander, einen Blutrückfluss verhindern sie durch Klappenschluss. Unterstützt wird dieser Mechanismus durch die die Venen umgebende Skelettmuskulatur. Bei der Kontraktion der Skelettmuskulatur werden die Venen komprimiert und das Blut Richtung Herz gepresst. Außerdem überträgt sich die Pulsation der benachbarten Arterie auf die Vene und wirkt ähnlich der Muskelpumpe. Das Herz übt am Beginn der Diastole zusätzlich eine Sogwirkung auf das Blut aus.

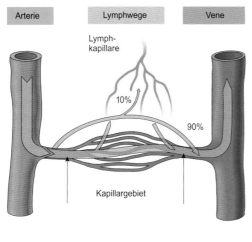

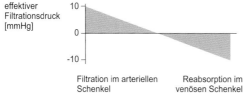

Abb. 9.6 Filtration und Reabsorption. [L190]

Fallbeispiel: Varikosis

Pflegefachmann Udo Jäger und die Auszubildende Zofia Kern teilen sich heute die Patienten in der Auerstraße. „Wenn wir uns aufteilen, sparen wir Zeit. Du musst bei Frau Weber nur die Kompressionsstrümpfe anlegen", sagt Udo Jäger. Zofia Kern eilt zu Frau Weber. Sie ist 78 Jahre alt und lebt allein. Täglich wartet sie, noch im Bett liegend, auf den ambulanten Pflegedienst. Heute ist sie verärgert: „Es ist schon halb zehn. Sie wissen doch, dass ich vorher nicht aufstehen kann." Zofia Kern erwidert: „Entschuldigung, es war viel Verkehr und …" Frau Weber unterbricht sie: „Bitte fangen Sie an!" Zofia Kern legt ihr die Kompressionsstrümpfe an. Zurück im Auto sagt Zofia zu Udo: „Sie hat sich geärgert, dass wir zu spät waren. Aber warum steht sie nicht vorher auf? Strümpfe kann man doch bestimmt auch später anziehen." Udo antwortet: „Frau Weber hat eine schwere Varikosis. Das heißt, ihre Venenwände sind schwach und ihre Venenklappen schließen nicht mehr richtig. Wenn sie beim Aufstehen keine Strümpfe anhat, führt das zu einem Blutrückstau. Ihre Beine werden dick, sie bekommt Schmerzen und wir bekommen die Strümpfe nicht mehr angezogen." Zofia nickt, während Udo bereits scharf um die nächste Kurve biegt.

Praxistipp

Der zentrale Venendruck wird in der oberen Hohlvene vor dem rechten Vorhof gemessen. Um einen genauen Wert zu erhalten, muss die Spitze des zentralen Venenkatheters genau dort liegen (Röntgen-Kontrolle).

Wiederholungsfragen

1. Nennen Sie die drei Schichten der arteriellen Gefäßwand!
2. Welche gemeinsamen Merkmale haben Arterien und Venen?
3. Was wird beim Blutdruck gemessen?
4. Welche Gefäße im menschlichen Körper haben durch Tonusveränderungen besonders große Wirkung auf den Blutdruck?
5. An welchen Stellen kann man üblicherweise den Puls fühlen?
6. Wo findet der Gasaustausch zwischen Blut und Gewebe statt?
7. Warum ist im Bereich der Kapillaren die Strömungsgeschwindigkeit des Blutes am niedrigsten?
8. Nennen Sie zwei Mechanismen des venösen Rücktransportes zum Herzen!
9. Welche Funktion haben die Venenklappen?

9.5 Kreislaufregulation

Durch die Kreislaufregulation wird die Versorgung aller Organe mit O_2 und Nährstoffen sowie deren Entsorgung entsprechend dem jeweiligen Bedarf gewährleistet. Dabei muss der Blutstrom zu den jeweils aktiven Organen auf Kosten ruhender Organe umverteilt werden. Dies geschieht in erster Linie über eine Änderung der Gefäßweite. Nervale, humorale und lokale Einflüsse wirken auf die Muskulatur der Gefäße und regulieren so deren Weite. Die **nervale Regulation** erfolgt über das vegetative Nervensystem (► 4.3). So führt eine Aktivierung des Sympathikus über α-Rezeptoren zu einer Gefäßverengung (Vasokonstriktion) v. a. in Niere und Haut, über β-Rezeptoren zu einer Gefäßerweiterung (Vasodilatation) z. B. in der Muskulatur. Ergänzt wird diese nervale Steuerung durch im Blut zirkulierende Katecholamine (Adrenalin und Noradrenalin, ► 7.4.2), die verschiedene Wirkungen auf die Gefäßweite haben (**hormonelle Regulation**). Ein weiterer Mechanismus, der in den Organen selbst lokalisiert ist (lokale Einflüsse), ist die **Autoregulation.** O_2-Mangel wirkt z. B. gefäßerweiternd, sodass O_2 schneller antransportiert werden kann. Ebenso wirken ATP-Spaltprodukte, CO_2, K^+-Ionen und ein niedriger pH-Wert gefäßerweiternd. Die **humorale Kreislaufregulation** erfolgt über verschiedene gefäßaktive Substanzen wie Angiotensin II (gefäßverengend), Bradykinin (gefäßerweiternd), Histamin (gefäßerweiternd).
Die **zentrale Kreislaufsteuerung** findet im verlängerten Mark und in der Brücke (► 4.1.4) statt.

9.6 Der Kreislauf des Ungeborenen

Beim Ungeborenen, dem **Fetus,** liegen einige Besonderheiten des Herz- und Kreislaufsystems vor. Der Fetus ist über die Nabelschnur mit der **Plazenta** (Mutterkuchen) verbunden. In der Plazenta findet der Gas- und Nährstoffaustausch zwischen dem mütterlichen und dem fetalen Blut statt. Zwei Nabelschnurarterien (Aa. umbilicales) transportieren CO_2-haltiges Blut zur Plazenta, während die Nabelschnurvene (V. umbilicalis) zurück zum Fetus führt, um diesen mit O_2 und Nährstoffen zu versorgen (► Abb. 9.7).
Da der Fetus noch nicht atmet und folglich das Blut in seiner Lunge nicht mit O_2 angereichert werden kann, wird der Lungenkreislauf des Feten umgangen. Der dafür notwendige Kurzschluss, eine Verbindung zwischen Truncus pulmonalis und Aorta, heißt **Ductus arteriosus botalli.** Ein weiterer Umgehungskreislauf befindet sich auch im Bereich der Leber des Feten. Er heißt **Ductus venosus Arantii** und verbindet die V. umbilicalis mit der V. cava inferior. Alle Umgehungskreisläufe verschließen sich kurz nach der Geburt durch die

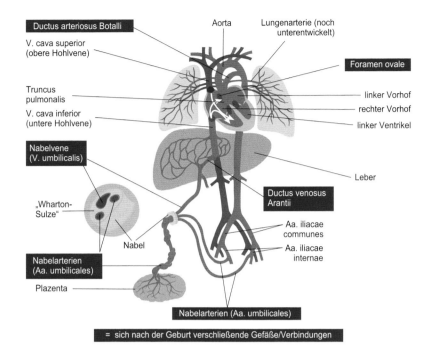

Ductus arteriosus Botalli

Aorta

Lungenarterie (noch unterentwickelt)

V. cava superior (obere Hohlvene)

Foramen ovale

Truncus pulmonalis

linker Vorhof

rechter Vorhof

V. cava inferior (untere Hohlvene)

linker Ventrikel

Nabelvene (V. umbilicalis)

Leber

„Wharton-Sulze"

Ductus venosus Arantii

Aa. iliacae communes

Nabel

Aa. iliacae internae

Nabelarterien (Aa. umbilicales)

Plazenta

Nabelarterien (Aa. umbilicales)

= sich nach der Geburt verschließende Gefäße/Verbindungen

Abb. 9.7 Kreislauf des Ungeborenen. [L190]

sich verändernden Druckverhältnisse zunächst funktionell und verwachsen anschließend dauerhaft.

Das O_2-angereicherte Blut gelangt aus der Plazenta über die Nabelschnurvene in den Ductus venosus, weiter in die untere Hohlvene und schließlich in den rechten Herzvorhof des Feten. Dort befindet sich in der Vorhofscheidewand eine ovale Öffnung, das **Foramen ovale,** das eine Verbindung zum linken Vorhof herstellt, sodass das Blut direkt vom rechten Herzvorhof in den linken Herzvorhof und von dort in den Körperkreislauf fließen kann. Der Lungenkreislauf wird so umgangen. Ein weiterer Kurzschluss zur Umgehung des Lungenkreislaufs ist der bereits erwähnte Ductus arteriosus botalli.

Vom Körperkreislauf des Feten ausgehend zweigen die zwei Nabelschnurarterien (Aa. umbilicales) ab, die das CO_2-haltige Blut wieder zurück zur Plazenta transportieren.

Wiederholungsfragen

1. Welche Besonderheiten zeigt der fetale Kreislauf?
2. Welche Organe werden im fetalen Kreislauf durch Kurzschlüsse umgangen?
3. Wann verschließt sich der Ductus arteriosus botalli?

Das Herz

Überblick

Der Mensch kann nur existieren, wenn das Blut durch den Körper gepumpt wird. Hierfür benötigt er das Herz, das als faustgroßer Hohlmuskel im Brustkorb liegt und durch einen integrierten Schrittmacher kontinuierlich schlägt. Da es besonders auf äußere Einflüsse reagiert, sind Stress, ungesunde Ernährung, fehlende Bewegung und die Aufnahme von Schadstoffen bedeutende Risikofaktoren für erworbene Herzerkrankungen.

Aufgabe Pflegender ist deshalb in nahezu allen Tätigkeitsbereichen eine gesundheitsfördernde Aufklärung und Beratung zur persönlichen Lebensgestaltung. Hierbei sollten neben Betroffenen auch Angehörige einbezogen werden, um ein nachhaltiges Bewusstsein zu schaffen und wenn nötig einen Lebenswandel anzustoßen. Denn Erkrankungen des Herzens gehen häufig mit schweren Symptomen und instabilen gesundheitlichen Zuständen einher. In akuten Situationen werden Klinikaufenthalt und Kontakt zu Gesundheitspersonal fast unumgänglich. Hierbei leiten Pflegende lebenserhaltende Sofortmaßnahmen ein und unterstützen bei Diagnostik und Therapie, was ein umfassendes Hintergrundwissen zu Aufbau und Funktion des Herzens erfordert. Hierzu beantwortet dieses Kapitel unter anderem folgende Fragen: Wie ist ein Herz aufgebaut? Welche Funktionen haben die Herzklappen? Wie viel Blut wird in einer Minute durch den Körper gepumpt? Was sind Systole und Diastole? Wie entsteht ein Herzschlag? Was ist ein EKG?

Das Herz (Cor) ist ein muskuläres Hohlorgan. Es treibt als zentrale Kreislaufpumpe das Blut durch den großen (Körper-) (▶ 9.1) und den kleinen (Lungen-)Kreislauf (▶ 9.2). Dafür ist es durch eine **Scheidewand** (Septum) in eine rechte und eine linke Herzhälfte getrennt. Diese bestehen jeweils aus einem **Vorhof** (Atrium) und einer **Kammer** (Ventrikel).

Die rechte Herzhälfte pumpt das aus der oberen und unteren Hohlvene (V. cava superior und inferior) stammende venöse Blut durch die Kontraktion der rechten Herzkammer über die linken und rechten Lungenarterien (Aa. pulmonales) in den Lungenkreislauf. Die linke Herzhälfte pumpt das aus der Lunge stammende mit O_2 angereicherte Blut durch die Kontraktion der linken Kammer über die Hauptschlagader (Aorta) in den Körperkreislauf. Die Kontraktionen der rechten und linken Herzkammer erfolgen dabei gleichzeitig.

Die Klappen des Herzens sorgen für einen gerichteten Blutstrom: zwei **Atrioventrikularklappen** zwischen den Vorhöfen und Kammern (Trikuspidal- und Mitralklappe) und zwei **Taschenklappen** zwischen den Ventrikeln und dem Truncus pulmonalis bzw. der Aorta (Pulmonal- und Aortenklappe).

10.1 Aufbau des Herzens

Das Herz (▶ Abb. 10.1) hat annähernd die Form eines Kegels und wiegt ca. 300 g. Es liegt im Mittelfellraum (Mediastinum) zwischen den beiden Lungenflügeln, hinter dem Brustbein (Sternum) und vor der Speiseröhre (Ösophagus). Kaudal liegt es dem Zwerchfell an. Die Längsachse des Herzens verläuft schräg, sodass die Herzspitze nach links kaudal und die Herzbasis nach rechts kranial gerichtet ist.

Rechter Vorhof

In den rechten Vorhof (▶ Abb. 10.1) münden die untere und die obere Hohlvene sowie der Koronarvenensinus (Sinus coronarius), der das venöse Blut aus dem Herzmuskelgewebe transportiert. Die obere Hohlvene leitet das Blut von Kopf, Hals, Armen und Brustwand, die untere Hohlvene transportiert das Blut von Beinen, Rumpf und Bauchorganen in den rechten Vorhof. Der rechte Vorhof wird von der rechten Kammer durch eine Segelklappe getrennt, die vom Blutstrom aufgedrückt werden kann. Die rechte Segelklappe (auch **A**trio-**V**entrikular-Klappe, AV-Klappe) besteht aus drei Segeln und heißt daher Trikuspidalklappe. Sie ist über feine Sehnenfäden und Muskelbälkchen (Papillarmuskeln) in der rechten Herzkammer verankert, welche ein

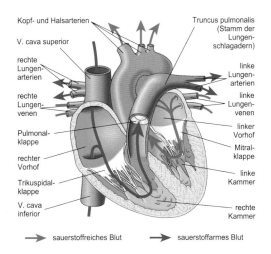

Kopf- und Halsarterien

V. cava superior

rechte Lungenarterien

rechte Lungenvenen

Pulmonalklappe

rechter Vorhof

Trikuspidalklappe

V. cava inferior

Truncus pulmonalis (Stamm der Lungenschlagadern)

linke Lungenarterien

linke Lungenvenen

linker Vorhof

Mitralklappe

linke Kammer

rechte Kammer

→ sauerstoffreiches Blut   → sauerstoffarmes Blut

Abb. 10.1 Längsschnitt durch das Herz mit seinen Kammern und Klappen. Die Pfeile geben die Flussrichtung des Blutes an. [L190]

Zurückschlagen der Klappe in den Vorhof verhindern.

Rechte Kammer

Die rechte Kammer (▶ Abb. 10.1) hat eine relativ dünne, muskuläre Wand. In ihrem Innenraum befinden sich drei vorspringende Muskelbälkchen, die Papillarmuskeln, an denen die Sehnenfäden für die Verankerung der Trikuspidalklappe entspringen. Von der rechten Kammer wird das O_2-arme venöse Blut in den Lungenarterienstamm (Truncus pulmonalis) mit seinen zwei linken und rechten Ästen ausgeworfen.

Rechte Kammer und Lungenarterienstamm sind durch eine Taschenklappe, die Pulmonalklappe, getrennt. Die Taschenklappe besteht aus drei halbmondförmigen Taschen, die die rechte Kammer verschließen bzw. öffnen.

Linker Vorhof

In den linken Vorhof (▶ Abb. 10.1) münden jeweils zwei linke und zwei rechte Lungenvenen (Vv. pulmonales), die O_2-reiches arterielles Blut aus der Lunge führen.

Von der linken Kammer wird der linke Vorhof durch die linke Segelklappe getrennt. Diese besteht aus zwei Segeln und heißt auch Mitralklappe. Sie ist genau wie die Trikuspidalklappe über Sehnenfäden an den Papillarmuskeln der linken Kammer verankert.

Linke Kammer

Die linke Kammer (▶ Abb. 10.1) besitzt die muskelstärkste Wand des gesamten Herzens. Von hier wird das Blut in die Hauptschlagader (Aorta) und weiter in den Körperkreislauf gepumpt. Linke Kammer und Aorta werden durch eine Taschenklappe, die Aortenklappe, voneinander getrennt.

10.1.1 Aufbau der Herzwand

Die Herzwand gliedert sich von innen nach außen in drei Schichten:

- Das **Endokard** besteht aus einer einschichtigen Lage Endothelzellen und kleidet die Hohlräume des Herzens vollständig aus. Endokarddoppelungen bilden die Segel- und Taschenklappen.
- Das **Myokard** ist die Muskelschicht des Herzens. Es besteht aus Herzmuskelzellen (▶ 2.3.2). Durch seine Kontraktion pumpt es das Blut in den Lungen- und Körperkreislauf. Seine Stärke ist abhängig von der jeweiligen Leistung. So ist das Myokard der Vorhöfe mit ca. 1,5 mm dünn, das der linken Kammer dicker (8–11 mm) als das der rechten Kammer (2–4 mm).
- Das **Epikard** besteht aus einschichtigem Plattenepithel (▶ 2.1.1), welches das Herz von außen bedeckt. Gemeinsam mit dem Perikard bildet es den Herzbeutel.

Herzbeutel

Der Herzbeutel umgibt das Herz. Er besteht aus zwei an den Abgängen der Gefäße miteinander verwachsenen Blättern. Das äußere Blatt (Perikard) des Herzbeutels besteht aus straffem Bindegewebe, das nach kaudal mit dem Zwerchfell und seitlich mit dem Lungenfell verwachsen ist.

Zwischen Perikard und Epikard befindet sich ein dünner mit 15–20 ml Flüssigkeit gefüllter Spaltraum. Diese seröse Flüssigkeit dient als Gleitfilm, welcher ein reibungsloses Pulsieren des Herzens ermöglicht.

10.1.2 Blutversorgung des Herzens

Auch das Herz selbst muss mit Blut versorgt werden (▶ Abb. 10.2). Dies erfolgt über zwei aus der Aorta abzweigende Gefäße, die **Koronararterien** (Herzkranzgefäße):

- Die **linke Koronararterie** (A. coronaria sinistra) teilt sich in zwei Äste (Ramus interventricularis anterior und Ramus circumflexus) und versorgt den linken Vorhof, die linke Kammer und den Großteil der Herzscheidewand.

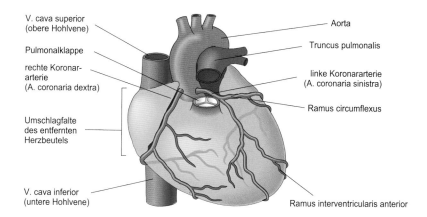

V. cava superior
(obere Hohlvene)

Pulmonalklappe

rechte Koronar-
arterie
(A. coronaria dextra)

Umschlagfalte
des entfernten
Herzbeutels

V. cava inferior
(untere Hohlvene)

Aorta

Truncus pulmonalis

linke Koronararterie
(A. coronaria sinistra)

Ramus circumflexus

Ramus interventricularis anterior

Abb. 10.2 Koronararterien.
[L190]

- Die **rechte Koronararterie** (A. coronaria dextra) versorgt den rechten Vorhof, die rechte Kammer und einen kleinen Teil der Herzscheidewand.

Das Netz der Koronararterien ist in Fett eingebettet und wird vom Epikard bedeckt.

Die **Venen des Herzens** verlaufen etwa parallel zu den Arterien, vereinigen sich zu immer größer werdenden Gefäßen und münden schließlich als Koronarvenensinus (Sinus coronarius) in den rechten Vorhof.

Fallbeispiel: Myokardinfarkt

Herzklopfen

Pflegefachfrau Melanie Russo und der Auszubildende Sebastian Böll werden heute im ambulanten Pflegedienst auf ihrer Tour zwölf Patienten versorgen. Als sie kurz vor Schichtende die Wohnung des 69-jährigen Herrn Adler betreten, sehen sie ihn panisch auf dem Sessel sitzend. „Herr Adler, was ist los?", fragt Melanie Russo. Herr Adler atmet schwer und antwortet: „Ich bekomme schlecht Luft, habe Schmerzen im Arm und meine Brust tut weh." Melanie Russo sagt: „Sebastian, bleib bei Herrn Adler, lass ihn nicht allein und pass auf, dass er nicht aufsteht." Sebastian spürt sein Herz vor Aufregung klopfen. Zehn Minuten später trifft der Rettungsdienst ein und übernimmt. Auf dem Heimweg erklärt Melanie: „Bestimmt ein Herzinfarkt. Herr Adler raucht schon 50 Jahre und seitdem seine Frau verstorben ist, bewegt er sich kaum und ernährt sich ungesund. Das begünstigt eine Arteriosklerose und damit den Verschluss eines Blutgefäßes. Ist das zum Beispiel beim Herz der Fall, wird es nicht mehr richtig durch-

blutet und Gewebe stirbt ab. Häufig kommt es auch zu Herzrhythmusstörungen. Hoffentlich überlebt er das." Als beide am Büro ankommen, verabschieden sie sich. Sebastian spürt sein Herz immer noch klopfen und entscheidet sich gegen den Bus und für den Fußweg nach Hause. Das wird seinen Gedanken und seinem Herz guttun.

10.2 Der Herzzyklus

Der Pumpmechanismus des Herzens beruht auf einer koordiniert ablaufenden Kontraktion (Systole) und Erschlaffung (Diastole) der Herzmuskulatur (▶ Abb. 10.3). Ein Herzzyklus setzt sich jeweils aus der Abfolge von Systole und Diastole zusammen. Die Richtung des Blutflusses während eines Herzzyklus wird dabei durch die Herzklappen gewährleistet.

Systole

Die Systole (▶ Abb. 10.3) kann in zwei Phasen unterteilt werden:
- **Anspannungsphase:** Sowohl Segelklappen als auch Taschenklappen sind geschlossen. Der Druck in den mit Blut gefüllten Kammern steigt steil an, bis er den Druck in der Aorta bzw. im Truncus pulmonalis übersteigt, was zum Öffnen der Taschenklappen führt. Jetzt beginnt die Austreibungsphase.
- **Austreibungsphase:** Die Kammern kontrahieren und leeren sich, und das Blut wird in den Körper- bzw. Lungenkreislauf ausgeworfen, bis sich die Taschenklappen wieder schließen.

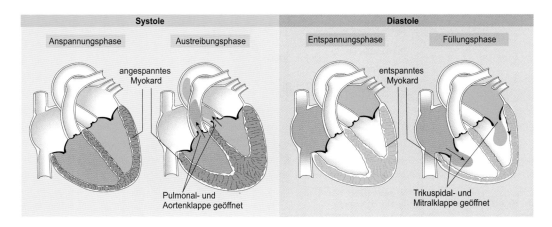

Abb. 10.3 Herzzyklus. [L190]

Damit ist die Systole beendet, und die Diastole beginnt mit der Entspannungsphase.

Diastole

Auch die Diastole (► Abb. 10.3) kann in zwei Phasen unterteilt werden:

- **Entspannungsphase:** Während dieser Phase sind die Aorten- und Pulmonalklappe geschlossen. Der Kammerdruck fällt ab, sodass sich die Segelklappen öffnen.
- **Füllungsphase:** Die Segelklappen zwischen Vorhof und Kammer sind geöffnet, sodass das Blut von den Vorhöfen in die erschlafften Kammern fließen kann. Außerdem werden die Kammern durch die Kontraktion der Vorhöfe gefüllt. Mit steigendem Druck in den Kammern schließen sich die Segelklappen bedingt durch die zunehmende Blutfüllung, sodass zwischen Vorhöfen und Kammern keine Verbindung mehr besteht. Damit ist die Diastole beendet, und die Systole beginnt erneut.

Herztöne

Während des Herzzyklus können am gesunden Herzen mit dem Stethoskop zwei Herztöne auskultiert werden. Der **1. Herzton** ist zu Beginn der Systole zu hören und kommt durch die Anspannung des Kammermyokards zustande. Der **2. Herzton** ist zu Beginn der Diastole zu auskultieren und entsteht durch den Schluss der Taschenklappen.

10.3 Erregungsbildung und Erregungsleitung

Das Erregungsbildungs- und Erregungsleitungssystem des Herzens (► Abb. 10.4) ist für die rhythmischen Kontraktionen der Herzmuskulatur verantwortlich. Es arbeitet autonom, d. h. es bildet Aktionspotenziale unabhängig vom Nervensystem. Anders als die Skelettmuskulatur, die durch einen Nerv erregt werden muss, um sich zu kontrahieren, besitzt das Herz die Fähigkeit, diese Erregung selbst zu bilden. Eine Erregung breitet sich von den Vorhöfen über die Kammern aus und bewirkt, dass die Herzabschnitte sich nacheinander kontrahieren.

Das Erregungsbildungs- und -leitungssystem des Herzens besteht aus spezialisierten Herzmuskel-

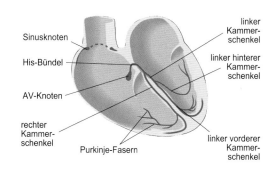

Abb. 10.4 Das Erregungsbildungs- und -leitungssystem des Herzens. [L190]

zellen, die Sinusknoten, AV-Knoten, His-Bündel, Kammerschenkel und Purkinje-Fasern bilden.
Daneben wird das Herz vom ZNS über sympathische und parasympathische Nervenfasern beeinflusst.

Sinusknoten

Der Sinusknoten ist im gesunden Herzen der Ausgangspunkt der Erregung, der sog. Schrittmacher. Er liegt in der Wand des rechten Vorhofs und erzeugt rhythmische Erregungen (Aktionspotenziale). Ausgehend vom Sinusknoten breitet sich die Erregung gleichmäßig von einer Herzmuskelzelle zur nächsten über die beiden Vorhöfe aus. Als Folge kommt es zur Vorhofkontraktion.

AV-Knoten

Dem Sinusknoten ist in der Erregungsleitung der AV-Knoten (**A**trio-**V**entrikular-Knoten) nachgeschaltet. Er liegt an der Grenze zwischen Vorhöfen und Kammern am Boden des rechten Vorhofs. Hier wird die Erregungsleitung verzögert, sodass sich die Vorhöfe zeitlich vor den Kammern kontrahieren und ein geregelter Blutfluss ermöglicht wird. Die Erregung wird anschließend weiter über **His-Bündel, Kammerschenkel** (Tawara-Schenkel) und **Purkinje-Fasern** zur Kammermuskulatur geleitet, woraufhin sich die Kammern kontrahieren.

10.3.1 Herzleistung und ihre Regulation

Da der menschliche Organismus während körperlicher Tätigkeit mehr O_2 und Nährstoffe verbraucht als in Ruhe, muss das Herz sich schnell an geänderte Bedingungen anpassen können. Diese Aufgabe übernimmt das vegetative Nervensystem (▶ 4.3) mit seinen zwei Anteilen, dem **Sympathikus** und dem **Parasympathikus.**

Nervenversorgung des Herzens

Sympathikus und Parasympathikus (N. vagus, ▶ 4.2.1) regulieren ständig die Tätigkeit des Herzens. Dabei hat der Sympathikus eine jeweils steigernde bzw. positive Wirkung auf das Herz, der Parasympathikus dagegen eine hemmende bzw. negative Wirkung. Beide regulieren:

- **Herzfrequenz** (Chronotropie): Überwiegt der sympathische Einfluss, steigt die Herzfrequenz, überwiegt der parasympathische Einfluss, sinkt sie
- **Schlagkraft** (Inotropie) und damit das Schlagvolumen: Der Sympathikus steigert die Schlagkraft, der Parasympathikus verringert sie

- **Erregungsleitungsgeschwindigkeit** (Dromotropie): Der Sympathikus verkürzt die Überleitung der Erregung von den Vorhöfen auf die Kammern, der Parasympathikus verlängert sie.

Transmitter des Sympathikus ist Noradrenalin, das über β-Rezeptoren an den Herzmuskelzellen wirkt. Unterstützt wird diese Wirkung durch das im Blut vorhandene Adrenalin des Nebennierenmarks. Der Parasympathikus setzt aus seinen Nervenendigungen Acetylcholin als Transmitter frei.

10.3.2 Herzleistung bei Ruhe und Belastung

In Ruhe beträgt die **Herzfrequenz** etwa 70/Min. Sowohl rechter als auch linker Ventrikel werfen pro Kontraktion etwa 70 ml Blut aus. Dieses Volumen ist das **Schlagvolumen.** Weitere 70 ml bleiben in den Herzkammern. Sie bilden das **Restvolumen.** Das **Herz-Minuten-Volumen** oder **Herz-Zeit-Volumen (HZV)** ist das Blutvolumen, das pro Minute ausgeworfen wird.

> **Merke**
>
> Herzfrequenz × Schlagvolumen = Herz-Minuten-Volumen

In Ruhe beträgt das Herz-Minuten-Volumen etwa: 70/Min. × 70 ml = 4.900 ml/Min. In Ruhe pumpt das Herz also etwa 5 l/Min. sowohl in den Lungen- als auch in den Körperkreislauf.
Unter Belastung steigen Herzfrequenz und Schlagvolumen und damit auch das Herz-Minuten-Volumen an. Dadurch wird der gesteigerte Bedarf des Organismus bei körperlicher Tätigkeit gedeckt.

> **Besonderheiten beim Kind**
>
> Die Herzfrequenz ist bei Kindern höher als bei Erwachsenen:
> - Säuglinge: 120–160/Min.
> - Kleinkinder: 90–140/Min.
> - Vorschulkinder: 80–110/Min.
> - Schulkinder: 75–100/Min.
>
> Außerdem schwankt die Herzfrequenz bei Kindern stärker als bei Erwachsenen, da sie stärker auf Belastungen wie körperliche Anstrengungen, Fieber oder Anspannung reagieren. Es kann zu einer Herzfrequenz von bis zu 200/Min. kommen.

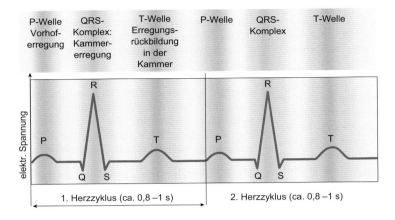

| P-Welle
Vorhof-
erregung | QRS-
Komplex:
Kammer-
erregung | T-Welle
Erregungs-
rückbildung
in der
Kammer | P-Welle | QRS-
Komplex | T-Welle |

1. Herzzyklus (ca. 0,8 – 1 s) 2. Herzzyklus (ca. 0,8 – 1 s)

Abb. 10.5 Standard-EKG-Registrierung. [L190]

Besonderheiten älterer Mensch

Mit zunehmendem Alter lässt die Leistungsfähigkeit des Herzens nach. So sinkt die maximale Herzfrequenz um bis zu 25 %. Auch die Kraft des Herzmuskels, das Schlagvolumen und damit auch das Herz-Minuten-Volumen sinken. Folge ist eine abnehmende körperliche Belastbarkeit und das häufigere Auftreten von Synkopen im Alter.

10.3.3 Das Elektrokardiogramm (EKG)

Mit Hilfe des Elektrokardiogramms (EKG) können Rückschlüsse auf die Erregungsvorgänge im Herzen gezogen werden (▶ Abb. 10.5). Breitet sich ein Aktionspotenzial entlang der Herzmuskelzellen aus, fließt ein Strom zwischen den erregten und den nicht erregten Anteilen. Diese elektrischen Spannungsänderungen können, wenn auch stark abgeschwächt, an der Körperoberfläche mit Hilfe von Elektroden abgeleitet und als EKG registriert werden. Um vergleichbare EKG-Registrierungen zu erhalten, müssen die Elektroden immer an den gleichen Körperstellen angebracht werden. Es werden unterschieden:
- **Brustwandableitungen** mit sechs Elektroden auf der Brustwand

- **Extremitätenableitungen** mit je einer Elektrode am rechten und linken Hand- und Fußgelenk (▶ Abb. 10.6)

Praxistipp

Lage und Reihenfolge der EKG-Ableitungen sind genau festgelegt. Werden diese nicht korrekt angelegt, so kommt es zu verfälschten Ableitungen, die falsch oder gar nicht interpretiert werden können.

Wiederholungsfragen

1. Zählen Sie die Herzklappen mit Angabe der Lage (liegt zwischen …) auf!
2. Welche Koronararterien kennen Sie?
3. Welche Herzklappen sind während der Systole des Herzens geöffnet und welche geschlossen?
4. Während welcher Phase sind Mitralklappe und Aortenklappe gleichzeitig geschlossen?
5. Aus welchen Teilen besteht das Erregungsleitungssystem des Herzens?
6. Was bewirkt eine Reizung des N. vagus am Herzen?
7. Wie groß ist das durchschnittliche Herz-Minuten-Volumen des Erwachsenen in Ruhe?

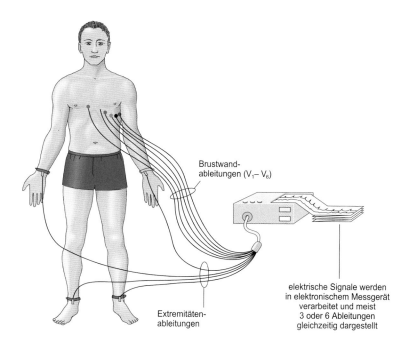

Brustwand-
ableitungen (V₁– V₆)

Extremitäten-
ableitungen

elektrische Signale werden
in elektronischem Messgerät
verarbeitet und meist
3 oder 6 Ableitungen
gleichzeitig dargestellt

Abb. 10.6 EKG-Ableitungs-
orte. [L190]

Das Atmungssystem

Überblick

Das Atmungssystem ermöglicht dem Körper den notwendigen Gasaustausch von Sauerstoff und Kohlendioxid und ist an der Regulation des Säure-Basen-Haushaltes beteiligt. Bei Störungen dieser Vorgänge liegen diesen meist Erkrankungen der Atemwege zugrunde.

Zur professionellen Einschätzung und Beurteilung der Atmung benötigen Pflegende stets Kenntnisse zu physischen, psychischen und psychosomatischen Zusammenhängen. Sie identifizieren nützliche Ressourcen, instruieren zu atemunterstützenden Maßnahmen und klären über die schädliche Wirkung von Schadstoffen wie Nikotin auf. Dabei akzeptieren sie schwer nachvollziehbare Verhaltensweisen und begegnen den Betroffenen mit Wertschätzung. Sie unterstützen und begleiten Menschen bei medizinischen Maßnahmen, leiten in Situationen der Atemnot Sofortmaßnahmen ein und benötigen insbesondere in Bereichen der Intensivmedizin Fachkenntnisse, um eine künstliche Beatmung sachgerecht zu betreuen.

Um hierzu eine Basis zu schaffen, beantwortet das folgende Kapitel unter anderem folgende Fragen: Wie ist das Atmungssystem aufgebaut? Wie funktioniert der Gasaustausch? Welche Aufgaben übernehmen hierbei Nase und Mund? An welchen Vorgängen sind der Kehlkopf und die Luftröhre beteiligt? Was ist ein Pleuraspalt? Wie ist die Atmung am Säure-Basen-Haushalt beteiligt?

Zur Aufrechterhaltung des menschlichen Lebens wird ständig Sauerstoff (O_2) benötigt. Dieser gelangt aus der Umgebungsluft über die Atmung in die Lunge, wo er vom Kapillarblut aufgenommen wird. Dieser Vorgang wird als Lungenatmung oder **äußere Atmung** bezeichnet.

Der Weitertransport des O_2 zu den einzelnen Organen erfolgt mit dem Blut innerhalb des Kreislaufsystems. In den Mitochondrien (► 1.1.7) der Körperzellen wird O_2 über die **innere Atmung** (Gewebeatmung) unter Energiegewinnung zu Kohlendioxid (CO_2) umgesetzt. Das CO_2 wird mit dem Blut zurück zur Lunge transportiert und an die Umgebungsluft abgegeben.

Über die Atmung spielt die Lunge außerdem eine wichtige Rolle bei der Regulation des **Säure-Basen-Haushalts.**

11.1 Die Atmungsorgane

Die Atmungsorgane (► Abb. 11.1) werden unterteilt in:

- **Obere Atemwege:** Nasenhöhle, Nasennebenhöhlen, Rachen
- **Untere Atemwege:** Kehlkopf, Luftröhre, Bronchien, Lunge

11.1.1 Nase

Die Nase besteht aus den äußeren sichtbaren Anteilen und der innen liegenden **Nasenhöhle** (► Abb. 6.8). Nach kaudal wird die Nasenhöhle durch den harten Gaumen, nach kranial durch die Siebbeinplatte der Schädelbasis begrenzt. Die seitlichen Wände werden von Knochen des Gesichtsschädels gebildet. An ihnen befinden sich die jeweils paarig angelegten **Nasenmuscheln** (Conchae nasales, ► Abb. 3.4), von denen die obere und die mittlere Muschel zum Siebbeinknochen gehören, die untere dagegen einen eigenständigen Knochen bildet. Zwischen den Nasenmuscheln verlaufen oberer, mittlerer und unterer Nasengang.

Durch die **Nasenscheidewand** (Septum) wird die Nasenhöhle in eine rechte und in eine linke Hälfte unterteilt. Nach hinten ist sie über die Choanen (hintere Öffnungen der Nase) mit dem Rachenraum (Pharynx, ► 6.1.6) verbunden.

Die Nasenhöhle ist über die Ohrtrompete (Tuba Eustachii) des Nasenrachens (Nasopharynx) mit dem Mittelohr (► 5.2.1) verbunden.

Die Tränenflüssigkeit der Augen fließt über den Tränennasengang (Ductus nasolacrimalis, ► 5.1.2) in den unteren Nasengang der Nasenhöhle ab.

Ebenso münden die Nasennebenhöhlen über den mittleren und oberen Nasengang in die Nasenhöhle.

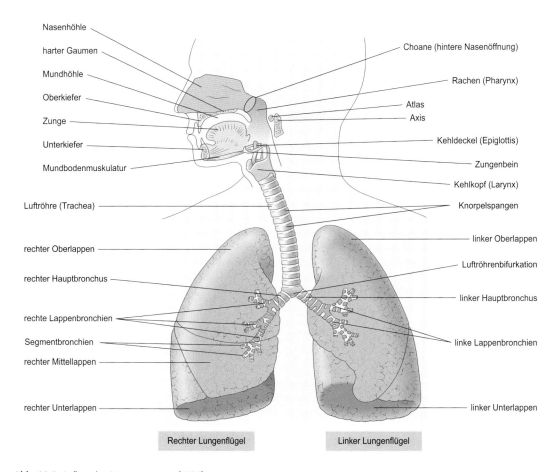

Nasenhöhle

harter Gaumen

Mundhöhle

Oberkiefer

Zunge

Unterkiefer

Mundbodenmuskulatur

Luftröhre (Trachea)

rechter Oberlappen

rechter Hauptbronchus

rechte Lappenbronchien

Segmentbronchien

rechter Mittellappen

rechter Unterlappen

Choane (hintere Nasenöffnung)

Rachen (Pharynx)

Atlas

Axis

Kehldeckel (Epiglottis)

Zungenbein

Kehlkopf (Larynx)

Knorpelspangen

linker Oberlappen

Luftröhrenbifurkation

linker Hauptbronchus

linke Lappenbronchien

linker Unterlappen

Rechter Lungenflügel

Linker Lungenflügel

Abb. 11.1 Aufbau des Atmungssystems. [L190]

Aufgaben der Nase

- Erwärmung der Atemluft durch das dichte Blutgefäßnetz der Nasenschleimhaut und die große Schleimhautoberfläche.
- Anfeuchtung der Atemluft durch Abgabe von Nasensekret, das in den Becherzellen der Nasenschleimhaut produziert wird.
- Reinigung der Atemluft von Staubteilchen und anderen Fremdkörpern durch das Flimmerepithel, das die Nasenhöhle auskleidet. Die Flimmerhärchen transportieren die Fremdkörper mit dem Sekretstrom zum Rachen.
- Beherbergung des Riechorgans (▶ 5.3).
- Resonanzraum beim Sprechen.

Nasennebenhöhlen

Es werden verschiedene paarig angelegte Nasennebenhöhlen unterschieden:
- **Stirnhöhlen** (Sinus frontales) (▶ Abb. 6.8)
- **Kieferhöhlen** (Sinus maxillares)
- Acht bis zehn **Siebbeinzellen** (Cellulae ethmoidales)
- **Keilbeinhöhlen** (Sinus sphenoidales) (▶ Abb. 6.8)

Die Nasennebenhöhlen sind wie die Nasenhöhle mit Flimmerepithel ausgekleidet und mit dieser über feine Öffnungen verbunden. Sie unterstützen die Nasenhöhle bei ihren Aufgaben und vermindern das Gewicht des knöchernen Schädels, da sie mit Luft gefüllt sind.

Rachen

Bei der Einatmung gelangt der Hauptluftstrom von der Nasenhöhle weiter in den Rachenraum zum Kehlkopf. Aufgabe und Aufbau des Rachenraums wurden bereits im Kapitel Verdauung beschrieben (▶ 6.1.6).

> **Praxistipp** ●————
>
> Magensonden, Nasenbrillen zur Sauerstoffzufuhr und Beatmungstuben können zu Dekubiti der Nasenschleimhaut führen. Sonden müssen deshalb schonend fixiert werden, ihre Lage regelmäßig gewechselt und der Naseneingang gepflegt werden.

11.1.2 Kehlkopf

Der Kehlkopf (Larynx) sitzt auf der Luftröhre und ist von außen als Adamsapfel zu tasten (▶ Abb. 11.2). Er setzt sich aus mehreren Knorpeln zusammen, die durch Bänder und Muskeln zusammengehalten werden. **Schildknorpel** und **Ringknorpel** sind durch Gelenke miteinander verbunden. Der Ringknorpel ist außerdem mit den zwei kleinen **Stellknorpeln** über ein Gelenk verbunden. Mit Hilfe dieser Gelenke und kleiner Muskeln kann die Stellung und der Spannungszustand der **Stimmbänder** verändert werden.

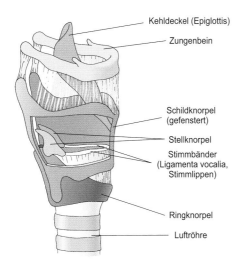

Kehldeckel (Epiglottis)

Zungenbein

Schildknorpel (gefenstert)

Stellknorpel

Stimmbänder (Ligamenta vocalia, Stimmlippen)

Ringknorpel

Luftröhre

Abb. 11.2 Knorpeliges Kehlkopfskelett von der Seite (Schildknorpel gefenstert). [L190]

Beim Schluckvorgang (▶ 6.1.7) verschließt der **Kehldeckel** (Epiglottis) den Kehlkopfeingang und damit den Zugang zu den unteren Atemwegen. Er besitzt die Form eines Tischtennisschlägers, der mit seinem Stiel am Schildknorpel befestigt ist.

Aufgaben des Kehlkopfes

Der Kehlkopf erfüllt zwei Funktionen:
* Verschluss der unteren Atemwege beim Schlucken
* Stimmbildung

Stimmbänder und Stimme

Zur Schallerzeugung sind innerhalb des Kehlkopfes die zwei **Stimmbänder** zwischen den Stellknorpeln und dem Schildknorpel ausgespannt. Sie lassen einen Spalt offen, die **Stimmritze,** durch den während der Atmung die Luft ein- und ausströmen kann. Bei der **Stimmbildung** (Phonation) ist die Stimmritze geschlossen und die Stimmbänder werden durch einen Luftstrom in Schwingungen versetzt, sodass ein Ton entsteht. Mit Hilfe der Kehlkopfmuskulatur kann der Spannungszustand der Stimmbänder und damit die Tonhöhe reguliert werden. Soll ein hoher Ton erzeugt werden, werden die Stimmbänder stärker gespannt, für einen tiefen Ton werden sie entspannt. Die Lautstärke eines Tones ist abhängig von der Stärke des Luftstroms, der die Stimmbänder in Schwingungen versetzt.

Für die **Lautbildung** (Artikulation) wird der gesamte Hohlraum zwischen Stimmlippenebene und Mund- bzw. Nasenöffnung als Resonanzraum benötigt. Je nach gebildetem Laut (Mitlaut, Selbstlaut) bewegen sich weicher Gaumen, Zunge und Lippen. Sie formen den jeweiligen Laut an Zähnen, hartem Gaumen und Nasenraum.

> **Praxistipp** ●————
>
> Bei intubierten Patienten oder Patienten mit Trachealkanüle fehlt die Anfeuchtung und Erwärmung der Atemluft durch die oberen Luftwege. Deshalb ist eine regelmäßige und sorgfältige Pneumonieprophylaxe notwendig.

11.1.3 Luftröhre

Die Luftröhre (Trachea) (▶ Abb. 11.1) beginnt unterhalb des Ringknorpels, ist 10–12 cm lang und teilt sich an der Gabelungsstelle (Bifurkation) in die beiden Hauptbronchien. Ihre Wand besteht aus 16–20 hufeisenförmigen Knorpelspangen, die durch elastische Bänder miteinander verbunden sind. Die Rückseite der Luftröhre wird von einer bindegewebigen Muskelplatte gebildet, die Kontakt zur Speiseröhre hat. Wie der gesamte untere Atemtrakt ist die Luftröhre von Flimmerepithel mit eingelagerten Becherzellen ausgekleidet. Die Flimmerhärchen transportieren Fremdkörper und Sekret in Richtung Rachen. Die Becherzellen bilden Bronchialschleim, der das Epithel bedeckt und die Atemluft anfeuchtet.

11.1.4 Bronchien

Auf Höhe des 5. Brustwirbels teilt sich die Luftröhre in die zwei Hauptbronchien. Die beiden **Hauptbronchien** leiten die Luft von der Luftröhre weiter in die Lunge. Der rechte Hauptbronchus teilt sich nach wenigen Zentimetern in drei **Lappenbronchien,** während der linke Hauptbronchus sich lediglich in zwei Lappenbronchien teilt. Diese fünf Lappenbronchien ziehen jeweils zu einem Lungenlappen. Dort teilen sie sich weiter in **Segmentbronchien.** Durch mehr als zwanzig solcher Teilungsschritte entsteht das weit verzweigte System des **Bronchialbaums.** Die kleinsten Bronchien haben einen Durchmesser von weniger als 1 mm und werden **Bronchioli** genannt. Sie setzen sich in die mit den **Lungenbläschen** (Alveolen) besetzten **Alveolargänge** fort (▶ Abb. 11.3).

Die Bronchien besitzen einen Wandaufbau ähnlich dem der Luftröhre. Je kleiner sie werden, desto unregelmäßiger werden ihre Knorpelspangen, bis in den Wänden der Bronchioli schließlich keine Knorpeleinlagerungen mehr vorhanden sind. Die Wände der Bronchioli bestehen aus glatten Muskelzellen und elastischen Fasern.

Aufgabe der Bronchien wie auch der Luftröhre ist neben der Zu- und Ableitung sowie Verteilung der Atemluft deren Erwärmung, Anfeuchtung und Reinigung.

11.1.5 Lunge

Die Lunge (Pulmo) besteht aus dem rechten und dem linken **Lungenflügel.** Der rechte Lungenflügel wird durch zwei schräg verlaufende Spalten (Fissuren) in drei **Lappen** und diese werden durch Bindegewebe wiederum in zehn **Segmente** unterteilt. Durch das nach links verschobene Herz ist der linke Lungenflügel kleiner als der rechte. Er wird durch eine schräg verlaufende Spalte in

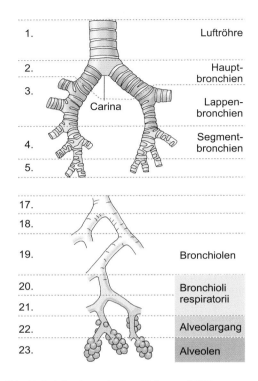

Abb. 11.3 Aufzweigung des Bronchialbaums. [L190]

nur zwei Lappen und diese wiederum in neun Segmente unterteilt.

Die Lunge ist durch die Rippen geschützt und liegt mit ihrer Basis dem Zwerchfell auf. Die Lungenspitzen ragen etwas über die Schlüsselbeine hinaus. An den medialen Seiten der Lungenflügel treten im **Lungenhilus** Bronchien und Arterien in die Lunge ein, Venen und Lymphbahnen aus.

Blutversorgung

Die Lunge verfügt über zwei Gefäßsysteme. **Lungenarterien** und **-venen** (Aa. und Vv. pulmonales) bilden den Lungenkreislauf (▶ 9.1.2), über den die Atemgase zwischen Blut und Alveolen ausgetauscht werden. Am Lungenhilus treten die Lungenarterien gemeinsam mit den Hauptbronchien in die Lunge ein und schließen sich im weiteren Verlauf den Bronchien und Bronchiolen an. Sie umgeben mit ihren feinsten Ästen (Kapillaren) die Lungenalveolen. Die Lungenvenen verlaufen demgegenüber im Bindegewebe zwischen den Lungensegmenten der Lunge, treten durch den Lungenhilus aus und münden in den linken Herzvorhof.

Daneben existiert ein eigenes Versorgungssystem für das Lungengewebe, das von Ästen aus der Aorta oder den Zwischenrippenarterien (Aa. intercostales), den **Bronchialarterien** (Aa. bronchiales), gebildet wird. Auch sie verlaufen mit den Bronchien, sind jedoch nicht am Gasaustausch zwischen Blut und Alveolen beteiligt, sondern versorgen die Bronchialwände mit Sauerstoff. Ihr sauerstoffarmes Blut verlässt über die Bronchialvenen (Vv. bronchiales) die Lunge.

Pleura

Die Oberfläche der Lunge ist vom **Lungenfell** (Pleura visceralis) überzogen. Am Lungenhilus schlägt das Lungenfell in das **Rippenfell** (Pleura parietalis) um (► Abb. 11.4). Das Rippenfell kleidet das Zwerchfell, den Mittelfellraum (Mediastinum), Rippen, Wirbelsäule und Brustbein zur Lunge hin aus. Die beiden Pleurablätter (Pleura visceralis und Pleura parietalis) werden zusammen als Brustfell (Pleura) bezeichnet. Sie bilden zwischen sich einen geschlossenen Spalt, den **Pleuraspalt,** der nicht mit dem Außenraum verbunden ist. Er ist mit ca. 5 ml seröser Gleitflüssigkeit pro Pleuraspalt gefüllt, sodass sich die Lunge bei der Atmung reibungsfrei bewegen kann.

Im Pleuraspalt herrscht ein leichter Unterdruck. Dies hat zur Folge, dass die Lunge den Thoraxbewegungen bei Ein- und Ausatmung folgen muss, sich also ausdehnen und wieder zusammenziehen muss.

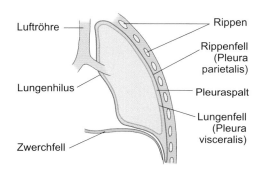

Luftröhre — Rippen

Rippenfell (Pleura parietalis)

Lungenhilus — Pleuraspalt

Lungenfell (Pleura visceralis)

Zwerchfell

Abb. 11.4 Pleuraverhältnisse. [L190]

11.1.6 Mittelfellraum

Die Lungenflügel werden durch den **Mittelfellraum** (Mediastinum) getrennt. Der Mittelfellraum ist ein Bindegewebsraum, der das Herz, die Luft- und Speiseröhre, Thymus (► 8.8.2), Gefäße und Nerven enthält.

11.2 Ventilation und Gasaustausch

11.2.1 Ventilation

Ventilation ist die Belüftung der Lunge durch **Einatmung** (Inspiration) und **Ausatmung** (Exspiration). Sie ist Folge der Aktivität der Atemmuskulatur (► 3.6.2), durch deren Kontraktion das Volumen der Lunge rhythmisch verändert wird.

Einatmung

Bei der Einatmung, die u. a. durch die Formatio reticularis (► 4.1.4) des ZNS gesteuert wird, führt die Kontraktion des **Zwerchfells** (Diaphragma) sowie der **äußeren Zwischenrippenmuskulatur** (Mm. intercostales externi) zu einer Erweiterung des Brustraums. Die Lunge folgt der inneren Brustwand. In der Lunge entsteht so gegenüber der Außenluft ein Unterdruck, wodurch die Luft angesaugt wird und in die Lunge einströmt.

Ausatmung

Während die Einatmung aktiv erfolgt, läuft die Ausatmung vorwiegend passiv ab. Nach Erschlaffung der Einatemmuskulatur kommt es aufgrund der Eigenelastizität des Lungengewebes und des Brustkorbs zu einer passiven Verkleinerung des Brustkorbs und zum Ausströmen der Atemluft. Dies ist vergleichbar mit einem aufgeblasenen Luftballon, der von selbst in seinen Ausgangszustand zurückkehrt. Die Ausatmung kann durch die **innere Zwischenrippenmuskulatur** (Mm. intercostales interni) und die Bauchmuskulatur unterstützt werden.

> **Praxistipp** •
> Um Atelektasen und einer Pneumonie vorzubeugen, müssen bettlägerige Patienten regelmäßig umgelagert werden, sodass die einzelnen Lungenabschnitte besser belüftet werden.

11.2.2 Lungen- und Atemvolumina

Nach einer normalen Ausatmung befindet sich die Lunge in der Atemruhelage. Ausgehend von der

151

Atemruhelage können mit einem speziellen Messgerät, dem **Spirometer,** verschiedene Lungenvolumina gemessen werden. Hierzu bläst der Patient über einen Schlauch in ein Spirometer, das dann die Lungenvolumina aufzeichnet. Diese Lungenvolumina sind stark variabel und abhängig von Körperbau, Alter, Geschlecht und Trainingszustand.
Bei normaler Ruheatmung werden ca. 0,5 l Luft pro Atemzug im Atmungssystem hin- und herbewegt. Dies entspricht dem **Atemzugvolumen.**
Davon gelangen jedoch nur ⅔ in die Lungenalveolen und stehen damit für den Gasaustausch zur Verfügung. Der Rest verbleibt in Kehlkopf, Luftröhre und Bronchien und bildet den sogenannten **Totraum.** Er beträgt beim Erwachsenen etwa 150 ml.
Bei einer **Atemfrequenz** von 14–16 Atemzügen/Min. atmet ein gesunder Erwachsener etwa 7,5 l in der Minute ein und wieder aus. Die Totraumventilation beträgt etwa 2 l/Min.
Das **Atemzeitvolumen** beträgt somit 0,5 l × 15/Min. = 7,5 l/Min. Bei extremer Belastung kann es bis zu 120 l/Min. gesteigert werden (**Atemgrenzwert**).
Bei verstärkter Einatmung kann ein zusätzliches Atemvolumen, das **inspiratorische Reservevolumen,** von etwa 2,5 l pro Atemzug eingeatmet werden, bei verstärkter Ausatmung können etwa 1,5 l zusätzlich ausgeatmet werden. Dies ist das **exspiratorische Reservevolumen.**

Die Summe aus Atemzugvolumen und in- und exspiratorischem Reservevolumen entspricht dem Gesamtvolumen der Lunge, welches aktiv verändert werden kann. Es wird als **Vitalkapazität** bezeichnet und beträgt ca. 4,5 l.

Besonderheiten beim Kind

Die Atemfrequenz ändert sich mit dem Lebensalter:
- Neugeborenes: 35–40/Min.
- Säugling: 30–50/Min.
- Kleinkind: 25–32/Min.
- Älteres Kind: 20–30/Min.
- Jugendlicher: 16–19/Min.

Auch bei stärkster Ausatmung bleibt noch Luft in der Lunge zurück. Diese Restluft wird **Residualvolumen** genannt und beträgt ca. 1,5 l.
Das bei normaler Ausatmung in der Lunge verbleibende Volumen ist die **funktionelle Residualkapazität** und beträgt etwa 3 l. Sie setzt sich zusammen aus dem Residualvolumen und dem exspiratorischen Reservevolumen.
Das maximal mögliche Luftvolumen, das die Lunge aufnehmen kann, beträgt demnach 6 l (Vitalkapazität + Residualvolumen). Es wird **Totalkapazität** genannt (▶ Abb. 11.5).

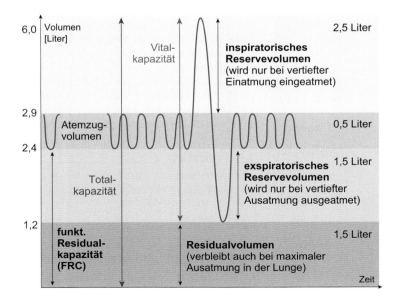

Abb. 11.5 Lungen- und Atemvolumina eines jüngeren Erwachsenen. [L190]

Besondere Bedeutung bei der Diagnose bestimmter Lungenerkrankungen hat die **Einsekundenkapazität** (FEV_1: **f**orciertes **e**xspiratorisches **V**olumen nach einer Sekunde, ▶ Abb. 11.6). Sie gibt an, welches Volumen nach maximaler Einatmung in einer Sekunde ausgeatmet werden kann. Beurteilt wird vor allem der **Tiffeneau-Index,** auch relative Einsekundenkapazität genannt, welcher das Verhältnis der FEV_1 zur Vitalkapazität angibt. Dieser beträgt abhängig vom Alter normalerweise >70 % und ist ein Parameter für obstruktive Veränderungen der Lunge.

___
Besonderheiten älterer Mensch

Im Alter verschlechtern sich zahlreiche Lungenparameter: Die Vitalkapazität nimmt ab, während das Residualvolumen ansteigt. Die Lungenelastizität (Compliance) sinkt ebenso wie die Einsekundenkapazität. In der Regel kommen diese Einschränkungen jedoch nur bei Menschen mit einer pulmonalen Grunderkrankung wie beispielsweise einer chronischen Bronchitis zum Tragen.

___
Fallbeispiel: COPD

Aus der Luft gegriffen

Herr Lehmann ist 63 Jahre alt und wird wegen einer Oberschenkelamputation und einer COPD seit Kurzem im Pflegeheim betreut. Er war heute bei seinem Hausarzt für eine Lungenfunktionsprüfung. Nachdem er vom Krankentransport wieder zurückgebracht worden ist,

betreten Pflegefachfrau Michaela Radel und der Auszubildende Kai Laurent sein Zimmer. Herr Lehmann hält einen Arztbericht in den Händen und fragt: „Was bedeutet COPD Grad III?" Michaela Radel setzt sich zu ihm, sieht sich das Dokument an und beginnt zu erklären: „Eine chronisch obstruktive Lungenerkrankung, eine COPD, kann man je nach Schweregrad in vier Stufen einteilen. Eins ist leicht, vier schwer. Hierfür hat der Arzt ihr Lungenvolumen gemessen und dabei festgestellt, dass einige Werte vermindert sind." Herr Lehmann wirkt bedrückt und sagt: „Hätte ich einen anderen Beruf gewählt, hätte ich noch beide Beine und könnte leichter atmen." Kurze Zeit später verlassen Michaela Radel und Kai Laurent den Raum, woraufhin Kai sagt: „Er hat bei seiner Arbeit wohl viel geraucht?" Michaela antwortet: „Nein. Er hat im Kohlebergbau gearbeitet. Dort hat er bei einem Unfall sein Bein verloren und wahrscheinlich durch die Schadstoffe nun eine COPD." Kai verstummt. Zum Glück hat er diese Frage nicht Herrn Lehmann selbst gestellt.

11.2.3 Gasaustausch

Der Gasaustausch findet in den Lungenbläschen (Alveolen) statt. Diese sind außen netzförmig von den Kapillaren des Lungenkreislaufs umgeben. Über die Lungenarterien gelangt O_2-armes/CO_2-reiches Blut von der rechten Herzkammer an die Lungenbläschen. Dort diffundiert das CO_2 durch

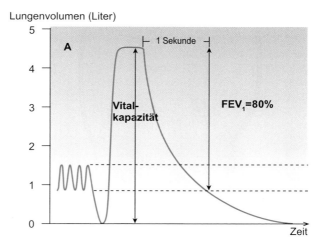

Abb. 11.6 Spirometrische Bestimmung der Einsekundenkapazität. [L157]

die Wand der Kapillaren und Lungenbläschen in die Lungenbläschen hinein, während das O_2 in entgegengesetzter Richtung aus den Lungenbläschen in die Lungenkapillaren diffundiert. Dieser Vorgang der Diffusion (▸ 9.4.3) ist ein passiver Prozess, der keine Energie benötigt. Nach Beendigung des Gasaustausches enthält der ableitende Schenkel der Lungenkapillaren O_2-reiches/CO_2-armes Blut, das über die Lungenvenen zur linken Herzhälfte und von dort in den Körperkreislauf gelangt. O_2 wird im Blut an das Hämoglobin der roten Blutkörperchen (▸ 8.4) gebunden. Das CO_2 in den Lungenbläschen wird abgeatmet.

Der Gasaustausch in der Lunge wird durch mehrere Faktoren beeinflusst (▸ Abb. 11.7):

- **Lungenbelüftung** (Ventilation): Je mehr Alveolen belüftet werden, desto mehr O_2 steht für den Gasaustausch zur Verfügung. Dies kann durch eine Steigerung des Atemzeitvolumens (= Atemfrequenz × Atemzugvolumen) erreicht werden. Bei Zunahme der Atemfrequenz nimmt jedoch auch die Belüftung der zuführenden Atemwege, die Totraumbelüftung, zu. Effektiver kann die Belüftung der Lungenbläschen durch tiefe Atemzüge, also durch Steigerung des Atemzugvolumens verbessert werden.
- **Lungendurchblutung** (Perfusion): Je mehr Kapillaren durchblutet werden, desto größer wird die Kontaktfläche des Blutes zu den Kapillaren und Lungenbläschen und desto größer ist der Gasaustausch. Der Gasaustausch kann nicht effektiv stattfinden, wenn Lungenbläschen belüftet werden, deren Kapillaren nicht durchblutet werden, und umgekehrt.

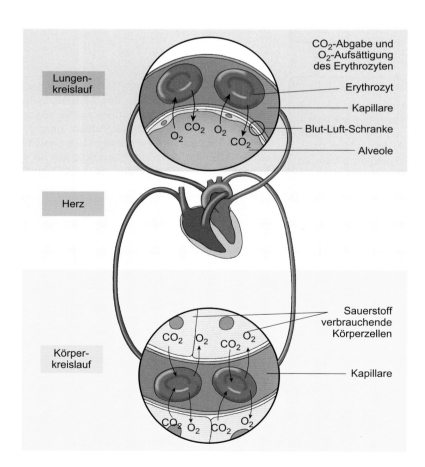

Abb. 11.7 Gasaustausch in der Lunge und Gastransport im Blut. [L190]

- **Blut-Luft-Schranke:** Beim Gasaustausch müssen O_2 und CO_2 folgende Schichten durchdringen: Alveolardeckzellen, die die Alveolen auskleiden, Basalmembran und das Endothel der Blutkapillaren. Diese Trennschicht zwischen Alveolen und Blutkapillaren ist sehr dünn, das heißt die Diffusionsstrecke für den Gasaustausch ist sehr kurz und ermöglicht so einen schnellen Austausch von O_2 und CO_2.

Praxistipp

Die Atemfrequenz und die Ventilation sind auch von psychischen Faktoren abhängig. Gutes Zureden oder eine atemstimulierende Einreibung können bei unruhigen, aufgeregten Patienten die Atmung normalisieren und damit den Gasaustausch verbessern.

11.2.4 Atmungsregulation

Im Hirnstamm (▶ 4.1.4) und verlängerten Mark befinden sich respiratorische Neurone, die die Atembewegungen von Brustraum und Zwerchfell durch rhythmische Tätigkeit autonom steuern. Diese als Rhythmogenese der Atmung bezeichnete Aktivität muss ständig an die wechselnden Bedürfnisse des menschlichen Organismus angepasst werden. Ziel ist ein weitgehend konstanter O_2- und CO_2-Gehalt im Blut. Eine Veränderung dieser Größen im Blut wird über **Chemorezeptoren,** die u. a. in der Halsschlagader (A. carotis) als Glomus caroticum und in der Aorta als Glomera aortica liegen, gemessen, und über den N. glossopharyngeus und den N. vagus (IX. und X. Hirnnerv, ▶ 4.2.1) an das verlängerte Mark weitergeleitet. Vom Atemzentrum werden dann Impulse ausgesendet, die über Halsmark und periphere Nerven die Atemmuskulatur zur Kontraktion veranlassen. Bei erniedrigtem pH-Wert (▶ 11.3.3), erhöhtem CO_2- oder erniedrigtem O_2-Gehalt im Blut wird über diesen Mechanismus die Atemtätigkeit gesteigert. Es wird vermehrt O_2 aufgenommen, gleichzeitig vermehrt CO_2 abgeatmet, die Konzentration der Wasserstoffprotonen gesenkt und damit der pH-Wert normalisiert.

Wiederholungsfragen

1. Was verstehen Sie unter äußerer und innerer Atmung?
2. Welche Aufgaben hat die Nase bei der Atmung?
3. Nennen Sie die Aufgaben des Kehlkopfes!
4. Welche Knorpel bilden das Kehlkopfskelett?
5. Was verstehen Sie unter Inspiration und Exspiration?
6. Welche Muskeln sind an der Inspiration beteiligt?
7. Woraus setzt sich die Vitalkapazität zusammen?
8. Beschreiben Sie den Vorgang des Gasaustausches!
9. Wo befindet sich das Atemzentrum?

11.3 Säure-Basen-Haushalt

Die Lebensprozesse im menschlichen Organismus können nur bei einer weitgehend konstanten Konzentration von Wasserstoffionen (H^+-Ionen) in den Körperflüssigkeiten aufrechterhalten werden. Dabei ist die Lunge neben der Niere ein wichtiges Regulationsorgan.

11.3.1 Säuren, Basen, pH-Wert

Als **Säuren** bezeichnet man chemische Verbindungen, die **H^+-Ionen** abgeben können. **Basen** (Laugen) sind chemische Verbindungen, die H^+-Ionen aufnehmen können. Je mehr H^+-Ionen in einer Lösung vorhanden sind, desto **saurer** (azider) ist diese Lösung, je weniger H^+-Ionen vorhanden sind, desto **basischer** (alkalischer) ist sie.

Die Konzentration an H^+-Ionen lässt sich messen, Maßeinheit ist der **pH-Wert.** Ein pH-Wert von 7 entspricht dabei einer neutralen Lösung. Saure Lösungen haben eine hohe H^+-Ionen-Konzentration und einen pH-Wert kleiner 7, basische Lösungen haben eine niedrige H^+-Ionen-Konzentration und einen pH-Wert größer 7. Je größer also die H^+-Ionen-Konzentration bzw. je kleiner der pH-Wert ist, desto saurer ist die Lösung und umgekehrt.

11.3.2 Puffer

Innerhalb des menschlichen Organismus muss der pH-Wert in einem sehr engen Bereich zwischen 7,35 und 7,45 konstant gehalten werden. Dafür sorgen Puffer und die Regulationsorgane Lunge und Niere.

Puffer sind Substanzen, die überschüssige H^+-Ionen auffangen und bei Bedarf wieder abgeben, um so den pH-Wert konstant zu halten. Im menschlichen Organismus sind die wichtigsten Puffer:

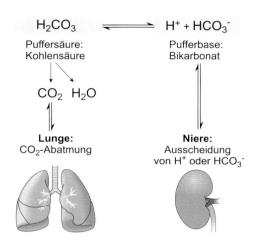

$$H_2CO_3 \rightleftharpoons H^+ + HCO_3^-$$

Puffersäure:
Kohlensäure

Pufferbase:
Bikarbonat

CO_2 H_2O

Lunge:
CO_2-Abatmung

Niere:
Ausscheidung
von H^+ oder HCO_3^-

Abb. 11.8 Kohlensäure-Bikarbonat-System als lebenswichtiges Puffersystem. [L190]

- Kohlensäure-Bikarbonat-System
- Proteinpuffer (Hämoglobin und Plasmaproteine)
- Phosphatpuffer

Dabei spielt das **Kohlensäure-Bikarbonat-System** die wichtigste Rolle (▶ Abb. 11.8). Bikarbonat (HCO_3^-) kann H^+-Ionen binden. Dabei entsteht Kohlensäure (H_2CO_3): $HCO_3^- + H^+ \leftrightharpoons H_2CO_3$
Kohlensäure zerfällt wiederum in Wasser (H_2O) und Kohlendioxid (CO_2): $H_2CO_3 \leftrightharpoons H_2O + CO_2$.
O_2 kann über die Lunge aus dem Körper entfernt werden. Eine verstärkte Abatmung von O_2 führt zu einer verminderten Bildung von H^+-Ionen und hebt also den pH-Wert.
Außerdem kann die Niere – allerdings wesentlich langsamer – H^+-Ionen ausscheiden.
Umgekehrt ist bei einem erhöhten pH-Wert (Mangel an H^+-Ionen) die Ausscheidung von Bikarbonat über die Nieren möglich. In begrenztem Umfang kann durch verlangsamte Atmung auch über die Lunge CO_2 im Körper zurückgehalten werden, sodass ein Defizit an H^+-Ionen ausgeglichen werden kann.
Um Störungen des Säure-Basen-Haushalts zu erkennen, wird die Bikarbonatkonzentration im Blut gemessen. Sie beträgt normalerweise 24 mmol/l.

Auch **Proteine** und **Phosphate** (HPO_4^{2-}) können überschüssige H^+-Ionen binden oder abgeben und so als Puffer wirken. Ein wichtiger Proteinpuffer ist das Hämoglobin.
Die Summe aller Pufferformen, die H^+-Ionen abfangen, wird als **Gesamt-Pufferbasen-Konzentration** bezeichnet. Sie beträgt 48 mmol/l. Abweichungen von diesem Wert werden **Base excess** (BE, Basenüberschuss) genannt. Er liegt normalerweise zwischen –2 und +3 mmol/l. Steigen die Gesamt-Pufferbasen an, steigt auch der Base excess an (positiver Wert), bei einem Abfall der Gesamt-Pufferbasen fällt der Base excess ab (negativer Wert).

11.3.3 Störungen des Säure-Basen-Haushalts

Störungen in der Regulation des Säure-Basen-Haushalts können bei Erkrankungen der Lunge oder der Niere auftreten sowie bei einem verstärkten Anfall oder Verlust von Säuren oder Basen z. B. über den Darm (Durchfall) oder den Magen (Erbrechen). Es wird unterschieden:
- **Azidose:** Verschiebung des pH-Wertes in den sauren Bereich (< 7,35)
- **Alkalose:** Verschiebung des pH-Wertes in den basischen Bereich (> 7,45)

Liegt dieser Verschiebung eine Lungenstörung zugrunde, wird sie als **respiratorisch** bezeichnet, bei Nieren- oder anderen Stoffwechselstörungen ist sie **metabolisch.** Eine metabolische Störung wird vom menschlichen Organismus durch die Lunge, also respiratorisch, ausgeglichen. Eine respiratorische Störung wird u. a. durch die Niere, also metabolisch, ausgeglichen.

Blutgasanalyse
In der Blutgasanalyse (BGA) werden der O_2- und der CO_2-Gehalt sowie der pH-Wert und die Zusammensetzung der Pufferbasen im arteriellen Blut oder venösen Blut bestimmt. So können die Art und das Ausmaß einer Störung des Säure-Basen-Haushalts festgestellt und der Gasaustausch in der Lunge beurteilt werden.

Praxistipp

Eine Blutgasanalyse kann mit arterialisiertem Kapillarblut durchgeführt werden. Dafür wird in die Fingerbeere oder das Ohrläppchen gestochen und das Entnahmeröhrchen vollständig und blasenfrei gefüllt. Die Analyse des Blutes erfolgt umgehend. Eine Blutgasanalyse mit arteriellem Blut erfolgt durch die Punktion einer Arterie (A. radialis, A. femoralis) durch den Arzt.

Wiederholungsfragen

1. Welche Organe sind an der Regulation des Säure-Basen-Haushalts beteiligt?
2. Wodurch ist eine respiratorische Azidose im arteriellen Blut gekennzeichnet?
3. Welche Informationen erhalten Sie durch eine Blutgasanalyse?

Das Harnsystem

Der Mensch produziert stoffwechselbedingt ständig Abfallprodukte. Diese Abfallprodukte werden über das Harnsystem ausgeschieden, welches zeitgleich den Wasser- und Elektrolythaushalt sowie den Säure-Basen-Haushalt reguliert. Treten hierbei Defekte auf, können Menschen erkranken und werden behandlungsbedürftig.

Pflegende wirken in diesem Bereich ambulant und stationär an diagnostischen und therapeutischen Maßnahmen mit. Dabei überprüfen und dokumentieren sie beispielsweise Ein- und Ausfuhr, beobachten die Miktion, beurteilen den Urin und versorgen Menschen prä- und postoperativ. Sie informieren unter anderem zu Inkontinenz, individueller Versorgung mit harn-ableitenden Systemen. Darüber hinaus begleiten sie Menschen auch in belastenden Situationen wie Dialyse oder Nierentransplantation. Hierbei beraten sie im multidisziplinären Team Betroffene und deren Bezugspersonen zu krisenhaften Krankheitsverläufen und identifizieren Unterstützungsangebote.

Um hierfür grundlegende Kenntnisse zu schaffen, beantwortet das folgende Kapitel unter anderem diese Fragen: Welche Aufgaben erfüllen die Nieren? Was ist ein Glomerulus? Wie unterschiedet sich Primär- vom Endharn? Was sind harnpflichtige Substanzen? Wie unterscheiden sich Harnleiter und Harnröhre? Was ist das Renin-Angiotensin-Aldosteron-System?

Das Harnsystem besteht aus linker und rechter Niere, den beiden Harnleitern, der Harnblase und der Harnröhre (▶ Abb. 12.1).

Die Nieren erfüllen lebensnotwendige Aufgaben:

- Ausscheidung von Stoffwechselprodukten, z. B. Harnstoff, Kreatinin, Harnsäure. Diese Substanzen können den Organismus nur über die Niere mit dem Urin verlassen. Sie heißen daher **harnpflichtige Substanzen.**
- Ausscheidung von Fremdsubstanzen wie Medikamenten.
- Regulation des Wasser- und Elektrolythaushalts.
- Regulation des Säure-Basen-Haushalts (▶ 11.3).
- Produktionsort der Hormone Erythropoetin (▶ 8.4), Renin und Vitamin-D-Hormon (▶ 7.3).

Die ableitenden Harnwege sammeln den in den Nieren gebildeten Harn und scheiden ihn aus dem Körper aus.

12.1 Niere

Die beiden Nieren (Ren) liegen links und rechts der Wirbelsäule dicht unter dem Zwerchfell im Retroperitonealraum (▶ Kap. 6). Sie sind 10–12 cm lang, 5–6 cm breit und etwa 3 cm dick. Umgeben sind sie von einer derben Bindegewebshülle und einer Fettkapsel.

12.1.1 Aufbau der Niere

Wird die Niere der Länge nach aufgeschnitten, erkennt man drei Zonen (▶ Abb. 12.2):

- **Nierenmark** (Medulla renalis). Es wird in 12–18 kegelförmige Markpyramiden unterteilt, die in paralleler Lagerung feine Kanälchen enthalten. Die Spitzen dieser Pyramiden, die Nierenpapillen, sind zum Nierenhilus (Nierenpforte) gerichtet. Sie sind mit zahlreichen Öffnungen versehen, durch die der Harn in die trichterförmigen Nierenkelche gelangt. Von dort wird er weitergeleitet in das Nierenbecken.
- Das **Nierenbecken** liegt im Inneren der Niere und entsteht durch die Vereinigung von 8–12 Nierenkelchen. Das Nierenbecken hat Verbindung zum gleichseitigen Harnleiter.
- **Nierenrinde** (Cortex renalis) bildet die äußere Schicht der Niere. Sie reicht an den Seiten der Markpyramiden entlang bis zum Nierenhilus. Eine Markpyramide bildet mit der dazugehörigen Nierenrinde einen Nierenlappen.

12.1.2 Blutversorgung der Niere

Die Niere hat die Aufgabe, das Blut von harnpflichtigen Substanzen zu reinigen. Diese erreichen die Niere mit dem Blut über die **Nierenarterie** (A. renalis), werden in der Niere abfiltriert und

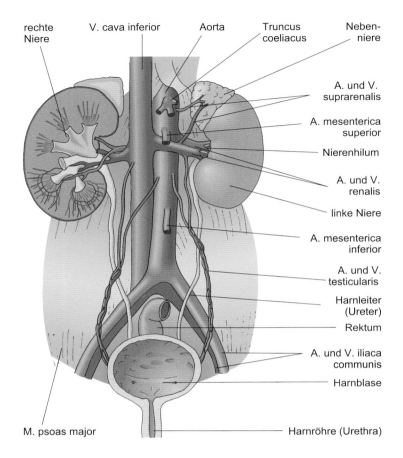

rechte Niere | V. cava inferior | Aorta | Truncus coeliacus | Neben-niere

A. und V. suprarenalis

A. mesenterica superior

Nierenhilum

A. und V. renalis

linke Niere

A. mesenterica inferior

A. und V. testicularis

Harnleiter (Ureter)

Rektum

A. und V. iliaca communis

Harnblase

M. psoas major

Harnröhre (Urethra)

Abb. 12.1 Aufbau des Harnsystems. [L190]

über die **Nierenkanälchen** (Tubulusapparat) ausgeschieden.

Die aus der Aorta entstammende Nierenarterie tritt durch den Nierenhilus in die Niere ein. Anschließend verzweigt sie sich und verläuft mit ihren zahlreichen Ästen zwischen den Markpyramiden zur Nierenrinde. Aus den Verzweigungen gehen Arteriolen hervor, die in der Nierenrinde Kapillarknäuel, die **Glomerulusschlingen,** bilden. Die Glomerulusschlingen sind von einer Kapsel, der Bowmanschen Kapsel, umgeben (▶ Abb. 12.3). Zwischen der Kapsel und den Glomerulusschlingen liegt ein Spaltraum, in den hinein der Primärharn mit den harnpflichtigen Substanzen aus dem Blut abfiltriert wird. Glomerulusschlingen, Bowmansche Kapsel und Spaltraum werden als **Glomerulus** (Nierenkörperchen) bezeichnet.

Aus den Glomerulusschlingen geht eine abführende Arteriole (Vas efferens) hervor, die sich erneut in Kapillaren aufzweigt. Diese Kapillaren ziehen in das Nierenmark und umgeben hier die **Nierenkanälchen.** Sie münden schließlich in venöse Gefäße, sodass das von den harnpflichtigen Substanzen gereinigte Blut die Nieren über die Nierenvenen verlässt.

Andere Äste der Nierenarterie ziehen als lang gestreckte Gefäße (Vasa recta) in das Nierenmark und versorgen dieses mit O_2 und Nährstoffen.

12.1.3 Feinbau der Niere

Die Funktionseinheit der Niere bildet das **Nephron** (▶ Abb. 12.3). Es besteht aus dem Glomerulus (Nierenkörperchen) und dem sich daran anschließenden Nierenkanälchen (Tubulusapparat). Beide Nieren enthalten zusammen etwa 2–2,5

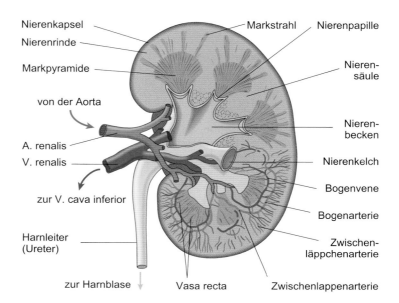

Abb. 12.2 Längsschnitt durch die Niere. [L190]

Labels in figure 12.2:
Nierenkapsel — Markstrahl — Nierenpapille — Nierenrinde — Markpyramide — Nierensäule — von der Aorta — Nierenbecken — A. renalis — V. renalis — Nierenkelch — zur V. cava inferior — Bogenvene — Bogenarterie — Harnleiter (Ureter) — Zwischenläppchenarterie — zur Harnblase — Vasa recta — Zwischenlappenarterie

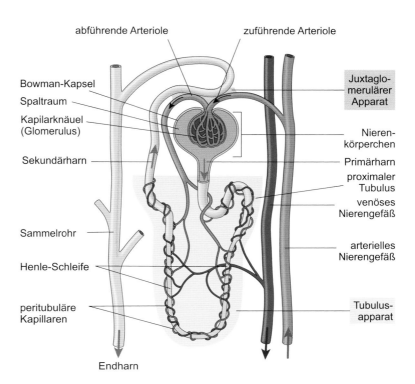

Abb. 12.3 Aufbau eines Nephrons mit Blutversorgung. [L190]

Labels in figure 12.3:
abführende Arteriole — zuführende Arteriole — Bowman-Kapsel — Juxtaglomerulärer Apparat — Spaltraum — Kapilarknäuel (Glomerulus) — Nierenkörperchen — Sekundärharn — Primärharn — proximaler Tubulus — venöses Nierengefäß — Sammelrohr — arterielles Nierengefäß — Henle-Schleife — peritubuläre Kapillaren — Tubulusapparat — Endharn

Millionen Nephrone. Die Sammelrohre zählen nicht mehr zum Nephron.

Besonderheiten älterer Mensch

Zwischen dem 30. und 70. Lebensjahr sinkt die Zahl der Nephrone um etwa 35 %. Folge ist eine geringere glomeruläre Filtration sowie tubuläre Sekretion und Rückresorption. Dies muss u. a. bei der Pharmakotherapie berücksichtigt werden, da viele Medikamente über die Nieren ausgeschieden werden.

Nierenkörperchen

Die Nierenkörperchen (Glomerulus) liegen in der Nierenrinde. Sie bestehen aus einem Kapillarknäuel und der Bowmanschen Kapsel mit Spaltraum. Hier wird das Kapillarblut filtriert: Die Wände des Kapillarknäuels besitzen Poren, durch die große Plasmaproteine und Blutzellen aufgrund ihrer Größe nicht hindurchtreten können. Der so abfiltrierte Primärharn besteht aus einer zellfreien wässrigen Lösung, in der Ionen und kleine Moleküle in der gleichen Konzentration wie im Blutplasma vorhanden sind. Pro Tag entstehen etwa 180 l **Primärharn,** demzufolge in der Minute etwa 120 ml. Dies entspricht der **glomerulären Filtrationsrate** (GFR). Von diesen 180 l werden etwa 178 l vom Organismus wieder aufgenommen, sodass schließlich nur etwa 2 l Harn pro Tag ausgeschieden werden. Der Harn muss daher in den Nierenkanälchen konzentriert werden.

Nierenkanälchen

Das System der Nierenkanälchen (Tubulusapparat) hat direkten Kontakt zum Spaltraum des Nierenkörperchens. Von dort gelangt der Primärharn in das sich anschließende Nierenkanälchen. Jedes Nierenkanälchen besteht aus verschiedenen Abschnitten (▸ Abb. 12.3):

- Proximaler Tubulus
- Überleitungsstück (intermediärer Tubulus) mit Henle-Schleife
- Distaler Tubulus
- Sammelrohr

In den Nierenkanälchen wird der Primärharn in seiner Zusammensetzung verändert und stark konzentriert. Dies geschieht durch passive und aktive, energieverbrauchende Transportvorgänge (▸ Abb. 12.4). Der größte Teil der im Primärharn gelösten Substanzen wird wieder in die Blutkapillaren aufgenommen (rückresorbiert), die

von den Nierenkörperchen kommen und nun die Nierenkanälchen begleiten. Es werden allerdings auch hier noch Substanzen von den Blutkapillaren in das System der Nierenkanälchen abgegeben (sezerniert). Im Einzelnen finden folgende **Resorptions**- und **Sekretionsschritte** statt:

- Natrium, Kalium, Kalzium, Phosphat und Chlorid werden im proximalen und teilweise im distalen Tubulus aktiv und passiv rückresorbiert. Kalium kann dabei je nach seiner Konzentration vom distalen Tubulus nicht nur aufgenommen, sondern unter dem Einfluss des Hormons Aldosteron (▸ 7.4.1) auch sezerniert werden.
- Bikarbonat wird fast vollständig ins Blut rückresorbiert. Rückresorption und Ausscheidung des Bikarbonats stehen in Zusammenhang mit der Regulation des Säure-Basen-Haushalts (▸ 11.3).

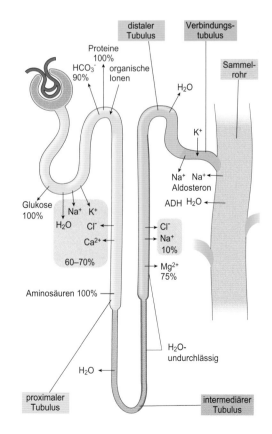

Abb. 12.4 Transportprozesse zwischen Tubulus- und Gefäßsystem. [L190]

- Wasser wird aus dem Primärharn zu 99 % rückresorbiert, sodass im Endharn die auszuscheidenden Substanzen in stark konzentrierter Form vorliegen. Im proximalen Tubulus wird das Wasser passiv zusammen mit dem Natrium in die Blutkapillaren rückresorbiert. Im distalen Tubulus sowie im Sammelrohr erfolgt die Rückresorption unter Einfluss des Hormons ADH (▶ 7.1).
- Glukose und Aminosäuren werden im proximalen Tubulus aktiv ins Blut rückresorbiert. Die Resorption für Glukose ist sättigbar. Das bedeutet, dass beim Überschreiten einer bestimmten Blutglukosekonzentration im Primärharn der Rückresorptionsmechanismus überlastet ist und ein Überschuss an Glukose mit dem Endharn ausgeschieden wird.
- Harnpflichtige Substanzen: Kreatinin wird vollständig über die Nieren ausgeschieden; Harnstoff und Harnsäure werden zu unterschiedlichen Teilen rückresorbiert, aber auch sezerniert.

Vom distalen Tubulus gelangt der Harn weiter in die Sammelrohre.

Sammelrohr

Die Sammelrohre liegen in den Markpyramiden. Sie erhalten jeweils Zuflüsse von den Nierenkanälchen mehrerer Nephrone. Über die Sammelrohre erreicht der Harn die Nierenkelche und wird von dort über Nierenbecken und Harnleiter in die Harnblase abgeleitet.

12.1.4 Zusammensetzung des Endharns

Täglich werden 1,5–2 l Endharn (Sekundärharn), der Urin, ausgeschieden. Er besteht zu 95 % aus Wasser und enthält 25–30 g gelöste Bestandteile. Dazu gehören u. a. Harnstoff (Stoffwechselendprodukt des Eiweißstoffwechsels), Harnsäure, Kreatinin und Elektrolyte. Das spezifische Gewicht des Harns beträgt 1,001–1,035 mg/ml, der pH-Wert 4,8–7,0. Die Tagesmenge des Urins, seine Zusammensetzung, spezifisches Gewicht, pH-Wert und Farbe ändern sich je nach Ernährung, Trinkmenge und Stoffwechsellage. Im Urin des Gesunden werden nur abgeschilferte Zellen der ableitenden Harnwege sowie einige Leukozyten gefunden. Die gelbe Farbe des Harns ist auf das aus dem Abbau des Hämoglobins stammende Urobilinogen (▶ 6.2.5) zurückzuführen, das über die Niere ausgeschieden wird.

Fallbeispiel: Urolithiasis

Die Auszubildende Lena Rackow ist in der Urologie eingeteilt und darf heute mit Pflegefachfrau Renate Hall eine neue Patientin stationär aufnehmen. Frau Bertram ist 48 Jahre alt und wird mit Harnsteinen und Koliken in die Klinik eingewiesen. „Koliken sind wehenartige Schmerzen, die entstehen, wenn sich die Steine bewegen und im Harnsystem wandern", erklärt Renate Hall, bevor beide das Patientenzimmer betreten. Renate Hall informiert Frau Bertram: „Ihre Steine werden von selbst abgehen. Natürlich bekommen Sie weiterhin Schmerzmittel. Beim Wasserlassen müssen Sie bitte dieses Sieb nutzen. Hiermit können wir den Steinabgang überprüfen. Unsere Auszubildende wird Ihnen ein paar Fragen stellen. Ich komme später wieder." Lena Rackow führt die Pflegeanamnese durch und erfährt, dass Frau Bertram an ihrem Arbeitsplatz gerade befördert wurde. „Ich arbeite zwölf Stunden am Tag. Zum Trinken habe ich meist keine Zeit." Als Lena Rackow mit Renate Hall darüber spricht, sagt diese: „Wenn man kaum etwas trinkt, nimmt die Konzentration der Salze im Urin zu und es können sich Kristalle bilden, Harnsteine. In einem Gespräch sollten wir Frau Bertram hierzu beraten. Hast du heute schon genug getrunken?" Lena Rackow schüttelt den Kopf und geht zügig zum Aufenthaltsraum.

Besonderheiten beim Kind

Bei Kindern nimmt die Urinmenge mit dem Alter zu:
- Neugeborene ab dem 3. Tag: 100–300 ml
- Säugling ab dem 2. Monat: 250–500 ml
- Kleinkind: 500–600 ml
- Kindergartenkind: 600–700 ml
- Grundschulkind: 700–1000 ml
- Jugendliche: 800–1500 ml

12.1.5 Die Niere als Hormondrüse

Die Niere ist auch ein endokrines Organ. Die wichtigsten von ihr gebildeten Hormone sind Erythropoetin und Kalzitriol.

Erythropoetin

Erythropoetin (▶ 8.4) steigert die Erythrozytenbildung im Knochenmark und bewirkt dadurch einen besseren O_2-Transport im Blut. Es wird in den Epithelzellen der Glomeruli gebildet und bei O_2-Mangel vermehrt ausgeschüttet.

Kalzitriol

Kalzitriol (Vitamin-D-Hormon, ▶ 7.3) fördert die Kalzium-Resorption in Darm und Niere sowie die

Knochenmineralisation. Es ist die wirksame Form des Vitamin D. Seine Vorstufen entstehen in Leber und Haut, der letzte Schritt zum aktiven Vitamin erfolgt in den Nieren.

Daneben wirkt eine Vielzahl Hormone auf die Niere und beeinflusst so die Ausscheidung körpereigener Substanzen und den Wasser- und Elektrolythaushalt. Dazu gehören u. a. Adiuretin (ADH, ▶ 7.1), Aldosteron (▶ 7.4.1), Renin (▶ 12.3.3), Parathormon und Kalzitonin (▶ 7.3).

12.2 Ableitende Harnwege

Zu den ableitenden Harnwegen (▶ Abb. 12.1) zählen:
* Nierenkelche und Nierenbecken
* Harnleiter (Ureter)
* Harnblase (Vesica urinaria)
* Harnröhre (Urethra)
Die ableitenden Harnwege sind von Übergangsepithel (▶ Tab. 2.1) ausgekleidet.

12.2.1 Nierenkelche und Nierenbecken

Jede Niere enthält etwa zehn Nierenkelche. Ein Nierenkelch umgibt trichterförmig mehrere Nierenpapillen und fängt den von dort eintreffenden Harn auf. Die Nierenkelche münden in das Nierenbecken. Vom dort gelangt der Harn in den Harnleiter.

12.2.2 Harnleiter

Die paarig angelegten Harnleiter (Ureter) sind 25–30 cm lang und haben einen Durchmesser von 4–7 mm mit einem sternförmigen Lumen.
Sie ziehen von den Nieren in das kleine Becken und münden dort beidseits an der oberen äußeren Ecke schräg in die Harnblase ein. Die Einmündungsstelle wirkt als Ventil, so dass bei der Harnblasenentleerung kein Urin in die Harnleiter zurücklaufen kann.

12.2.3 Harnblase

Die Harnblase (Vesica urinaria) ist ein aus glatter Muskulatur bestehendes Hohlorgan. Sie liegt im kleinen Becken direkt hinter der Symphyse. Bei der Frau grenzt sie nach dorsal an die Scheide und Gebärmutter, beim Mann an den Enddarm. Nach kaudal folgt bei der Frau der Beckenboden, beim Mann die Prostata (▶ Abb. 13.1, ▶ Abb. 13.6).

Die Harnblase sammelt den von der Niere kontinuierlich produzierten Urin und scheidet ihn periodisch aus. Bei einer Aufnahme von 250–500 ml tritt Harndrang ein, allerdings kann die Blase bis zu 1.500 ml aufnehmen und sich dann bis Nabelhöhe ausdehnen. Stündlich füllt sie sich mit etwa 50 ml. Der Blase schließt sich nach kaudal die Harnröhre an. Hier wird der Blasenausgang durch zwei **Schließmuskeln** (M. sphincter internus und externus) verschlossen. Der M. sphincter externus besteht aus der quergestreiften Muskulatur des Beckenbodens.

Harnblasenentleerung

Die Harnblasenentleerung (Miktion) erfolgt durch Kontraktion der muskulären Wand der Harnblase (M. detrusor vesicae). Durch die Kontraktion werden die Harnleiter verschlossen. Innerer und äußerer Schließmuskel erschlaffen, und Harn tritt in die Harnröhre ein. Der äußere Schließmuskel kann willkürlich betätigt werden. Durch Anspannung der Bauch- und Beckenmuskulatur wird die Harnblasenentleerung unterstützt.

12.2.4 Harnröhre

Durch die Harnröhre (Urethra) fließt der Urin aus der Harnblase. Sie nimmt bei Mann und Frau einen unterschiedlichen Verlauf. Die Harnröhre der Frau ist 2,5–4 cm lang und mündet 2–3 cm hinter der Klitoris in den Scheidenvorhof.
Die Harnröhre des Mannes ist dagegen 20–25 cm lang. Nach etwa 3 cm mündet der Samenleiter (▶ 13.2.1) in die Harnröhre. Die Harnröhre wird dann Harn-Samen-Röhre genannt. In ihrem Anfangsteil ist die Harnröhre von der Vorsteherdrüse (Prostata, ▶ 13.2.1), im weiteren Verlauf von den Schwellkörpern des Penis (▶ 13.2.2) umgeben.

> **Praxistipp** •
>
> Inkontinenz ist häufig ein Tabuthema. Betroffene verschweigen ihre Probleme oft. Pflegende müssen mit besonderer Sensibilität auf diese Patienten eingehen. Inkontinenz ist keine Indikation für einen Blasenkatheter. Es gibt pflegerische Alternativen, um das Risiko eines Infektes durch den Katheter zu vermeiden.

12.3 Wasser- und Elektrolythaushalt

Der Wasser- und Elektrolythaushalt ist entscheidend für den Ablauf vieler biochemischer und physiologischer Prozesse im Organismus.

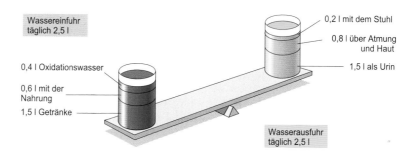

Abb. 12.5 Tägliche Wasser-ein- und -ausfuhr. [L190]

12.3.1 Wasserhaushalt

Der Mensch besteht abhängig von Alter, Gewicht und Geschlecht zu etwa ⅔ aus Wasser. Dieses ist auf die verschiedenen Flüssigkeitsräume des Organismus verteilt. Innerhalb der Zellen, im **Intrazellulärraum,** sind ⅔ des Gesamtkörperwassers vorhanden. Der Rest befindet sich außerhalb der Zellen, im **Extrazellulärraum,** verteilt auf drei Räume:

- **Plasmaraum** (Intravasalraum): In den Blutgefäßen sind ca. 4 l Blutplasma (▶ 8.3) enthalten.
- **Interstitium** (interstitieller Raum, Zwischenzellraum): Es enthält etwa 11 l interstitielle Flüssigkeit, die die Körperzellen umgibt. Auch die Lymphe gehört dazu (▶ 8.8.1).
- **Transzellulärer Raum:** Er enthält etwa 1 l Flüssigkeit in Hohlräumen und an Oberflächen des menschlichen Organismus. Dazu gehören u. a. Liquor, Speichel, Magensaft, Pankreassaft, Schweiß und Endharn.

> ### Besonderheiten beim Kind
>
> Beim Neugeborenen macht der Wasseranteil des Körpers ca. 75 % des Körpergewichts aus. Der Wasseranteil sinkt mit zunehmendem Alter und beträgt beim älteren Menschen noch etwa 50 %.

Wasserbilanz

Der Organismus benötigt eine ausgeglichene Wasserbilanz. Das bedeutet, dass sich **Wasseraufnahme** und **-ausscheidung** die Waage halten müssen (▶ Abb. 12.5).

Die tägliche Urinausscheidung beträgt etwa 1.500 ml. Zusätzlich werden etwa 200 ml mit dem Stuhl und 300 ml Flüssigkeit durch Schwitzen über die Haut ausgeschieden. 500 ml Wasser gibt der Körper mit der Atemluft an seine Umwelt ab. Demgegenüber werden durchschnittlich – je nach Ernährungsweise – direkt durch das Trinken 1.500 ml und indirekt über wasserhaltige feste Nahrung etwa 600 ml Flüssigkeit aufgenommen. Durch den Abbau der Nahrungsstoffe stehen dem Körper zusätzlich 400 ml Wasser zur Verfügung. Dieses Wasser, das bei der biologischen Oxidation der Nahrungsstoffe entsteht, wird als **Oxidationswasser** bezeichnet.

12.3.2 Elektrolythaushalt

Gelöst im Wasser befinden sich **Elektrolyte**, kleinste geladene Teilchen, die wichtige Funktionen innerhalb des Organismus ausüben. Sie sind in charakteristischer Weise im Intra- und Extrazellulärraum verteilt, wobei klinisch bedeutsam die Konzentration der Elektrolyte im Blut ist. Die Unterschiede in der Elektrolytzusammensetzung im Intra- und Extrazellulärraum werden durch aktive Transportprozesse durch die Zellmembranen dauerhaft aufrechterhalten. Die Regulation des Elektrolythaushalts ist eng an die des Wasserhaushalts gekoppelt. ▶ Tab. 12.1 erläutert die im menschlichen Organismus vorhandenen Elektrolyte mit ihren Funktionen.

12.3.3 Regulation des Wasser- und Elektrolythaushalts

Die mit der Nahrung und Getränken zugeführten Flüssigkeiten und Elektrolyte werden weitgehend unabhängig vom jeweiligen Bedarf im Darm resorbiert. Erst in der Niere wird ein eventueller Überschuss oder Mangel an Wasser und Elektrolyten durch vermehrte oder verminderte Ausscheidung reguliert. Hierbei spielen **Adiuretin** (▶ 7.1) sowie das **Renin-Angiotensin-Aldosteron-System** eine wichtige Rolle.

Tab. 12.1 Bedeutung der wichtigsten Elektrolyte des menschlichen Organismus.

Elektrolyt	Bedeutung	Normalbereich im Blut
Natrium (Na$^+$)	• Wichtig für den osmotischen Druck im Extrazellulärraum	135–145 mmol/l
Kalium (K$^+$)	• Wichtige Rolle bei der Entstehung des Aktionspotenzials und der Erregungsübertragung im Nervensystem und am Herzen • Wichtiges Kation im Intrazellulärraum	3,6–4,8 mmol/l
Kalzium (Ca^{2+})	• Am Aufbau von Knochen und Zähnen beteiligt • Wichtige Rolle bei der neuromuskulären Erregungsübertragung und bei der Muskelkontraktion • Beteiligt an der Blutgerinnung • Stimulation von Enzymen und Drüsensekretion	2,3–2,6 mmol/l
Magnesium (Mg^{2+})	• Mitbeteiligung bei der Erregungsüberleitung an den Muskeln • Wichtig für viele Enzymreaktionen	0,7–1,1 mmol/l
Chlorid (Cl$^-$)	• Wichtig für den osmotischen Druck im Extrazellulärraum	97–108 mmol/l
Phosphat (PO$_4$$^{3-}$)	• Baustein von DNS, ATP und Zellmembranen • Beteiligt am Aufbau von Knochen und Zähnen • Hilft als wichtiges Puffersystem des Blutes, den pH-Wert im Blut konstant zu halten	0,8–1,5 mmol/l

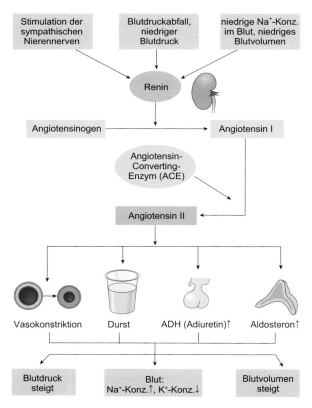

Abb. 12.6 Renin-Angiotensin-Aldosteron-System. [L190]

Renin-Angiotensin-Aldosteron-System

Bei niedrigem Blutdruck, erniedrigtem Natrium-Gehalt im Blut oder einem Mangel an extra-zellulärer Flüssigkeit, z. B. bei Blutungen, Durchfall, Erbrechen, Schwitzen, kommt es zu einer verminderten Durchblutung der Niere (► Abb. 12.6). Im juxtaglomerulären Apparat (► Abb. 12.3) der Niere liegen spezielle Zellen, die daraufhin **Renin** freisetzen. Unter Mitwirkung von Renin und dem Angiotensin-Converting-Enzym (ACE, „Umwandlungs"-Enzym aus der Lunge) wird aus Angiotensinogen (aus der Leber) Angiotensin I und schließlich Angiotensin II gebildet.

Angiotensin II wirkt stark vasokonstriktorisch auf die Arteriolen und steigert so den Blutdruck. Weiterhin fördert Angiotensin II die Ausschüttung von Aldosteron aus der Nebennierenrinde (NNR) und von Adiuretin aus der Hypophyse. Aldosteron stimuliert die Na^+- und damit auch die Wasser-rückresorption am Tubulus. Adiuretin vermindert die Wasserausscheidung in den Sammelrohren der Niere. Über diese Mechanismen erfolgt also eine Normalisierung des extrazellulären Flüssigkeits-volumens.

Wiederholungsfragen

1. Beschreiben Sie die Nierendurchblutung!
2. Woraus besteht ein Nephron?
3. Wieviel der durch die Glomeruli filtrierten Primärharnmenge wird normalerweise ausgeschieden?
4. Was geschieht in der Niere mit Glukose?
5. Beschreiben Sie die Zusammensetzung des Endharns!
6. Nennen Sie Substanzen, die im Urin eines gesunden Menschen nicht vorhanden sind!
7. Welche Aufgabe hat der Harnleiter?
8. Woraus ist die Wand der Harnblase aufgebaut?
9. Zählen Sie die wichtigsten Elektrolyte des Blutplasmas auf!
10. Beschreiben Sie das Renin-Angiotensin-Aldosteron-System.

Die Geschlechtsorgane

Überblick

Geschlechtsorgane sind am Hormonhaushalt beteiligt, sie regulieren die körperliche Reife und sind für die Fortpflanzung notwendig.

So suchen Menschen das Gesundheitssystem aufgrund einer Schwangerschaft und Geburt auf. Hierbei bieten Pflegende Informationen zur Versorgung von Frau und Kind und unterstützen bei der Stabilisierung des Familiensystems. Bei Erkrankungen der Geschlechtsorgane unterstützen Pflegende bei medizinischen Maßnahmen, informieren zu individuellen Fragen und betreuen Betroffene bei der Bewältigung krankheitsbedingter Anforderungen. Dabei können Erkrankungen der Geschlechtsorgane häufig einen Einfluss auf das Selbstwertgefühl haben. Pflegende achten deshalb stets auf eine einfühlsame Kommunikation und berücksichtigen dabei auch kulturelle Hintergründe.

Um hierfür eine Grundlage zu schaffen, beantwortet dieses Kapitel unter anderem folgende Fragen: Welche Aufgaben haben die Geschlechtsorgane? Was sind sekundäre Geschlechtsmerkmale? Wie ist die weibliche Brust aufgebaut? Welche Aufgabe hat die Prostata? Welche Bedeutung haben Geschlechtshormone? Wie entstehen Ei- und Samenzelle?

Die Geschlechtsorgane dienen vor allem der Fortpflanzung und der sexuellen Beziehungen. Bei Mann und Frau werden aufgrund der Entwicklung innere und äußere Geschlechtsorgane unterschieden.

Das Geschlecht eines Menschen wird bereits bei der Befruchtung durch die Geschlechtschromosomen festgelegt (▶ 1.4). Beim weiblichen Embryo liegen in den Zellen zwei X-Chromosomen vor, beim männlichen Embryo ein X- und ein Y-Chromosom. So bilden sich die entsprechenden Geschlechtsorgane. Mit der Pubertät entwickeln sich die geschlechtsspezifischen sekundären Geschlechtsmerkmale. Dazu gehören z. B. die unterschiedliche Haarverteilung, die Stimmlage des Mannes, die besondere Fettverteilung der Frau und das Brustdrüsenwachstum.

13.1 Geschlechtsorgane der Frau

Die inneren Geschlechtsorgane der Frau (▶ Abb. 13.1) liegen geschützt im kleinen Becken: Eierstöcke, Eileiter, Gebärmutter und Scheide. Zu den äußeren Geschlechtsorganen gehören die großen und kleinen Schamlippen, die Klitoris und der Scheidenvorhof.

13.1.1 Innere Geschlechtsorgane der Frau

Eierstöcke

Die paarig angelegten Eierstöcke (Ovarien, weibliche Gonaden) liegen an der Seitenwand des kleinen Beckens und sind dort durch Bänder in ihrer Lage fixiert. In den Eierstöcken werden weibliche Sexualhormone gebildet und es erfolgt die Reifung der Eizellen (Oogenese, ▶ 1.4).

Die Oogenese beginnt beim weiblichen Feten bereits in der Embryonalphase. Zu Beginn der Pubertät liegen etwa 500.000 **Eizellen** (Oozyten) vor, die sich in der ersten Reifeteilung der Meiose befinden, diese jedoch noch nicht beendet haben. Jede Eizelle wird von einem Follikelepithel umgeben. Der Follikel ist das sogenannte Eibläschen, in dem die Eizelle heranreift. Neben der Eizelle enthält der Follikel unter anderem Flüssigkeit. Eizelle mit umgebenden Follikelepithel werden als **Primärfollikel** bezeichnet. Ab der Pubertät differenzieren sich mit jedem Menstruationszyklus einige Primärfollikel unter Hormoneinfluss zu Sekundärfollikeln (▶ Abb. 13.2). Aus dem **Sekundärfollikel** entwickelt sich ein **Tertiärfollikel**, der Östrogen produziert, und schließlich der **Graaf'sche Follikel**. Kurz vor dem Eisprung vollendet die Eizelle die erste Reifeteilung. Durch den **Eisprung** (Ovulation) wird die Eizelle aus dem Graaf'schen Follikel und dem Eierstock aus-

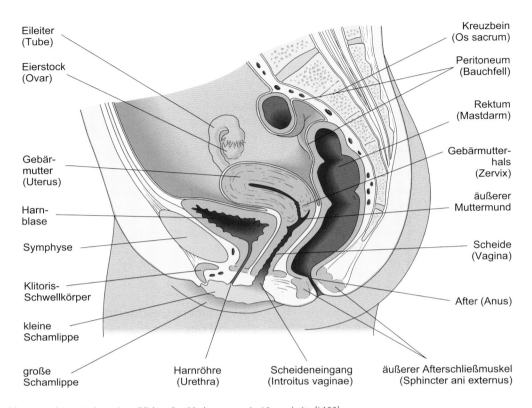

Eileiter
(Tube)

Eierstock
(Ovar)

Gebär-
mutter
(Uterus)

Harn-
blase

Symphyse

Klitoris-
Schwellkörper

kleine
Schamlippe

große
Schamlippe

Harnröhre
(Urethra)

Scheideneingang
(Introitus vaginae)

äußerer Afterschließmuskel
(Sphincter ani externus)

Kreuzbein
(Os sacrum)

Peritoneum
(Bauchfell)

Rektum
(Mastdarm)

Gebärmutter-
hals
(Zervix)

äußerer
Muttermund

Scheide
(Vagina)

After (Anus)

Abb. 13.1 Kleines Becken mit weiblichen Geschlechtsorganen im Längsschnitt. [L190]

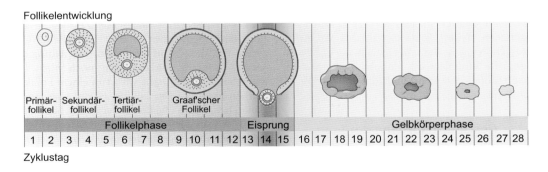

Follikelentwicklung

Primär-
follikel

Sekundär-
follikel

Tertiär-
follikel

Graaf'scher
Follikel

	Follikelphase				Eisprung		Gelbkörperphase			
1	2	3	4	5	6	7	8	9	10	11	12	13	14	15	16	17	18	19	20	21	22	23	24	25	26	27	28

Zyklustag

Abb. 13.2 Follikelentwicklung und Bildung des Gelbkörpers während des Menstruationszyklus. [190]

gestoßen. Die Eizelle wird vom anliegenden Ende des Eileiters aufgenommen. Kommt es zur Befruchtung dieser Eizelle durch eine männliche Samenzelle, erfolgt die zweite Reifeteilung der Meiose. Ansonsten stirbt die Eizelle ungefähr 24 Stunden nach dem Eisprung ab (▶ Abb. 13.3). Der Graaf'sche Follikel bildet sich zum Gelbkörper (Corpus luteum) um und bildet vor allem Progesteron.

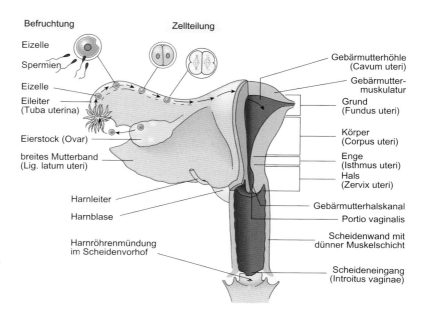

Befruchtung

Zellteilung

Eizelle

Spermien

Eizelle

Eileiter
(Tuba uterina)

Eierstock (Ovar)

breites Mutterband
(Lig. latum uteri)

Harnleiter

Harnblase

Harnröhrenmündung
im Scheidenvorhof

Gebärmutterhöhle
(Cavum uteri)

Gebärmutter-
muskulatur

Grund
(Fundus uteri)

Körper
(Corpus uteri)

Enge
(Isthmus uteri)

Hals
(Zervix uteri)

Gebärmutterhalskanal

Portio vaginalis

Scheidenwand mit
dünner Muskelschicht

Scheideneingang
(Introitus vaginae)

Abb. 13.3 Weibliche Geschlechtsorgane von hinten und Befruchtung der Eizelle. Rechter Eileiter und Eierstock sind nicht dargestellt. [L190]

Eileiter

Die Eileiter (Tubae uterinae, Tuben, ▶ Abb. 13.3) sind 10–18 cm lang und 0,5–1 cm dick. Sie nehmen mit ihrem trichterförmigen Ende die Eizelle nach dem Eisprung auf und transportieren sie mit Hilfe peristaltischer Bewegungen und ihres Flimmerepithels zur Gebärmutter. In den Eileitern findet normalerweise die Befruchtung statt (▶ Abb. 13.3). Eileiter und Eierstöcke bilden zusammen mit den Bändern die Adnexe.

Gebärmutter

Die Gebärmutter (Uterus, ▶ Abb. 13.3) ist ein 7–8 cm großes, birnenförmiges Organ, das sich wie folgt gliedert:
- Fundus uteri: Gebärmuttergrund, in den die Eileiter einmünden
- Corpus uteri: Gebärmutterkörper
- Isthmus uteri: Gebärmutterenge, zwischen Gebärmutterkörper und -hals
- Zervix uteri: Gebärmutterhals, der mit der Portio (Muttermund) in die Scheide hineinragt

Die Wand der Gebärmutter besteht aus drei Schichten, die die Gebärmutterhöhle umgeben:
- Perimetrium: äußere Umkleidung der Gebärmutter mit Peritoneum (▶ Kap. 6)
- Myometrium: dicke Schicht aus glatten Muskelzellen
- Endometrium: innenliegende Gebärmutterschleimhaut, die ihr Aussehen im Verlauf eines Menstruationszyklus verändert und während der Menstruation zum Teil mit nicht gerinnbarem Blut abgestoßen wird

Der Uterus beherbergt während der Schwangerschaft den Embryo und beteiligt sich am Aufbau der Plazenta.

Scheide

Die Scheide (Vagina) ist ein etwa 10 cm langer muskulär-bindegewebiger Schlauch. Hinten grenzt sie an den Enddarm, vorne an die Harnblase bzw. Harnröhre. Sie ist 2–3 cm breit und dehnt sich beim Geschlechtsverkehr und der Geburt um ein Vielfaches. Ausgekleidet ist die Scheide mit Schleimhaut. Sie enthält ein saures Sekret (pH-Wert 4,0), das die inneren Geschlechtsorgane vor aufsteigenden Krankheitserregern schützt.

> **Praxistipp**
>
> Bei der Intimpflege soll immer von der Symphyse zum Anus gewaschen werden, um eine Verschleppung von Darmbakterien in den Scheidenbereich zu vermeiden.

13.1.2 Äußere Geschlechtsorgane der Frau

Die äußeren Geschlechtsorgane (Vulva) der Frau (▸ Abb. 13.4) werden von dem **Venushügel** (Mons pubis) und den **großen Schamlippen** (Labia majora) begrenzt. Diese bedecken die **kleinen Schamlippen** (Labia minora), zwischen denen der **Scheidenvorhof** liegt. In ihn münden Harnröhre, Drüsenausführungsgänge und Scheide. Nach hinten schließen sich Damm und After (▸ 6.3.1) an. Die **Klitoris** (Kitzler) ist der sichtbare Teil von zwei sich vereinigenden Schwellkörpern und ist von Schleimhautfalten (Praeputium) bedeckt, die viele sensible Nervenendigungen aufweisen. Mechanische Reizung und psychische Faktoren führen zu einer vermehrten Blutfüllung der Klitoris und sexueller Erregung.

13.1.3 Weibliche Brustdrüse

Die weiblichen Brustdrüsen (Mammae) gehören nicht zu den Geschlechtsorganen, sondern zu den sekundären Geschlechtsmerkmalen (▸ Abb. 13.5). Das bedeutet, dass die Drüsenkörper zwar bereits bei der Geburt angelegt sind, sich aber erst während der Pubertät unter dem Einfluss der weiblichen Geschlechtshormone zur Brustdrüse ausbilden.
Die Brustdrüsen liegen auf dem M. pectoralis major zwischen der 3. und 6. Rippe. Sie bestehen jeweils aus 10–20 Einzeldrüsen. Diese setzen sich

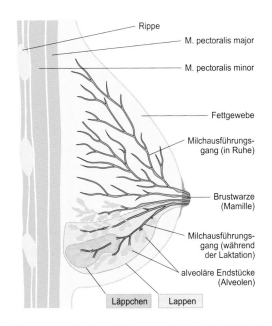

Abb. 13.5 Feinbau der weiblichen Brust (Sagittalschnitt). [L190]

aus kleineren Läppchen zusammen und diese wiederum aus Milchbläschen (Alveolen). Jeder Lappen mündet mit einem Milchausführungsgang auf der braun pigmentierten Brustwarze (Mamille). Aufgabe der Brustdrüse ist es, Milch für die Ernährung des Säuglings zu produzieren. Die Brustwarze enthält reichlich sensible Nervenendigungen, wodurch ihre Berührungsempfindlichkeit bedingt ist und der Milcheinschuss sowie erotische Empfindungen ausgelöst werden.
Der Lymphabfluss der Brust erfolgt überwiegend in die Lymphknoten der Achsel (axilläre Lymphknoten) und in Lymphknoten neben dem Sternum (parasternale Lymphknoten).

Fallbeispiel: Brustkrebs

Die Auszubildende Anastasija Nikolić versorgt heute mit Pflegefachfrau Sarah Behrens in der Spätschicht die Patienten auf der gynäkologischen Station. Gemeinsam betreten Sie das Zimmer von Frau Martinez. Sie ist 74 Jahre alt und leidet an Brustkrebs. Sarah Behrens möchte Frau Martinez besser kennenlernen und führt mit ihr hierzu ein Gespräch. Sie fragt: „Wie haben sie den Brustkrebs erkannt?" In diesem Moment schiebt Frau Martinez ihr Nachthemd nach oben und sagt:

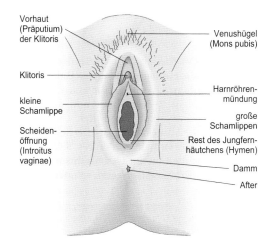

Abb. 13.4 Äußere Geschlechtsorgane der Frau. [L190]

„Sehen Sie doch selbst." An der linken Brust von Frau Martinez ist eine Verformung zu erkennen und eine stark eingezogene Brustwarze. Zurück im Stationszimmer sagt Sarah zu Anastasija: „Verändert sich das Aussehen einer Brust, kann das ein Anzeichen für Krebs sein. Achte bei der Körperpflege immer auf die Form, Verhärtungen oder Besonderheiten an der Brust. Hier ist eine Broschüre, die solltest du dir ansehen und das Brustabtasten zu Hause bei dir selbst üben. Dann bekommst du ein Gefühl dafür. Hast du dich schon einmal selbst abgetastet?" Anastasija schüttelt den Kopf und bemerkt, dass sie damit noch keine Erfahrung hat. Sie nimmt die Broschüre entgegen und denkt nach. Was ist, wenn sie bei sich selbst etwas tastet?

Praxistipp

Muttermilch gilt laut WHO und UNICEF als optimale Nahrung für Neugeborene und Säuglinge während der ersten sechs Lebensmonate. Stillen klappt allerdings nicht immer sofort. Anleitung und Stillberatung sind neben Stilltechniken und -position besonders wichtig. Schmerzen beim Stillen erfordern eine Ursachensuche.

13.1.4 Geschlechtshormone

Mit Beginn der Pubertät um das 10.–14. Lebensjahr kommt es bei den Mädchen zu einer gesteigerten Ausschüttung des **follikelstimulierenden Hormons** (FSH) und des **luteinisierenden Hormons** (LH) aus der Hypophyse. Die Ausschüttung dieser beiden Hormone wird durch die Releasinghormone des Hypothalamus, die **Gn-RH** (Gonadotropin-Releasinghormone), kontrolliert. Im Ovar bewirken FSH und LH die Freisetzung der weiblichen Geschlechtshormone **Progesteron** und **Östrogen,** die durch negative Rückkopplung auf die Hypophyse und den Hypothalamus wirken.

Wirkung von Östrogenen und Gestagenen

Die weiblichen Geschlechtshormone Östrogene (v. a. Östradiol) und Gestagene (v. a. das Gelbkörperhormon Progesteron) haben neben ihrem Einfluss während des Menstruationszyklus folgende Wirkungen.

Östrogene bewirken:
- Während der Pubertät:
  - Förderung der spezifischen sekundären Geschlechtsmerkmale
  - Brustwachstum
  - Scham- und Achselbehaarung
  - Spezifische weibliche Fettverteilung
- Beim Erwachsenen:
  - Stimulation des Geschlechtstriebes
  - Unterstützung des Knochenaufbaus
  - Anstieg der Triglyzeridkonzentration im Blut
  - Wiederaufbau des Endometriums nach der Menstruation

Gestagene bereiten die Milchbildung in den Brustdrüsen vor, steigern den Energieumsatz, bewirken eine leichte Erhöhung der Körpertemperatur sowie die Aufrechterhaltung einer Schwangerschaft in den ersten Wochen.

Menstruationszyklus

Etwa alle 28 Tage reift bei der geschlechtsreifen Frau im Eierstock eine Eizelle mit ihrem Follikel heran. Dabei bildet die Follikelwand Östrogene und Progesteron, die die Eireifung unterstützen und die Gebärmutter auf eine Schwangerschaft vorbereiten. Der Menstruationszyklus wird in drei Phasen unterteilt (► Abb. 13.6):
- **Menstruation** (Regelblutung): 4–6 Tage anhaltende Blutung, bei der die obere Zelllage des Endometriums abgestoßen wird.
- **Proliferationsphase** (Aufbauphase, Follikelphase): Unter dem Einfluss von FSH wächst der Follikel heran. Die Wand des Follikels bildet Östrogene und Progesteron, die das Heranreifen der Eizelle weiter unterstützen und gleichzeitig an der Gebärmutter das Wachstum der Schleimhaut mit Drüsen und Blutgefäßen fördern. Etwa am 14. Tag kommt es durch einen kurzfristigen Anstieg des LH zum **Eisprung.** Danach folgt die
- **Sekretionsphase, Gelbkörperphase:** LH und Östrogene bewirken im Ovar die Umwandlung des Follikels in den **Gelbkörper** (Corpus luteum). Der Gelbkörper produziert Progesteron, das den weiteren Aufbau der Gebärmutterschleimhaut fördert. Bleibt eine Befruchtung der gesprungenen Eizelle aus, geht der Gelbkörper nach etwa 14 Tagen zugrunde, die Progesteronbildung wird eingestellt, die Gebärmutterschleimhaut stirbt ab, und die Menstruationsblutung setzt ein (= 1. Tag des Menstruationszyklus).

Bei einer Befruchtung der Eizelle wird vom Gelbkörper weiterhin Progesteron produziert, und die Gebärmutterschleimhaut ist für die Einnistung der Eizelle (Nidation) bereit. Die Menstruationsblutung bleibt aus, und es kommt zur Schwangerschaft.

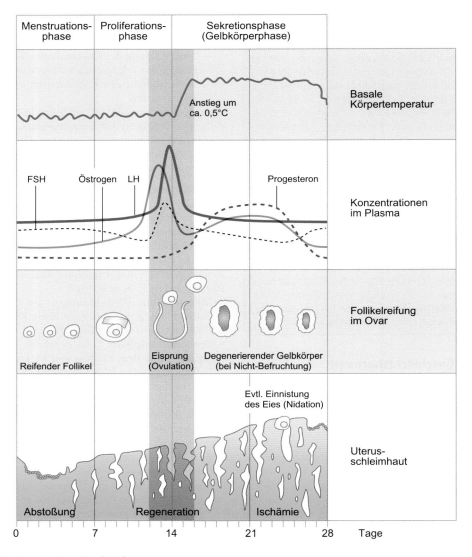

Abb. 13.6 Menstruationszyklus. [L157]

Besonderheiten älterer Mensch

Mit den Wechseljahren sinkt bei der Frau der Spiegel weiblicher Geschlechtshormone. Folgen sind ein Erlöschen der Fruchtbarkeit, die typischen Wechseljahresbeschwerden sowie Veränderungen an den Geschlechtsorganen. Hierzu zählen u. a. das Austrocknen der Vaginalschleimhaut und eine Abnahme der Knochenmasse mit erhöhter Knochenbrüchigkeit.

Wiederholungsfragen

1. Welche Aufgaben hat das Ovar?
2. Wie erfolgt der Eitransport in der Tube?
3. Wo wird die Eizelle normalerweise befruchtet?
4. Was geschieht in der Proliferationsphase des Menstruationszyklus?
5. Durch welches Hormon wird die Sekretionsphase des Menstruationszyklus gesteuert?

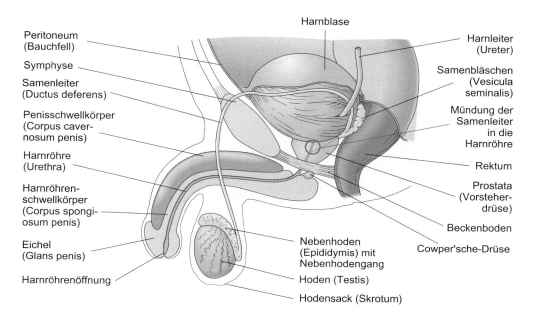

Harnblase

Peritoneum
(Bauchfell)

Symphyse

Samenleiter
(Ductus deferens)

Penisschwellkörper
(Corpus caver-
nosum penis)

Harnröhre
(Urethra)

Harnröhren-
schwellkörper
(Corpus spongi-
osum penis)

Eichel
(Glans penis)

Harnröhrenöffnung

Harnleiter
(Ureter)

Samenbläschen
(Vesicula
seminalis)

Mündung der
Samenleiter
in die
Harnröhre

Rektum

Prostata
(Vorsteher-
drüse)

Beckenboden

Cowper'sche-Drüse

Nebenhoden
(Epididymis) mit
Nebenhodengang

Hoden (Testis)

Hodensack (Skrotum)

Abb. 13.7 Kleines Becken mit männlichen Geschlechtsorganen im Längsschnitt. [L190]

13.2 Geschlechtsorgane des Mannes

Zu den inneren Geschlechtsorganen des Mannes zählen Hoden, Nebenhoden, Samenleiter und die Geschlechtsdrüsen Vorsteherdrüse, Bläschendrüsen, Cowpersche Drüsen (▶ Abb. 13.7).
Zu den äußeren Geschlechtsorganen des Mannes gehören die Harnröhre (auch Harn-Samen-Röhre), der Penis und der Hodensack.

13.2.1 Innere Geschlechtsorgane des Mannes

Hoden
Die paarig angelegten Hoden (Testis, männliche Gonaden) sind pflaumengroß und liegen gemeinsam mit dem Nebenhoden im **Hodensack** (Skrotum). Ihre Aufgabe ist die Produktion der **Samenflüssigkeit** (Sperma) mit den **Samenzellen,** den **Spermien.** Dafür ist der Hoden durch bindegewebige Trennwände in kleine Läppchen unterteilt. In den Läppchen liegen jeweils mehrere aufgeknäulte Samenkanälchen (Tubuli seminiferi), die zum Nebenhoden führen. Die Zellen der Wandauskleidung (Sertoli-Zellen) produzieren eine für den Transport und die Ernährung der

Samenzellen notwendige Flüssigkeit. Dazwischen liegen in verschiedenen Stadien die heranreifenden Geschlechtszellen, aus denen die reifen Samenzellen hervorgehen.

Besonderheiten beim Kind
Der Hoden und der Nebenhoden entwickeln sich beim ungeborenen Jungen in der Bauchhöhle und wandern bis zur Geburt über den Leistenkanal in den Hodensack. Im Hoden herrscht eine kühlere Temperatur, die für eine normale Samenzellbildung wichtig ist. Beim Hodenhochstand ist der Hoden in der Bauchhöhle oder im Leistenkanal verblieben. Dieser sollte bis zum 2. Lebensjahr, wegen drohender Unfruchtbarkeit und maligner Entartung, in den Hodensack verlagert werden.

Samenzellbildung (Spermatogenese)
Im Gegensatz zur Frau werden beim Mann mit Beginn der Pubertät während des ganzen weiteren Lebens Spermien gebildet. Sie entstehen durch mitotische und meiotische Teilungen (▶ 1.2.2, ▶ 1.4) aus den Keimzellen der Samenkanälchen. Dabei gehen aus einer Keimzelle schließlich vier Samenzellen (Spermien) hervor, von denen zwei je ein X-Chromosom und zwei je ein Y-Chromosom ent-

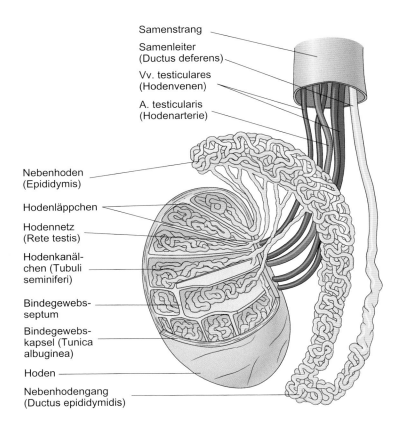

Samenstrang

Samenleiter
(Ductus deferens)

Vv. testiculares
(Hodenvenen)

A. testicularis
(Hodenarterie)

Nebenhoden
(Epididymis)

Hodenläppchen

Hodennetz
(Rete testis)

Hodenkanäl-
chen (Tubuli
seminiferi)

Bindegewebs-
septum

Bindegewebs-
kapsel (Tunica
albuginea)

Hoden

Nebenhodengang
(Ductus epididymidis)

Abb. 13.8 Innerer Aufbau
von Hoden und Nebenhoden
mit Übergang in den Samenleiter. [L190]

halten. Bei der Befruchtung bestimmt dieses Ge-
schlechtschromosom das Geschlecht des Embryos.
Die Samenzellbildung dauert knapp 2 ½ Monate,
täglich werden etwa 40 Millionen Samenzellen gebildet.

Spermien sind lang und dünn. Sie bestehen aus vier
Abschnitten (▸ Abb. 1.6):
- Kopf
- Hals
- Mittelstück
- Schwanz

Durch die Hodenkanälchen gelangen die Samenzellen zu den ableitenden Samenwegen.

Nebenhoden

Der Nebenhoden (Epididymidis) liegt kap-
penförmig auf der Rückseite jedes Hodens
(▸ Abb. 13.8). In ihm setzt sich das Gangsystem
des Hodens fort, bis sich sämtliche Kanälchen zum
Nebenhodengang (Ductus epididymidis) ver-

einigt haben. Der Nebenhodengang ist mit einer
Länge von 4–6 m stark geknäult. Die Passage der
Samenzellen durch den Nebenhoden dauert etwa
12 Tage. Unter dem Einfluss des männlichen Ge-
schlechtshormons **Testosteron** reifen dort die
Samenzellen bis zu ihrer Befruchtungsfähigkeit
heran. Dort werden sie auch bis zum Samenerguss
(Ejakulation) gespeichert.

Samenleiter

Der Samenleiter (Ductus deferens) geht ohne
scharfe Begrenzung aus dem Nebenhodengang
hervor. Gemeinsam mit Hodenvenen (Vv.
testiculares), der Hodenarterie (A. testicularis) und
vegetativen Nervenfasern zieht der Samenleiter im
Samenstrang (Funiculus spermaticus) vom Hoden
nach kranial durch den Leistenkanal (▸ Abb. 13.8,
▸ Abb. 13.9) . Von dort verläuft er an der Harnblase entlang und auf deren Rückseite nach kaudal
durch die Vorsteherdrüse. Innerhalb der Vor-

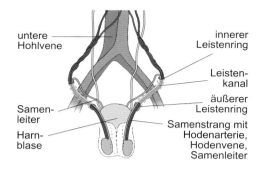

untere Hohlvene

innerer Leistenring

Leisten-kanal

äußerer Leistenring

Samen-leiter

Harn-blase

Samenstrang mit Hodenarterie, Hodenvene, Samenleiter

Abb. 13.9 Leistenkanal beim Mann. [L190]

steherdrüse mündet der insgesamt 40–50 cm lange Samenleiter in die Harnröhre. Diese heißt ab dort auch Harn-Samen-Röhre. Die Wand des Samen-leiters enthält glatte Muskelzellen, die während des Samenergusses den Samen durch Kontraktion in die Harn-Samen-Röhre befördern.

Der **Leistenkanal** (▶ Abb. 13.9) ist eine 4–5 cm lange röhrenförmige Verbindung zwischen Bauchhöhle und äußerer Schamgegend, der von lateral kranial innen nach medial kaudal außen verläuft. Er beinhaltet den Samenstrang.

Sperma und Geschlechtsdrüsen

Das Sperma, die Samenflüssigkeit, setzt sich aus etwa 40–250 Millionen Spermien/ml und den Sekreten der männlichen Geschlechtsdrüsen zu-sammen. Diese Sekrete gelangen erst zum Zeit-punkt des Samenergusses in die Harn-Samen-Röh-re und enthalten Wasser, Elektrolyte, Fruktose und Enzyme. Im weiblichen Genitaltrakt neutralisiert das alkalische Sperma das saure Scheidenmilieu.

Vorsteherdrüse

Die Vorsteherdrüse (Prostata) liegt kaudal der Harnblase und umhüllt die Harnröhre. Hinten grenzt sie an den Enddarm und kann daher bei einer rektalen Untersuchung gut getastet werden. Ihre 12–20 Ausführungsgänge geben ein trübes, dünnflüssiges Sekret in die Harn-Samen-Röhre ab, das den Hauptanteil der Samenflüssigkeit aus-macht.

Bläschendrüsen

Die zwei Bläschendrüsen (Glandulae vesiculosae) bestehen jeweils aus einem 15–20 cm langen, gewundenen Kanal. Sie liegen an der Hinterwand der Harnblase und geben ihr Sekret innerhalb der Vorsteherdrüse in die Harn-Samen-Röhre ab.

Dieses Sekret enthält viel Fruktose, das den Samen-zellen zur Energiegewinnung dient.

Auch die zwei etwa linsengroßen **Cowper'schen Drüsen** sezernieren während des Samenergusses ein Sekret in die Harn-Samen-Röhre.

13.2.2 Äußere Geschlechtsorgane des Mannes

Zu den äußeren Geschlechtsorganen gehören die Harnröhre (Urethra, ▶ 12.2.4), der Penis und der Hodensack. Der **Hodensack** (Skrotum) bildet die Hülle für die außerhalb des Bauchraums liegenden Hoden und Nebenhoden.

Penis

Der Penis (Glied) enthält die Harn-Samen-Röhre. Er ist aufgebaut aus:
- **Peniswurzel,** die den Penis am Schambein und am Beckenboden befestigt
- **Penisschaft,** der frei beweglich ist. Er ist von einer dehnbaren Haut umhüllt, die sich der wechselnden Größe des Penis anpasst. Der Pe-nisschaft besteht aus Schwellkörpern:
  - Zwei Penisschwellkörper (Corpus cavernosum)
  - Ein Harnröhrenschwellkörper (Corpus spon-giosum).
  - Sie füllen sich bei der Erektion (Versteifung und Aufrichtung des Penis) mit Blut und er-zeugen so den prallelastischen Zustand des Penis.
- **Eichel** (Glans penis) am Ende des Penisschaftes. Die Eichel ist von der **Vorhaut** (Praeputium) be-deckt.

Praxistipp

Wird die Eichel bei der Intimpflege gereinigt, muss die Vorhaut wieder zurückgeschoben werden, um eine Paraphimose (Einengung der Vorhaut mit Durch-blutungsstörungen der Eichel) zu vermeiden.

13.2.3 Männliche Geschlechtshormone

Mit Beginn der Pubertät setzen beim Jungen hor-monelle Veränderungen ein, die Voraussetzung für die Entwicklung der sekundären Geschlechts-merkmale und der Geschlechtsreife sind.

Die Hypophysenhormone **FSH** und **LH** (▶ 7.1) stehen – wie bei der Frau – unter Kontrolle des Gonadotropin-Releasinghormons **Gn-RH** des Hypothalamus. FSH regt beim Mann die Spermienbildung an. LH bewirkt die Bildung und Ausschüttung von **Testosteron** aus den Leydig-Zellen im Hoden. Testosteron wiederum wirkt auf die Ausschüttung der Hypophysen- und Hypothalamushormone zurück. Testosteron gehört zur Gruppe der Androgene (▶ 7.4.1). Es hat folgende Wirkungen:

- Während der Fetalzeit: Anlage der primären Geschlechtsorgane
- Während der Pubertät:
    - Wachstum von Penis, Hoden, Nebenhoden und Geschlechtsdrüsen
    - Ausbildung der sekundären Geschlechtsmerkmale: männlicher Behaarungstyp mit Bart und Geheimratsecken, tiefe Stimme, Knochen- und Muskelwachstum

- Beim Erwachsenen: Stimulation des Geschlechtstriebs (Libido), Aufrechterhaltung des Funktionszustands der Genitalorgane, Samenzellbildung

Wiederholungsfragen

1. Was bedeutet der Ausdruck „männliche Gonade"?
2. Wo liegen die Sertoli-Zellen und was ist ihre Aufgabe?
3. Was ist die Aufgabe des Nebenhodens?
4. Was verläuft im Leistenkanal des Mannes?
5. Wo liegt die Vorsteherdrüse?
6. Wo liegen die Leydig-Zellen und was ist ihre Aufgabe?

Lernsituationen

14.1 Einführung

In den vorangehenden Kapiteln wurde ausführlich die Anatomie und Physiologie des menschlichen Körpers dargestellt. Dieses Wissen bildet die Grundlage der klinischen Tätigkeit für Pflegeberufe in den verschiedenen medizinischen Einrichtungen. Die nachfolgenden Lernsituationen sollen auf die verschiedenen Prüfungssituationen, die im Verlauf der Ausbildung zu absolvieren sind, vorbereiten (▶ Tab. 14.1). Sie stellen keine Prüfungsaufgaben dar, sondern sollen Ihnen dabei helfen, Ihr Wissen aus Anatomie und Physiologie zu festigen und auszubauen. Die Lernsituationen sind wie folgt aufgebaut:

- Zunehmende Steigerung der Komplexität
- Unterschiedliche Versorgungsbereiche
- Unterschiedliche Altersgruppen der zu Pflegenden

Tab. 14.1 Prüfungen mit ergänzenden Erläuterungen.

Prüfung	Zeitpunkt und Zielsetzung	Kompetenzbereiche	Konsequenzen
Zwischenprüfung	Dient der Prüfung und Ermittlung des Ausbildungsstands zum Ende des zweiten Ausbildungsdrittels	Siehe Anlage 1 (zu § 7 Satz 2[1]) Kompetenzen für die Zwischenprüfung nach § 7	Die Ausbildung kann zunächst unabhängig vom Ergebnis der Zwischenprüfung fortgesetzt werden. Lässt das Ergebnis allerdings darauf schließen, dass das Erreichen des Ausbildungsziels gefährdet ist, prüfen die Träger der praktischen Ausbildung und der Pflegeschule gemeinsam, welche Maßnahmen zum Erreichen des Ausbildungserfolgs erforderlich sind und ergreifen diese dann.
Abschlussprüfung	Dient der Ermittlung des Ausbildungserfolgs am Ausbildungsende. Sie umfasst je einen schriftlichen, mündlichen und praktischen Teil.	Siehe Anlage 2 (zu § 9 Absatz 1 Satz 2[1]) Kompetenzen für die staatliche Prüfung nach § 9 zur Pflegefachfrau oder zum Pflegefachmann	Die staatliche Prüfung ist dann bestanden, wenn alle Prüfungsbestandteile mit mindestens „ausreichend" benotet wurden. Jede Aufsichtsarbeit kann einmal wiederholt werden. Es ist dann eine zusätzliche Ausbildung erforderlich (Ausbildungsverlängerung), wenn - Alle schriftlichen Aufsichtsarbeiten nicht bestanden wurden. - Die praktische Prüfung nicht bestanden wurde. - Alle Teile der Prüfung nicht bestanden wurden. - Im Einvernehmen des Vorsitzenden des Prüfungsausschusses und den Fachprüfern eine solche als sinnvoll erscheint.
Bachelorprüfung	Dient der Ermittlung des Studienerfolgs am Ende des Studiums. Sie umfasst je einen schriftlichen, mündlichen und praktischen Teil.	Siehe Anlage 5 (zu § 35 Absatz 2, § 36 Absatz 1, § 37 Absatz 1[1]) Kompetenzen für die Prüfung der hochschulischen Pflegeausbildung nach § 32	Die hochschulische Pflegeausbildung ist erfolgreich abgeschlossen, wenn sowohl der hochschulische als auch der staatliche Prüfungsteil bestanden sind. Jede Modulprüfung, die Teil der staatlichen Überprüfung ist, kann einmal wiederholt werden, wenn die zu prüfende Person die Note „mangelhaft" oder „ungenügend" erhalten hat.

---

[1] Nach der Ausbildungs- und Prüfungsverordnung für die Pflegeberufe (Pflegeberufe-Ausbildungs- und Prüfungsverordnung – PflAPrV) vom 2.10.2018, online unter PflAPrV.pdf (gesetze-im-internet.de)

14.2 Zwischenprüfung

14.2.1 Lernsituation „Eine neue Tour"

In der Lernsituation „Eine neue Tour" werden Sie mit drei unterschiedlichen Aufgabenschwerpunkten konfrontiert. Wie im Pflegealltag verändert sich auch hier die Lebenssituation des zu Pflegenden. Lesen Sie daher die Aufgaben nicht im Vorhinein, sondern bearbeiten Sie jeden Fall und die damit verbundenen Aufgaben nacheinander. Nehmen Sie sich die Zeit, die Sie brauchen. Wenn Sie neben der inhaltlichen Auseinandersetzung auch den zeitlichen Aspekt berücksichtigen möchten, dann können Sie sich an den nachfolgenden Zeitempfehlungen orientieren:

- Fallbeispiel „Gespannte Erwartung": ca. 5 Minuten
- Fallbeispiel „Ich höre nicht mehr so gut": ca. 40 Minuten
- Fallbeispiel „Eine neue Situation": ca. 40 Minuten
- Fallbeispiel „Darf ich das noch essen?" ca. 30 Minuten

Fallbeispiel

Gespannte Erwartung

Die Auszubildende Maike Sonntag absolviert zum Ende des zweiten Ausbildungsjahrs ihren Einsatz im Versorgungsbereich der ambulanten Pflege. Gemeinsam mit ihrer Praxisanleiterin Sabine Merk hat sie bereits mehrere Touren und Patienten kennengelernt.

„Heute fahren wir eine neue Tour und du lernst neue Patienten kennen!", meint Sabine Merk, während Sie die restlichen Pflegeutensilien im Kofferraum ihres Autos verstaut.

Es ist früh am Morgen und dunkel, während sie ihr Auto in Bewegung setzen. Maike Sonntag ist gespannt, was sie heute erwartet.

Aufgaben

Gespannte Erwartung

1. Lesen Sie zunächst die kurze Einführung.
2. Versetzen Sie sich in die Lage der Auszubildenden Maike Sonntag. Es ist hilfreich, sich seinen eigenen Einsatz in der ambulanten Pflege vor Augen zu führen.

Fallbeispiel

„Ich höre nicht mehr so gut"

Es ist kalt. Gemeinsam warten Maike Sonntag und Sabine Merk vor der Eingangstür von Herrn Ludwig. Er wird einmal wöchentlich vom Pflegedienst besucht. Frau Merk klingelt erneut. „Herr Ludwig ist schwerhörig, vermutlich hat er seine Hörgeräte noch nicht eingesetzt!", äußert sie beiläufig. Obwohl Frau Merk einen Haustürschlüssel hat, ist es Herrn Ludwig wichtig, die Tür morgens selbst zu öffnen und sie persönlich zu begrüßen.

Herr Ludwig öffnet nach kurzer Zeit die Tür und bittet sie herein. „Ich hoffe, Sie mussten nicht zu lange warten? Sie wissen ja: Ich höre nicht mehr so gut…!"

Maike Sonntag hat von ihrer Praxisanleiterin während der Fahrt bereits ein paar Informationen zu Herrn Ludwig erhalten:

Herr Ludwig ist 77 Jahre alt, verwitwet, kinderlos und alleinlebend. Er war beruflich als Bankkaufmann tätig, ist belesen und geht seinem Alter entsprechend angemessenen Aktivitäten nach. Dazu gehören beispielsweise Spazierengehen, sich mit Bekannten zum Schach treffen oder die Teilnahme an Seniorennachmittagen. Herr Ludwig erhält an vier Tagen in der Woche ein Mittagessen geliefert. An den anderen Tagen kocht er gerne selbst – er und seine Frau haben so gerne gemeinsam Zeit verbracht. Herr Ludwig hatte vor einem Jahr einen Myokardinfarkt und erhält seitdem Medikamente zur Hemmung der Blutgerinnung. In dieser Zeit hat er auch mit dem Rauchen aufgehört und geht regelmäßig spazieren, was sich positiv auf seine Hypertonie auswirkt. Er weist bislang einen geringen Grad an Pflegebedürftigkeit auf. Aufgrund seiner eingeschränkten Sehfähigkeit benötigt er Unterstützung beim Richten und Verabreichen der Medikamente. Zudem genießt er den regelmäßigen Kontakt zu den Pflegenden, um sich mit ihnen zum aktuellen Tagesgeschehen auszutauschen.

Aufgaben

„Ich höre nicht mehr so gut"
Lernangebot Sensibilität und Sinnesorgane
(► 5)

1. Der Mensch verfügt über verschiedene Sinnessysteme. Nennen Sie die sechs Sinne und die dazugehörigen Sinnesorgane.
2. Das Ohr wird nach Aufbau und Funktion in drei Abschnitte unterteilt. Nennen Sie diese drei Abschnitte.
3. Beschreiben Sie, welche Funktion die drei Abschnitte des Ohrs erfüllen.

4. Nennen Sie drei pflegerische Maßnahmen, die bei Herrn Ludwig zur Kompensation der eingeschränkten Hörfähigkeit sinnvoll sind.

5. Definieren Sie den Begriff Presbyakusis.

6. Der Augapfel besteht aus drei Schichten. Nennen Sie je Schicht zwei Funktionen.

7. Das Auge verfügt über mehrere Schutzeinrichtungen. Nennen Sie drei Schutzeinrichtungen des Auges und beschreiben Sie je Schutzeinrichtung eine Funktion.

8. Mit zunehmendem Alter verändert sich die Sehfähigkeit. Nennen Sie zwei konkrete Veränderungen.

9. Nennen und erläutern Sie vier pflegerische Maßnahmen zur Kompensation der eingeschränkten Sehfähigkeit im Alter.

Fallbeispiel

Eine neue Situation

Heute ist Herr Ludwig anders als sonst. Er sucht nicht das Gespräch, wirkt passiv und nachdenklich. Während sich Maike Sonntag hierbei noch nichts denkt, fällt dies Sabine Merk auf, da sie ihn bereits seit längerem kennt. „Herr Ludwig, Sie wirken heute nachdenklicher als sonst!", bemerkt sie. Herr Ludwig atmet einmal schwer auf: „Ich hatte vorgestern eine Dickdarmspiegelung! Es scheint alles darauf hinzuweisen, dass ich Krebs habe und operiert werden muss. Dabei soll mir auch ein künstlicher Darmausgang angelegt werden!"

Frau Merk ist erstaunt, dass sie diese Information erst jetzt erhält. „Viele Menschen haben nach so einer Nachricht erst einmal Ängste und Sorgen!", sagt sie, während sie sich zu Herrn Ludwig setzt. „Das ging alles so schnell. Ich weiß gar nicht, was jetzt alles auf mich zukommt!"

Später erfahren Frau Merk und Frau Sonntag, dass in vier Tagen eine operative Teilresektion des Dickdarms mit einer endständigen Enterostomaanlage im Colon descendens geplant ist.

Aufgaben

Eine neue Situation

Lernangebot Verdauungssystem (▶ 6)

1. Die Wand des gesamten Verdauungssystems besitzt einen sehr ähnlichen Aufbau. Nennen Sie die vier Wandschichten von innen nach außen.

2. Nennen Sie die drei Abschnitte des Dünndarms.

3. Nennen Sie die drei anatomischen Strukturen, die an der Oberflächenvergrößerung des Dünndarms beteiligt sind.

4. Definieren Sie den Begriff Peristaltik.

5. Der Dickdarm wird anatomisch in drei Abschnitte unterteilt. Nennen Sie diese drei Abschnitte.

6. Beschreiben Sie zwei Aufgaben des Dickdarms.

7. Welche Stuhlkonsistenz können Sie bei Herrn Ludwig bei einem Kolostoma erwarten? Beschreiben Sie diese.

8. Angenommen bei Herrn Ludwig würde ein Ileostoma angelegt werden, welche Stuhlkonsistenz würden Sie erwarten? Beschreiben Sie diese.

Fallbeispiel

„Darf ich das noch essen?"

Drei Wochen sind mittlerweile seit Herrn Ludwigs Operation vergangen. Die Operation ist komplikationslos verlaufen und Herr Ludwig wurde wieder nach Hause entlassen. Der Pflegedienst besucht ihn nun häufiger, um ihn bei der Stomapflege zu unterstützen. Heute steht Herr Ludwig bei Frau Merk und Frau Sonntag auf dem Tourenplan.

Als sie am späten Vormittag das Haus betreten, duftet es angenehm. „Ich koche heute mein Leibgericht: Spätzle mit Linsen und Würstchen!", äußert Herr Ludwig stolz. „Im Krankenhaus hat mich eine freundliche Dame aufgeklärt, dass ich nun besser darauf achten soll, was ich esse. Darf ich das eigentlich noch essen?"

Aufgaben

„Darf ich das noch essen?"

Lernangebot Aufspaltung und Resorption der Nahrungsbestandteile (▶ 6.5)

1. Erläutern Sie die Aufspaltung und Resorption von Kohlenhydraten im menschlichen Körper.

2. Definieren Sie die nachfolgenden drei Begriffe: Glykolyse, Glykogen und Glukoneogenese.

3. Erläutern Sie die Aufspaltung und Resorption von Proteinen im menschlichen Körper.

4. Welche Aufgaben erfüllen Triglyzeride im peripheren Gewebe?

5. Nennen Sie die vier fettlöslichen Vitamine.

6. Laut Empfehlungen sollen Menschen täglich 30 g Ballaststoffe zu sich nehmen. Erläutern

Sie zwei Effekte, die mit einer ballaststofffreichen Ernährung einhergehen.

7. Aus welchen Nahrungsbestandteilen setzt sich die von Herrn Ludwig zubereitete Mahlzeit zusammen?
8. Welche Ernährungsempfehlungen können Sie Herrn Ludwig geben.

14.3 Abschlussprüfung

14.3.1 Lernsituation „Sturz mit dem Skateboard"

Die Lernsituation „Sturz mit dem Skateboard" ist eine komplexe Fallsituation, bei der Sie Ihr Wissen aus Anatomie und Physiologie im Begründungsrahmen heranziehen können:

- **Variante 1 Basiswissen:** Sie benötigen noch eine inhaltliche Auseinandersetzung mit diversen Themen? Bearbeiten Sie die erste Aufgabenstellung.
- **Variante 2 erweitertes Wissen:** Sie haben sich ausreichend mit dem notwendigen Hintergrundwissen auseinandergesetzt? Bearbeiten Sie die zweite Aufgabenstellung.
- **Variante 3 vertieftes Wissen:** Bearbeiten Sie die zweite Aufgabenstellung unter realitätsgetreuen Rahmenbedingungen (keine Hilfsmittel, 120 Minuten Zeit).

— **Fallbeispiel** •
Sturz mit dem Skateboard

Lukas Schön, 16 Jahre, befindet sich in der Pubertät. Am liebsten verbringt er die Zeit mit seinen Freunden am Skateplatz. Dort konsumiert Lukas auch Alkohol und raucht gelegentlich. Lukas geht in das städtische Gymnasium. Seine schulischen Leistungen haben sich in den vergangenen zwei Jahren verschlechtert, sodass er nun versetzungsgefährdet ist.

Vorgestern ist Lukas beim Versuch, die Treppen des Kirchplatzes mit seinem Skateboard herunterzuspringen, gestürzt und hat sich eine komplizierte Fraktur des rechten oberen Sprunggelenks zugezogen. Wegen einer nicht unerheblichen Weichteilbeteiligung war eine sofortige operative Versorgung mit einem Fixateur externe erforderlich. Daneben bestand der Verdacht auf ein Schädel-Hirn-Trauma, da Lukas sich an den Unfallvorgang nicht erinnern konnte und einmal schwallartig erbrechen musste.

Lukas zeigt sich gegenüber dem interdisziplinären Team insgesamt misstrauisch und abwartend. Die Vitalparameter am zweiten postoperativen Tag ergaben im Frühdienst einen Puls von 100/Min., einen Blutdruck von 110/70 mmHg und eine Temperatur von 38,8 °C. Lukas gibt Schmerzen im rechten Unterschenkel und Fuß an, er schwitzt stark, wirkt angespannt und nervös. Zudem gibt er an, leichte Kopfschmerzen zu haben. Die medikamentöse Schmerztherapie besteht aus nichtsteroidalen Antirheumatika.

Sie übernehmen heute Lukas im Frühdienst.

Aufgabe 1

Basiswissen

Lernangebot Gewebe & Bewegungsapparat (► 2, ► 3)

1. Nennen Sie die vier Grundgewebe.
2. Nennen Sie fünf Aufgaben, die das Skelettsystem erfüllt.
3. Nennen Sie drei Bestandteile des Knochens.
4. Erläutern Sie die Funktion der Interzellularsubstanz des Knochens und der Knochenzellen.
5. Differenzieren Sie die drei Knochenformen in Stichworten voneinander.
6. Nennen Sie die Abschnitte der unteren Extremitäten von oben nach unten.
7. Nennen Sie die vier Bewegungen, die im Sprunggelenk physiologisch vollzogen werden können.
8. Nennen Sie vier pflegerische Maßnahmen, die es bei der Versorgung eines Fixateurs externe zu ergreifen gilt.

Lernangebot Nervensystem (► 4)

1. Unterscheiden Sie die weiße und graue Substanz des Nervensystems.
2. Nennen und beschreiben Sie die Struktur des Gehirns, die auf die Temperaturregulation einen großen Einfluss nimmt.
3. Bei einem Schädel-Hirn-Trauma besteht u. a. die Gefahr einer Subduralblutung. Zeigen Sie auf, zwischen welchen Hirnhäuten diese lokalisiert wird.
4. Nennen Sie vier pflegerische Schwerpunkte bei Verdacht auf ein Schädel-Hirn-Trauma.

Aufgabe 2

Erweitertes und vertieftes Wissen

1. Analysieren Sie die Situation und beschreiben Sie die pflegerelevanten Informationen.
2. Formulieren Sie Probleme und Ressourcen bzw. Pflegediagnosen, die sich aus der Situation ergeben.
3. Formulieren Sie pflegerelevante Ziele, die sich aus den formulierten Diagnosen ableiten lassen.
4. Benennen Sie pflegerische Maßnahmen, die Sie ergreifen, um Ihre Ziele zu erreichen. Beschreiben Sie, was Sie bei der Durchführung zu berücksichtigen haben.
5. Begründen Sie einen Aspekt Ihrer Pflegeprozesssteuerung mit Ihren anatomisch-physiologischen Grundkenntnissen.

14.4 Bachelorprüfung

14.4.1 Lernsituation „Dieses blöde Teil"

Die Lernsituation „Dieses blöde Teil" ist eine hochkomplexe Fallsituation, bei der Sie Ihr Wissen aus Anatomie und Physiologie im Begründungsrahmen heranziehen können:

• **Variante 1 Basiswissen:** Sie benötigen noch eine inhaltliche Auseinandersetzung mit diversen Themen? Bearbeiten Sie die erste Aufgabenstellung.
• **Variante 2 erweitertes Wissen:** Sie haben sich ausreichend mit dem notwendigen Hintergrundwissen auseinandergesetzt? Bearbeiten Sie die zweite Aufgabenstellung.
• **Variante 3 vertieftes Wissen:** Bearbeiten Sie die zweite Aufgabenstellung unter realitätsgetreuen Rahmenbedingungen (keine Hilfsmittel, 120 Minuten Zeit).

Fallbeispiel

„Dieses blöde Teil"

Frau Julia Waltner, 44 Jahre alt, lebt seit fünf Jahren im Haus Regenbogen, einer stationären Einrichtung der Behindertenhilfe. Frau Waltner war es dank der Unterstützung ihrer Eltern, Ilse und Klaus Waltner, lange Zeit gut gelungen, ihren Alltag weitestgehend autonom zu gestalten und ihre Einschränkungen, die durch ihre Trisomie 21 vorhanden sind, zu kompensieren. So hat sie diverse Förderungen erhalten, erfuhr ambulant situative Unterstützung und lebte mehr als 15 Jahre in einer Wohngruppe für Menschen mit geistig-körperlicher Einschränkung. Trotz der bestehenden Intelligenzminderung war es ihr lange Zeit möglich, einer geringfügigen Beschäftigung im Einzelhandel eines lokalen Supermarkts nachzugehen.

Frau Waltner ist im Alter von 33 Jahren an Diabetes mellitus Typ 2 erkrankt. Maßnahmen der Ernährungstherapie und zur Gewichtsreduktion zeigten keine Erfolge, sodass sie mit oralen Antidiabetika und später mit Insulin eingestellt wurde. Hier zeigten sich aber immer wieder drastische Blutzuckerspitzen, die auch auf die unregelmäßige Insulingabe zurückzuführen waren. Frau Waltner hat einen BMI von 33 und leidet an einer Hypertonie.

Mit 38 Jahren wurde bei Frau Waltner eine diabetische Nephropathie diagnostiziert, welche in einer chronischen Niereninsuffizienz mündete. Seit zwei Jahren ist sie dialysepflichtig. Vor allem die damit verbundene Flüssigkeitsrestriktion und die veränderten Ernährungsgewohnheiten machen ihr schwer zu schaffen.

Frau Waltner benötigt tages- und formabhängig Unterstützung bei der Körperpflege, da sie zunehmend in ihrer Mobilität eingeschränkt ist. An guten Tagen kann sie den Weg in den Speisesaal mit Begleitung oder am Rollator zurücklegen, an anderen Tagen wird sie von den Pflegenden im Rollstuhl begleitet. Dreimal wöchentlich bereiten die Pflegenden Frau Waltner auf die Hämodialyse vor.

Heute wirkt Frau Waltner schlapp und unkonzentriert. Den gemeinsam besprochenen Handlungsschritten zur Körperpflege kann sie nur schwer folgen. Ihre Haut fühlt sich warm und feucht an. Die Einstichstelle an ihrem Brescia-Cimino-Shunt am linken Unterarm ist gerötet. Bei näherer Betrachtung lassen sich Kratzspuren am Shunt feststellen. „Dieses blöde Teil! Ich mag das nicht mehr haben!", äußert Frau Waltner gereizt, als Pflegerin Sylvia Stern sie darauf anspricht. „Und überhaupt will ich gar nichts mehr!" Frau Waltner beginnt zu weinen.

Aufgabe 1

Basiswissen

Lernangebot Zelle und Gene (▶ 1)

1. Nennen Sie vier Aufgaben der Zellmembran.
2. Nennen Sie die drei Bestandteile des Zellkerns.
3. Unterscheiden Sie die Begriffe Mitose und Meiose.
4. Erläutern Sie numerische Mutationen, strukturelle Mutationen und Genmutationen. Ord-

nen Sie die Trisomie 21 in ihre Darstellung ein.

5. Nennen Sie fünf Symptome, die bei einer Trisomie 21 auftreten können?

6. Nehmen Sie Stellung dazu, welche (mindestens drei) pflegerischen Interventionen bei Frau Waltner bezüglich ihrer Intelligenzminderung sinnvoll sind?

Lernangebot Verdauungs- und Hormonsystem (▶ 6, ▶ 7)

1. Definieren Sie den Begriff Hormon.

2. Nennen Sie die Ihnen bekannten Hormondrüsen vom Kopf bis zu den Füßen.

3. Unterscheiden Sie die endokrinen und exokrinen Anteile der Bauchspeicheldrüse voneinander.

4. Beschreiben Sie die Wirkungsweise von Insulin und Glukagon und entwickeln Sie eine schriftliche Ausarbeitung, wie diese beiden Hormone miteinander in Verbindung stehen.

5. Erläutern Sie die Krankheitsentstehung eines Diabetes mellitus Typ 2.

6. Definieren Sie den Begriff metabolisches Syndrom.

Lernangebot Harnsystem (▶ 12)

1. Nennen Sie die drei Zonen, aus denen die Niere besteht.

2. Beschreiben Sie vier lebenswichtige Nierenfunktionen.

3. Beurteilen Sie, weshalb im Nierenkörperchen pro Tag 180 l Primärharn gebildet werden, letztendlich aber nur eine Ausscheidung von ca. 2 l Harn am Tag erfolgt.

4. Nennen Sie die vier Bestandteile der ableitenden Harnwege und sortieren Sie diese in Richtung des physiologischen Harnflusses.

5. Nennen Sie Ursachen einer chronischen Nierenfunktionsstörung.

6. Erläutern Sie die Funktionsweise der Hämodialyse.

7. Entwerfen Sie kurz ernährungstherapeutische Vorschläge bei hämodialysierten Patienten bezüglich Natrium- und Flüssigkeitszufuhr.

8. Nennen Sie drei pflegerische Aufgaben, die mit der Versorgung eines Hämodialyseshunts einhergehen.

Aufgabe 2

Erweitertes und vertieftes Wissen

1. Analysieren Sie die Situation und beschreiben Sie die pflegerelevanten Informationen.

2. Formulieren Sie Probleme und Ressourcen bzw. Pflegediagnosen, die sich aus der Situation ergeben.

3. Formulieren Sie pflegerelevante Ziele, die sich aus den formulierten Diagnosen ableiten lassen.

4. Benennen Sie pflegerische Maßnahmen, die Sie ergreifen, um ihre Ziele zu erreichen. Beschreiben Sie, was Sie bei der Durchführung zu berücksichtigen haben.

5. Begründen Sie einen Aspekt ihrer Pflegeprozesssteuerung mit ihren anatomisch-physiologischen Grundkenntnissen.

14.5 Lösungsvorschläge

14.5.1 „Eine neue Tour"

— Lösungsvorschlag ●————————————————

„Ich höre nicht mehr so gut"

Lernangebot Sensibilität und Sinnesorgane (▶ 5)

1. Die sechs Sinne und die dazugehörigen Sinnesorgane sind: Sehen mit den Augen (Stäbchen und Zapfen), Hören mit den Hörorganen (Haarzellen), Gleichgewicht mit den Gleichgewichtsorganen (Haarzellen), Riechen mit der Nase (Riechzellen), Schmecken mit der Zunge (Geschmackszellen) und Berührung, Temperatur, Schmerz mit der Haut (Merkel-Zellen, Meissner-Körperchen, freie Nervenendigungen u. a.).
2. Die drei Abschnitte des Ohrs lauten äußeres Ohr, Mittelohr und Innenohr.
3. Über das äußere Ohr werden Schalwellen gebündelt und über den Gehörgang zum Mittelohr weitergeleitet. Im Mittelohr werden mit der Gehörknöchelkette (Hammer, Amboss, Steigbügel) die durch die Schalwellen hervorgerufenen Schwingungen des Trommelfells auf das Innenohr übertragen. Das Innenohr setzt sich zusammen aus Vorhof, Bogengängen und Schnecke. Die Schnecke vermittelt die Hörempfindung.
4. Zur Kompensation der eingeschränkten Hörfähigkeit bieten sich u. a. folgende Maßnahmen an:
   - Langsame und deutliche Ansprache mit Blickkontakt (nicht schreien)
   - Hörgerät empfehlen, bei der Beschaffung eines Hörgerätes unterstützen, bei Nutzung und Pflege des Hörgeräts helfen
   - Nonverbale Kommunikationswege wählen z. B. Stift und Papier zur Informationsvermittlung und Kommunikation nutzen
   - Hintergrundgeräusche reduzieren z. B. Fernseher und Radio ausstellen
5. Presbyakusis kann mit dem Begriff Altersschwerhörigkeit übersetzt werden. Dieser Hörverlust ist insbesondere im Bereich der höheren Frequenzen zu beobachten. Folgen sind u. a. eine herabgesetzte Spracherkennung v. a. bei Hintergrundgeräuschen.
6. Die Schichten des Augapfels mit ihren Funktionen lauten:
   - Äußere Augenhaut: formgebend (durch festes Bindegewebe der Lederhaut) und Lichtbrechung (Hornhaut)
   - Mittlere Augenhaut: Sauerstoff- und Nährstoffversorgung der inneren Augenhaut, Farbgebung des Auges durch Regenbogenhaut
   - Innere Augenhaut: lichtempfindlichster Teil des Auges (Netzhaut, Retina), der das Sehen ermöglicht, Nervenzellen leiten Nervenimpulse über die Sehnerven an das Sehzentrum des Gehirns
7. Schutzeinrichtungen des Auges sind u. a.:
   - Tränen dienen der Funktionstüchtigkeit der Hornhaut (Schutz vor Austrocknung und Eintrübung), daneben enthalten Tränen u. a. das bakterienabtötende Enzym Lysozym.
   - Die Bindehaut bedeckt die Hinterfläche von Ober- und Unterlid sowie die Lederhaut des Augapfels bis zur Hornhaut hin, sie enthält Antikörper und Substanzen der humoralen Abwehr.
   - Augenbrauen und -wimpern verhindern, dass Schweißtropfen von der Stirn in die Lidspalte fließen.
8. Zu der Veränderung der Sehfähigkeit im Alter zählt u. a.
   - Geschmeidigkeit der Linse nimmt ab, wodurch die Akkommodationsfähigkeit sinkt. Dadurch werden Gegenstände in der Nähe nicht mehr scharf gesehen (Alterssichtigkeit, Presbyopie).
   - Reaktionszeit des Pupillenreflexes nimmt zu, wodurch die Lichtadaption erschwert ist und die Blendempfindlichkeit zunimmt.
9. Maßnahmen zur Kompensation der eingeschränkten Sehfähigkeit im Alter sind u. a.
   - Sturzereignissen und -folgen vorbeugen z. B. Maßnahmen zur Sturzprophylaxe ergreifen (u. a. Wohnraumanpassung und Barrieren reduzieren), Gangsicherheit fördern (u. a. Mobilitätstraining).
   - Hilfsmittel wie Brillen oder Lupen anpassen, reinigen, pflegen und nutzen.
   - Kommunikation anpassen (z. B. Eintreffen ankündigen) und dadurch Orientierung geben.
   - Andere Sinneskanäle nutzen z. B. Tasten, Riechen oder Hören.

Lösungsvorschlag

Eine neue Situation

Lernangebot Verdauungssystem (▶ 6)

1. Die vier Wandschichten des Verdauungstraktes von innen nach außen lauten Mukosa, Submukosa, Muskularis, Adventitia.
2. Die drei Abschnitte des Dünndarms lauten Zwölffingerdarm (Duodenum), Leerdarm (Jejunum) und Krummdarm (Ileum).
3. An der Oberflächenvergrößerung des Dünndarms sind die Kerckring-Falten, Zotten und Mikrovilli beteiligt.
4. Peristaltik meint den rhythmischen Wechsel von Kontraktion und Erschlaffung der Wand des Verdauungstrakts mit dem Ziel, die Nahrung mechanisch zu zerkleinern, zu durchmischen und weiterzutransportieren.
5. Die drei Abschnitte des Dickdarms lauten Blinddarm (Caecum), Grimmdarm (Colon) und Mastdarm (Rektum).
6. Aufgaben des Dickdarms sind
   – Eindicken des Stuhls durch Wasserentzug und Elektrolytresorption
   – Schleimbeimengung, um die Gleitfähigkeit des sich verfestigenden Stuhls zu gewährleisten
   – Abbau unverdaulicher Nahrungsbestandteile durch Gärungs- und Fäulnisvorgänge unter bakterieller Beteiligung.
7. Bei Herrn Ludwig ist nach Anlage eines Kolostomas eine dickbreiige bis geformte Stuhlkonsistenz zu erwarten. Dies ist von der Lage des Stomas und der damit verbliebenen Länge des Dickdarms abhängig. Je mehr Dickdarm erhalten bleibt, desto besser kann der Stuhl eingedickt werden.
8. Bei Herrn Ludwig wäre bei Anlage eines Ileostomas eine flüssige bis dünnbreiige Stuhlkonsistenz zu erwarten, da keine Stuhleindickung im Dickdarm erfolgt.

Lösungsvorschlag

„Darf ich das noch essen?"

Lernangebot Aufspaltung und Resorption der Nahrungsbestandteile (▶ 6.5)

1. Kohlenhydrate werden durch die α-Amylasen der Speicheldrüsen, die α-Amylasen des Pankreassafts und verschiedene Oligosaccharidasen aufgespalten. Nach beendeter Aufspaltung liegen die drei Monosaccharide Glukose, Fruktose und Galaktose vor. Diese werden über die Dünndarmschleimhaut aufgenommen und über die Leber verstoffwechselt.
2. Die Begriffsdefinitionen lauten:
   – Bei der Glykolyse wird Glukose zur Energiegewinnung abgebaut (Lyse = Auflösung).
   – Glykogen ist die Speicherform der Glukose in Leber- und Muskelzellen.
   – Bei der Glukoneogenese wird Glukose aus Fetten, Laktat und Proteinen aufgebaut (Neogenese = Neubildung von Stoffen oder Geweben).
3. Proteine werden durch das Pepsin des Magensafts in mittellange Polypeptide zerlegt. Die Proenzyme Trypsinogen und Chymotrypsinogen werden als Bestandteil des Pankreassafts im Dünndarm zu den Enzymen Trypsin und Chymotrypsin aktiviert. Diese und weitere Enzyme spalten die Polypeptide zu freien Aminosäuren, Di- und Tripeptiden auf. Diese werden über die Dünndarmschleimhaut aufgenommen und über die Leber entweder in körpereigene Proteine umgebaut oder zur Energiefreisetzung abgegeben.
4. Triglyceride erfüllen im peripheren Gewebe u. a. folgende Aufgaben: Energiereserve, Bestandteil der Zellmembran und der Myelinscheiden des Nervensystems.
5. Die vier fettlöslichen Vitamine lauten Vitamin A (Retinol), Vitamin D (Kalzitriol), Vitamin E (Tocopherol) und Vitamin K (*Eselsbrücke EDEKA*).
6. Ballaststoffe regen zum einen die Darmperistaltik an und fördern so den Transport des Nahrungsbreis. Zum anderen haben sie durch ihr Volumen einen Einfluss auf das Sättigungsgefühl.
7. Die Mahlzeit besteht aus folgenden Nahrungsbestandteilen:
   – Linsen bestehen zu etwas mehr als 50 % aus Kohlenhydrate, ca. 30 % sind Proteine, sie enthalten reichlich Ballaststoffe und nur wenig Fett.
   – Spätzle bestehen zu ca. zwei Drittel aus Kohlenhydraten.
   – Würstchen wie z. B. Wiener Würstchen bestehen zu ca. 80 % aus Fett und 20 % Eiweiß.
8. Ernährungsempfehlungen sind u. a.
   – Unmittelbar nach der Operation wird bzw. wurde ein Kostaufbau durchgeführt, um den Verdauungstrakt schrittweise an die veränderten Bedingungen und die Nahrung heranzuführen.
   – Es ist keine spezielle Diät notwendig, vielmehr gilt es, sich ausgewogen zu ernähren, um ausreichend mit den unterschiedlichsten Nahrungsbestandteilen versorgt zu sein.
   – Es wird empfohlen, über eine gewisse Zeit ein Ernährungstagebuch zu führen, um Besonderheiten im Zusammenhang mit der Nahrungsaufnahme (z.B. Blähungen oder Obstipation) besser erkennen zu können.
   – Ballaststoffreiche Nahrung soll gut gekaut werden. Die mechanische Zerkleinerung führt dazu, dass der Speisebrei problemlos den Verdauungstrakt passieren kann.

14.5.2 „Sturz mit dem Skateboard"

— Lösungsvorschlag ●

Basiswissen

Lernangebot Gewebe und Bewegungsapparat (► 2, ► 3)

1. Die vier Grundgewebe sind Epithelgewebe, Binde- und Stützgewebe, Muskelgewebe und Nervengewebe.

2. Zu den Aufgaben des Skelettsystems zählen u. a. die Formgebung für den menschlichen Körper, die Stütz- und Bewegungsfunktion, der Schutz innerer Organe vor Verletzungen und die Speicherung lebensnotwendiger Mineralien, Ansatzstelle für Muskeln und Sehnen.

3. Die drei Bestandteile des Knochens sind das Knochengewebe (bestehend aus Kompakta und Spongiosa), das (rote und gelbe) Knochenmark und die Knochenhaut (Periost).

4. Die Interzellularsubstanz des Knochens ist u. a. für die Härte des Knochens verantwortlich. Bei den Knochenzellen sind die Osteoblasten für den Knochenaufbau und die Osteoklasten für den Knochenabbau zuständig.

5. Zu den drei Knochenformen zählen
   - Röhrenknochen: langer und röhrenförmiger Schaft, meist zwei verdickte Enden, außen dicke Kompakta, innen aufgelockerte Struktur (Spongiosa)
   - Kurze Knochen: unregelmäßig oder würfelförmig, dünne Kompakta, ohne scharfe Grenze zur Spongiosa
   - Plattenknochen: zwei dünne Kompakta-Schichten, schmale Spongiosa

6. Die Abschnitte der unteren Extremitäten von oben nach unten sind Oberschenkel, Kniegelenk, Unterschenkel, Sprunggelenk und Fuß.

7. Die vier Bewegungen, die mit dem Sprunggelenk physiologisch vollzogen werden können sind Plantarflexion, Dorsalextension, Supination und Pronation.

8. Pflegerische Maßnahmen zur Versorgung eines Fixateurs externe sind u. a. Prinzipien des aseptischen Verbandswechsels wegen der erhöhten Infektionsgefahr beachten, auf Entzündungszeichen achten, sorgfältige Reinigung und Desinfektion der Eintrittsstelle und Umgebung des Fixateur externe, um Metallteile eine Schlitz- oder Drain-Kompresse legen.

Lernangebot Nervensystem (► 4)

1. Die graue Substanz besteht aus Nervenzellkörpern, die weiße Substanz aus markhaltigen Nervenfasern. Die Nervenzellkörper der grauen Substanz bilden die Kerne und Rindenfelder des Gehirns. Die weiße Substanz verbindet diese Hirnabschnitte miteinander. Im Rückenmark liegt die graue Substanz schmetterlingsförmig im Inneren vor. Dort ist sie von der weißen Substanz umgeben.

2. Der Hypothalamus ist ein übergeordnetes Regulationszentrum, das auf die Konstanthaltung der Körpertemperatur einen großen Einfluss nimmt. Der Hypothalamus liegt an der Basis des Zwischenhirns.

3. Eine Subduralblutung ist zwischen der harten (Dura mater) und weichen (Arachnoidea und Pia mater) Hirnhaut gelegen.

4. Pflegerische Schwerpunkte bei Verdacht auf ein Schädel-Hirn-Trauma sind u. a. Vitalfunktionen überwachen und sicherstellen, Hirndrucksymptomatik beobachten (z. B. zunehmende Kopfschmerzen, Übelkeit oder Vigilanzminderung), ggf. Prinzipien des Bobath-Konzepts ergreifen, ggf. Maßnahmen zur Senkung des Hirndrucks (z. B. Oberkörperhochlagerung um 30° mit gerader Kopfstellung, Bettruhe und Aktivität in Absprache mit dem Arzt).

Erläuterung zu Aufgabe 2

Erweitertes und vertieftes Wissen

In diesem Buch liegt der Schwerpunkt auf dem Thema „Anatomie und Physiologie". Eine ausführliche Lösung der Aufgabenstellung würde an dieser Stelle den Rahmen sprengen. Gleichen Sie Ihre Lösung mit anderen Auszubildenden/ Studierenden in Partnerarbeit ab, besprechen Sie den Fall im Rahmen von Lerngruppen oder diskutieren Sie Ihre Lösungen im Kursverbund. Viel Erfolg!

14.5.3 „Dieses blöde Teil"

— **Lösungsvorschlag** ●————————————

Basiswissen

Lernangebot Zelle und Gene (▶ 1)

1. Aufgaben der Zellmembran sind: Aufnahme und Abgabe von Stoffen, Kommunikation mit dem Gesamtorganismus über Rezeptoren, Ausbreitung von Erregungen, Weiterleitung von Aktionspotenzialen, Anpassung an Formveränderungen der Zelle z. B. bei Kontraktionen, Träger der Blutgruppen- und Antigeneigenschaften.

2. Bestandteile des Zellkerns sind Chromosomen, Kernkörperchen und Kernsaft.

3. Bei der Mitose teilt sich der Zellkern und die DNS wird auf zwei identische Tochterzellen aufgeteilt. Dabei werden folgende Phasen durchlaufen: Prophase, Metaphase, Anaphase, Telophase. Das Ergebnis der Mitose sind mit der Mutterzelle identische Tochterzellen (diploid). Bei der Meiose handelt es sich um die Zellteilung der Keimzellen in Geschlechtszellen (Spermien, Eizellen). Sie wird in die Phasen der ersten und zweiten Reifeteilung unterteilt. Bei der Meiose sind die Tochterzellen mit der Mutterzelle nicht genetisch identisch. Der diploide Chromosomensatz wird auf einen haploiden reduziert.

4. Bei einer numerischen Chromosomenmutation kommt es zu einer Änderung der Zahl der Chromosomen. Bei einer strukturellen Chromosomenmutation ist die Struktur der Chromosomen verändert. Bei einer Genmutation kommt es zu punktuellen Veränderungen der DNS-Doppelspirale auf molekularer Ebene, in deren Folge veränderte oder funktionsgestörte Proteine produziert werden. Die Trisomie 21 ist eine numerische Chromosomenmutation, da die Anzahl der Chromosomen verändert ist. Das Chromosomenpaar 21 besteht hier aus drei statt zwei Chromosomen.

5. Folgende Symptome können bei Trisomie 21 beobachtet werden: Gesichtsauffälligkeiten (z. B. weiter Augenabstand, breiter Nasenrücken und flaches Profil mit großer Zunge), Minderwuchs, geistige Behinderung, reduzierter Muskeltonus, ggf. Fehlbildungen wie Herzfehler, Störungen des Immunsystems.

6. Pflegende sollten gemeinsam mit Frau Waltner gemäß ihrem Grad der Intelligenzminderung agieren. Hierbei gilt es, die zu Grunde liegende Behinderung zu beachten, da sich hieraus ableiten lässt, welche Sachverhalte noch verstanden und welche Maßnahmen noch selbst durchgeführt werden können. Frau Waltner würde von inklusiven (sozial-)pflegerische Maßnahmen profitieren. Dies wäre ggf. zur weiteren Bewältigung des Krankheitszustands förderlich. All-

gemein beachten Pflegende bei der Kommunikation und Interaktion die veränderte Wahrnehmung, indem Pflegende sich Zeit nehmen, Inhalte wiederholen und dem Verständnis von Frau Waltner anpassen. Frau Waltner zeigt sich im Moment affektgeladen. Diese intensive Emotionalität lässt sich bei Menschen mit einer geistigen Behinderung oder Intelligenzminderung häufiger beobachten. Pflegende nutzen die Emotionen auch als Kommunikationsmittel, indem sie auf diese eingehen.

Lernangebot Verdauungs- und Hormonsystem (▶ 6, ▶ 7)

1. Hormone sind chemische Signalstoffe, die für die Kommunikation der Zellen und Organe untereinander benötigt werden. Sie beeinflussen die Fortpflanzung, das Wachstum, den Energiestoffwechsel, den Wasser- und Elektrolythaushalt und viele andere biologische Abläufe im Körper.

2. Die Hormondrüsen vom Kopf bis zu den Füßen lauten: Hypophyse (im Gehirn), Schilddrüse (unterhalb des Kehlkopfes) und Nebenschilddrüse (hinter der Schilddrüse), Nebenniere (auf den oberen Polen der Niere), Inselorgan der Bauchspeicheldrüse, Hoden und Eierstöcke.

3. Die endokrinen Anteile der Bauchspeicheldrüse enthalten zahlreiche Langerhans-Inseln, die in ihrer Gesamtheit das Inselorgan bilden. Dort werden folgende Hormone produziert: Insulin in den B-Zellen, Glukagon in den A-Zellen, Somatostatin in den D-Zellen. Die exokrinen Anteile der Bauchspeicheldrüse bilden den Pankreassaft, der eine wesentliche Rolle bei der Verdauung der Nahrungsbestandteile spielt und über den Pankreasgang in den Zwölffingerdarm gelangt.

4. Insulin wird bei einem erhöhten Blutzuckerspiegel aus den B-Zellen der Langerhans-Inseln ausgeschüttet. Es fördert die Aufnahme von Glukose in die Zellen, indem es die Durchlässigkeit der Zellmembranen für Glukose erhöht. Bei einem Überschuss an Glukose senkt es den Glukosespiegel, in dem Energiereserven angelegt werden. Glukagon ist der Gegenspieler (Antagonist) zu Insulin. Es wird bei einem erniedrigten Blutzuckerspiegel aus den A-Zellen der Langerhans-Inseln ausgeschüttet. Die Aufgabe von Glukagon ist die Bereitstellung von Glukose für die Energiegewinnung.

5. Diabetes mellitus Typ 2 entsteht durch eine zunehmende Insulinresistenz (verminderte Insulinwirkung im Gewebe). Er wird durch Über- und Fehlernährung und Bewegungsmangel bei gegebener genetischer Veranlagung begünstigt. Mit zunehmendem Krank-

heitsverlauf kommt es zu einem Untergang der „erschöpften" B-Zellen, welche verstärkt Insulin produzieren, um die Insulinresistenz auszugleichen.

6. Als metabolisches Syndrom (Wohlstandssyndrom) bezeichnet man das Zusammentreffen von Glukosetoleranzstörung/Diabetes mellitus Typ 2, stammbetontes Übergewicht, Bluthochdruck, erhöhte Bluttriglyzeride, erniedrigtes Blut-HDL-Cholesterin.

Lernangebot Harnsystem (▶ 12)

1. Die Niere besteht aus folgenden drei Zonen: Nierenmark, Nierenbecken und Nierenrinde.

2. Zu den lebenswichtigen Nierenfunktionen zählt die Ausscheidung von Stoffwechselprodukten wie Harnstoff, Kreatinin und Harnsäure (harnpflichtige Substanzen). Daneben ist die Niere an der Ausscheidung von Fremdsubstanzen z.B. Medikamenten beteiligt. Die Regulation des Wasser- und Elektrolythaushalts sowie die Regulation des Säure-Basen-Haushalts sind weitere essentielle Funktionen. Schlussendlich ist die Niere der Produktionsort von Hormonen wie z.B. Erythropoetin (in den pertibulären Fibroblasten, essentiell zur Bildung von Erythrozyten) und Renin (im juxtaglomulären Apparat, essentiell zur Erzeugung von Angiotensin I aus Angiotensinogen).

3. In den Nierenkörperchen werden durch das Kapillarknäuel und die Bowmanschen Kapseln mit Spaltraum das Kapillarblut filtriert. Der dabei entstandene Primärharn ist eine zellfreie wässrige Lösung, in der Ionen und kleine Moleküle in der gleichen Konzentration wie im Blutplasma vorhanden sind. Große Plasmaproteine und Blutzellen werden nicht abfiltriert. Am Tag werden ca. 180 l Primärharn abfiltriert. In den Nierenkanälchen wird der Harn konzentriert. Dies erfolgt u.a. durch Rückresorption von Wasser. In den Nierenkanälchen wird ca. 99% des Wassers rückresorbiert, wodurch

sich der letztendlich ausgeschiedene Harn auf ca. 2 l reduziert.

4. Die vier Bestandteile der ableitenden Harnwege in physiologischer Harnflussrichtung sind Nierenkelche und Nierenbecken, Harnleiter (Ureter), Harnblase (Vesica urinaria) und Harnröhre (Urethra).

5. Ursachen einer chronischen Nierenfunktionsstörung beim Erwachsenen sind: Diabetes mellitus (40%), Hypertonie (24%), Entzündungen einschließlich Glomerulonephritiden (20%), Zystennieren (6%).

6. Die Hämodialyse zählt zu den extrakorporalen Nierenersatztherapien (Blutreinigung außerhalb des Körpers). Nach der Punktion eines operativ angelegten arteriovenösen Shunts wird dabei das Blut in ein Dialysegerät gepumpt. Im Dialysator werden dem Blut Wasser und harnpflichtige Substanzen (Kreatinin, Harnstoff, Urämietoxine) entzogen. Störungen im Elektrolyt- und Säure-Basen-Haushalt werden ausgeglichen. Die Moleküle diffundieren entlang eines Konzentrationsgefälles über eine semipermeable Kapillarwand in eine gegenläufig fließende Spüllösung. Das so gereinigte Blut wird dem Körper über den Shunt wieder zugeführt.

7. Die Natriumzufuhr sollte begrenzt werden. Dies wirkt sich positiv auf die Blutdruckeinstellung aus und wirkt durstlindernd. Die Flüssigkeitszufuhr ist ebenfalls gering zu halten. Sie sollte das Volumen der Restausscheidung plus ca. 0,5 l – 0,8 l nicht überschreiten. Der Flüssigkeitsgehalt breiiger und flüssiger Speisen ist in die Berechnung einzubeziehen.

8. Zur Versorgung eines Hämodialyseshunts zählt u.a. tägliche Funktionskontrolle des Shunts, Hautreinigung mit Wasser, Schonung und Schutz des Shuntarms z.B. keine Injektionen, keine Blutdruckmessung, keine Rasur, kein Kratzen.

Erläuterung zu Aufgabe 2

Erweitertes und vertieftes Wissen

In diesem Buch liegt der Schwerpunkt auf dem Thema „Anatomie und Physiologie". Eine ausführliche Lösung der Aufgabenstellung würde an dieser Stelle den Rahmen sprengen. Gleichen Sie Ihre Lösung doch mit anderen Auszubildenden/ Studierenden in Partnerarbeit ab, besprechen Sie den Fall im Rahmen von Lerngruppen oder diskutieren Sie Ihre Lösungen im Kursverbund. Viel Erfolg!

Register

A

A.
– bronchialis 151
– hepatica 95
– mesenterica inferior 85
– mesenterica superior 85
– pulmonalis 150
– renalis 159
α-Amylase 95
AB0-System 118
Abdomen 40
Abwehr
– spezifisch 122
– unspezifisch 122
Abwehrsystem 122
ACE 166
Acetylcholin 69, 143
Achillessehne 54
ACTH 110
Adamsapfel 149
Adenosintriphosphat 3, 31
Aderhaut 74
ADH 106
Adipozyten 16
Adiuretin 106
Adnexe 171
Adrenalin 111
Adventitia 83, 134
After 100
Agglutination 118
Agglutinin 118
Agonist 30
Akkommodation 75
Akromioclaviculargelenk 42
Aktin 20
Aktionspotenzial 24
Albumin 115, 116
Aldosteron 111
Alkalose 156
Allele 8
Alterssichtigkeit 75
Alveole 150
Aminosäuren 6, 101, 163
Ammoniak 96
Ampulla recti 100
Ampulle
– Gleichgewichtsorgan 78
Anaphase 5
Androgene 111
Angiotensin II 166

Angiotensin-Converting-
Enzym 166
Anspannungsphase 141
Antagonist 30
Antigene 118
Anus 100
Aorta 129
Aortenklappe 140
Aponeurose 40
Appendices epiploicae 99
Appendix vermiformis 98
Aquädukt 63
Arachnoidalzotten 71
Arachnoidea 69
Arterien 129
Arteriolen 129
Artikulation 149
Assoziationsbahnen 60
Assoziationsfelder 59
Astrozyt 24
Atemfrequenz 152
Atemgrenzwert 152
Atemhilfsmuskulatur 40
Atemmuskulatur 39
Atemwege 147
Atemzeitvolumen 152
Atemzugvolumen 152
Atlantoaxialgelenk 37
Atlantookzipitalgelenk 37
Atlas 37
Atmung
– äußere 147
– innere 147
– Regulation 155
ATP 3, 31
Atrium 139
Auerbach-Plexus 85
Aufspaltungsregel 9
Augapfel 74
Auge 73
– Brauen 75
– Haut 74
– Kammer 75
– Lider 75
– Muskeln 75
– Schutzeinrichtungen 75
– Wimpern 75
Ausatmung 151
Außenband 53
Austreibungsphase 141
Autosomen 4

AV-Klappe 139
AV-Knoten 143
Axis 37
Axon 23
Azidose 156

B

Backenzahn 86
Balken 58
Ballststoffe 103
Bänder 28
Bandscheibe 36
Basalganglien 61
Basalmembran 13, 79
Basen 155
Bauchfell 84
Bauchhautreflex 65
Bauchpresse 40
Bauchraum 91
Bauchspeicheldrüse 94, 111
Bauchwandmuskulatur 40
Becherzellen 93, 150
Becken 48
Beckenboden 49
Beckengürtel 48
Beckenring 48
Befruchtung 7
Belegzellen 92
Bewegungsapparat 27
Bewegungssinn 81
Bewusstseinslage 63
B-Gedächtniszellen 124
Bifurkation 149
Bilirubin 98, 117
Bindegewebe
– faserarm 15
– faserreich 15
– zellreich 15
Bindegewebszellen 15
Bindehaut 75
Blase
– Schließmuskel 164
Blinddarm 98
Blinder Fleck 74
Blut 115
Blutdruck 135
Blutgasanalyse 156
Blutgerinnung 119
Blutgruppe 118
Blutgruppenantigene 118
Blut-Hirn-Schranke 24, 72

Blut-Luft-Schranke   155
Blutplasma   115
Blutserum   115
Blutstillung   120
Blutungszeit   120
Bogengang   78
Bowmansche Kapsel   160
Brechkraft, Auge   75
Broca Sprachzentrum   59
Bronchialarterien   151
Bronchialbaum   150
Bronchien   150
Bronchioli   150
Brücke   63
Brunner-Drüsen   93
Brustbein   39
Brustdrüse   172
Brustfell   151
Brustkorb   39
Brustwandableitungen   144
Bulbus oculi   73
Bürstensaum   3, 92
BWS   36

C
Caecum   98
Carboxypeptidase   95, 101
Cavitas abdominalis   91
Cellula ethmoidalis   148
Chemorezeptor   79
Chlorid   166
Choanen   147
Cholesterin   101
Cholezystokinin   93, 95
Chondrozyten   16
Choroidea   74
Chromatid   5
Chromosomen   4
Chronotropie   143
Chylomikronen   101
Chymotrypsin   101
Chymotrypsinogen   95
Circulus arteriosus Willisi   71
Clavicula   39, 42
Cochlea   77
Colon
– ascendens   98
– descendens   98
– sigmoideum   98
– transversum   98
Columna vertebralis   36
Concha nasalis   32, 34, 147
Cornea   74
Corpus
– cavernosum   177
– luteum   173

– spongiosum   177
– uteri   171
Cortex
– cerebelli   63
– cerebri   58
– renalis   159
Corti-Organ   77
Costae   39
CRH   110
Crossing over   7
Cupula   78

D
Damm   172
Daumensattelgelenk   47
Defäkation   100
Dendrit   23
Depolarisation   25
Desmosomen   3
Diaphragma   39
Diaphyse   19
Diarthrose   27
Diastole   142
Dickdarm   98
Diencephalon   62
Differenzialblutbild   121
Diffusion   136
DNS   4
Dominant   9
Drehscharniergelenk   51
Dromotropie   143
Druck
– hydrostatisch   136
– kolloidosmotisch   136
Drüsen
– endokrin   14
– exokrin   14
Ductus
– choledochus   97
– cysticus   97
– deferens   176
– epididymidis   176
– hepaticus communis   95, 97
– hepaticus dexter   97
– hepaticus sinister   97
– lymphaticus dexter   125
– pancreaticus   94
– thoracicus   125
Duftdrüsen   81
Dünndarm   92
Duodenum   92
Dura mater   69

E
Eckzahn   86
Eichel   177

Eierstöcke   169
Eigenreflex   65
Einatmung   151
Einsekundenkapazität   153
Eisen   117
Eisprung   169, 173
Eiweiß   6, 101
Eiweißelektrophorese   116
Eiweißstoffwechsel   95
Eizelle   7, 169
Ejakulation   176
EKG   144
Elastase   95
Elektrokardiogramm   144
Elektrolyte   102, 163, 165
Elektrolythaushalt   165
Elle   45
Ellenbogengelenk   44
Enddarm   99
Endharn   163
Endhirn   57
Endokard   140
Endolymphe   77
Endometrium   171
Endoplasmatisches
    Retikulum   2
Energiebedarf   100
Enterisches Nervensystem   85
Enterohepatischer Kreislauf   98,
    101
Entspannungsphase   142
Enzyme   101
Epidermis   79
Epididymidis   176
Epiglottis   149
Epikard   140
Epiphyse   19, 62
Epithalamus   62
Epithel
– Drüsen-   13, 14
– Oberflächen-   13
Epithelkörperchen   108
Erektion   177
Erregungsleitungsgeschwindig-
    keit   143
Erythropoese   116
Erythropoetin   116, 163
Erythrozyten   116
Exspiration   39, 151
Extraperitoneale Organe   85
Extrazellulärraum   1, 165
Extremitäten
– obere   44
– untere   50
Extremitätenableitungen   144
Extrinsisches System   120

F

Faserbahnen 59
Faserknorpel 17
Fasern
– elastisch 15
– kollagen 15
– retikulär 15
Femur 50
Fersenbein 54
Fett 101
Fettgewebe 16
Fettstoffwechsel 96
Fettzellen 16
Fetus 137
Fibrin 120
Fibrinolyse 121
Fibula 52
Filamente 2
Filtration 136
Finger 47
Fingermuskeln 48
First-Pass-Effekt 95
Fissura longitudinalis 58
Flimmerepithel 171
– Trachea 150
Flimmerhärchen 3
Follikelstimulierendes
  Hormon 173, 177
Fontanelle 32
Foramen magnum 32
Foramen venae cavae 39
Formatio reticularis 63
Fremdreflex 65
Fresszellen 122
FSH 173, 177
Füllungsphase 142
Fundus uteri 171
Funiculus spermaticus 176
Fußgewölbe 55
Fußmuskulatur 55
Fußwurzelknochen 54

G

G_0-Phase 5
G_1-Phase 5
G_2-Phase 5
Galaktose 101
Galle 98
Gallenblase 98
Gallensäure 98
Gallenwege 97
Gameten 7
Gametogenese 7
Ganglien 65, 68
Gasaustausch 153
Gastrin 92

Gastrointestinaltrakt 83
Gaumen 89
Gaumenbein 34
Gaumensegel 89
Gebärmutter 171
Gebärmutterschleimhaut 171, 173
Gebiss 86
Geflechtknochen 18
Gehörgang 76
Gehörknöchelchen 34, 76
Gekröse 84
Gelber Fleck 74
Gelbkörper 173
Gelbkörperhormon 173
Gelenk
– Ei- 28
– Höhle 28
– Kapsel 28
– Knorpel 28
– Kugel- 28
– Rad- 28
– Sattel- 28
– Scharnier- 28
– Spalt 28
– unechtes 27
Gen 4, 7
Genetik 8
Genom 4
Genotyp 6
Gerinnungsfaktoren 120
Geruchssinn 79
Geschlechtschromosomen 4
Geschlechtshormone
– männliche 177
– weibliche 173
Geschlechtsorgane 169, 172
Geschlechtszellen 7
Geschmacksknospen 79, 88
Gesichtsschädel 34
Gestagen 173
Gewebe
– Binde- 15
– Epithel- 13
– Fett- 16
– Stütz- 15
GFR 162
Glandula
– gastrica 92
– parotidea 88
– sublingualis 88
– submandibularis 88
– vesiculosa 177
Glans penis 177
Glaskörper 75
Gleichgewicht 78
Gleichgewichtsorgan 78

Gleitfilamenttheorie 21
Gliazellen 22, 23
Glied 177
Globuline 116
Globus pallidus 61
Glomerulus 160, 162
Glukagon 94, 113
Glukokortikoide 109
Glukoneogenese 95, 101
Glukose 31, 95
Glukuronsäure 98
Glykogen 95, 101
Glykolyse 101
Gn-RH 173, 177
Golgi-Apparat 3
Golgi-Sehnenorgane 82
Gonaden 169, 175
Gonadotropin-Releasing-
  Hormon 173, 177
Gonosomen 4
Graaf'scher Follikel 169
Granulozyten 121
Graue Substanz 57
Grenzstrang 68
Grimmdarm 98
Großhirn 57
– Furche 59
– Rinde 58
– Sichel 69
Glykosidase 95
Gyrus 58
– postcentralis 59
– praecentralis 59
G-Zellen 92

H

H^+-Ionen 155
Haare 80
Haarfollikelrezeptoren 81
Halsmuskulatur 35
Hämatokrit 115
Hämoglobin 117
Hämorrhoidalgeflecht 100
Hämostase 119, 120
Hand 46
Handgelenk 45, 47
Handmuskulatur 48
Handwurzelknochen 46
Haploid 7
Harnblase 164
Harndrang 164
Harnleiter 164
Harnpflichtige Substanzen 159, 163
Harnröhre 164
Harnröhrenschwellkörper 177

Harn-Samen-Röhre 177
Harnsäure 163
Harnstoff 96, 163
Harnsystem 159
Harnwege 164
Hauptbronchien 150
Hauptlymphgang 125
Hauptzellen 92
Haustren 99
Haut 81
Hautanhangsgebilde 80
Hautrezeptor 81
Hemisphäre 58
Henle-Schleife 162
Hepar 95
Herz 139
Herzbeutel 140
Herzfrequenz 143
Herzkammer 139
Herz-Kreislauf-System 129
Herz-Minuten-Volumen 143
Herzmuskulatur 21
Herztöne 142
Herzvorhof 139
Herzzyklus 141
Heterosomen 4
Heterozygot 8
Hiatus
– aorticus 39
– oesophageus 39
Hinterhauptsbein 32
Hinterhorn 64
Hinterwurzel 64
Hirnanhangsdrüse 62
Hirnhäute 69
Hirnnerven 65
Hirnnervenkerne 63
Hirnschädel 32
Hirnschenkel 63
Hirnstamm 63
His-Bündel 143
Hochdrucksystem 132
Hoden 175
Hodensack 175, 177
Homozygot 8
Hörfeld 59
Hormone 105, 107
Hornhaut 74
Hornschicht 79
Hörorgan 76
Hörvorgang 77
Hüfte 48
Hüftmuskulatur 50
Humerus 44
Hustenreflex 91
HWS 36

Hypophyse 62, 106
Hypothalamus 62, 106

I
Ileozökalklappe 92, 98
Ileum 92
Iliosakralgelenk 37, 48
Immunglobuline 124
Impfung 125
Inhibiting-Hormon 106
Innenband 53
Innenohr 77
Inotropie 143
Insellappen 59
Inselorgan 94, 111
Inspiration 39, 151
Insulin 94
Interkostalraum 40
Interphase 4, 5
Interstitium 165
Interzellularraum 3
Interzellularsubstanz 15
Intima 134
Intraperitoneale Organe 84
Intravasalraum 165
Intrazellulärraum 1, 165
Intrinsic factor 92
Intrinsisches System 120
Iris 74
Isthmus uteri 171

J
Jejunum 92
Jochbein 34
Jod 107

K
Kalium 24, 162, 166
Kaltrezeptoren 81
Kalzitonin 107, 108
Kalzitriol 108, 163
Kalzium 108, 166
Kalzium- und
    Phosphathaushalt 108
Kammerschenkel 143
Kammerwasser 75
Kapazitätsgefäße 132, 136
Kapillaren 129, 135
Kardiomyozyten 21
Karpaltunnel 48
Karyoplasma 4
Katecholamine 111
Kaumuskulatur 35
Kehlkopf 89
Kehlkopfrachen 89
Keilbein 32

Keilbeinhöhle 148
Kerckring-Falten 92
Kernkörperchen 4
Kernsaft 4
Kiefer 34
Kiefergelenk 34
Kieferhöhle 148
Killerzellen 122
Kilojoule 100
Kilokalorie 100
Kinozilien 2, 3
Kitzler 172
Kleinhirn 63
Kleinhirnzelt 69
Klitoris 172
Kniegelenk 51
Kniescheibe 51
Knochen 27
– kurze 19
– platte 19
Knochengewebe 17
Knochenhaut 18
Knochenmark 17, 116
Knochenzellen 17
Knorpel
– elastischer 17
– hyaliner 16
– kollagener 17
– Zellen 16
Kohlendioxid 118
Kohlenhydrate 100
Kohlenhydratstoffwechsel 95
Kollagenfasern 15
Kolloidosmotischer Druck 116
Komissurenbahnen 60
Kompakta 17, 19
Komplementsystem 123
Konjunktiva 75
Kontraktion 21, 31
Koronararterien 140
Koronarvenensinus 141
Körperkreislauf 129
Kortikosteroid 109
Kortisol 110
Kraftsinn 81
Kreatinin 163
Kreatinphosphat 31
Kreislaufregulation 137
Kreislaufsystem 129
Kreuzband 51
Kreuzbein 36, 37, 48
Krummdarm 92
Krypten 93, 99
Kupffer'sche Sternzelle 95
Kyphose 36

L
Labia majora 172
Labia minora 172
Labyrinth 77
Lamellenknochen 18
Langerhans-Inseln 94, 111
Lappenbronchien 150
Larynx 149
Lautbildung 149
Lautstärke 149
Leber
– Aufgaben 95
– Feinbau 95
– Läppchen 95
– Pforte 95
– Sinusoide 95
– Zentralvene 95
Lederhaut 74, 80
Leerdarm 92
Leistenband 41
Leistenkanal 41, 176, 177
Leukopoese 121
Leukozyten 121
Levatorspalt 49
Leydig-Zellen 178
LH 173, 177
Lidschlussreflex 65
Limbische System 61
Linse 74
Lipase 95, 101
Lipolyse 101
Liquor 70
Lobus
– frontalis 58
– insularis 59
– occipitalis 58
– parietalis 58
– temporalis 59
Lordose 36
Luftröhre 149
Lumbosakralgelenk 37
Lunge 150
Lungenarterien 150
Lungenbelüftung 154
Lungenbläschen 150
Lungendurchblutung 154
Lungenfell 151
Lungenflügel 150
Lungenhilus 150
Lungenkreislauf 132
Lungenlappen 150
Lungenperfusion 154
Lungensegment 150
Lungenvenen 150
Lungenvolumina 151

Luteinisierendes Hormon 173
Lymphatisches System 125
Lymphbahnen 125
Lymphe 125, 136
Lymphknoten 125
Lymphozyten 122
Lysosomen 3
Lysozym 75, 88

M
Macula lutea 74
Magen 91
Magenpförtner 92
Magensaft 92
Magenschleim 92
Magnesium 166
Mahlzahn 86
Makrophagen 122
Makula 78
Malleolengabel 52, 53
Mamma 172
Mandeln 89
Markpyramide 159
Markscheide 24
Mastdarm 98, 99
Mechanorezeptor 81
Meckel-Divertikel 92
Media 134
Mediastinum 90, 151
Medulla
– oblongata 63
– renalis 159
– spinalis 63
Megakaryozyten 119
Meiose 7, 169
Meissner-Körperchen 81
Meißner-Plexus 85
Melanozyten-stimulierendes
  Hormon 107
Melatonin 62
Membrana interossea 45, 53
Mendel'sche Regeln 8
Meningen 69
Meniskus 51
Menstruation 173
Menstruationszyklus 173
Merkel-Zellen 81
Mesenterium 84, 92
Mesenzephalon 63
Mesokolon 84, 98
Metaphase 5
Mikrotubuli 2
Mikrovilli 3, 92
Miktion 164
Milchbläschen 172

Milchbrustgang 125
Milchzahn 88
Milz 117
Mineralokortikoide 111
Mineralstoffe 102
Miosis 75
Mitochondrien 3
Mitose 5
Mitralklappe 140
Mittelfellraum 90, 151
Mittelfußknochen 54
Mittelhandknochen 47
Mittelhirn 63
Mittelohr 76
Mizelle 98
Monoglyzeride 101
Monozyten 122
Mons pubis 172
Motoneuron 21
Motorische Einheit 21
MSH 107
Mukosa 83, 92
Mundhöhle 86
Mundrachen 89
Muskelansatz 30
Muskelfaser 19
Muskelfaszie 19, 30
Muskelgewebe 19
Muskelkontraktion 21
Muskelspindeln 82
Muskeltonus 30
Muskularis 83
Muskulatur
– Atemhilfs 40
– Bauchwand 40
– Hüfte 50
– mimische 35
– Mundboden 35
– Nacken 38
– Oberschenkel 51
– Rücken 38
– Schultergürtel 42
– Unterschenkel 53
– Zwischenrippen 40
Mutation 10
Mydriasis 75
Myelinscheide 24
Myofibrille 20
Myofilament 20
Myoglobin 31
Myokard 21, 140
Myometrium 171
Myosin 20
Myozyten 19

N

N.
- femoralis 67
- glossopharyngeus 79
- ischiadicus 67
- medianus 67
- olfactorius 79
- opticus 74
- peronaeus 67
- radialis 67
- tibialis 67
- ulnaris 67
- vagus 79
- vestibulocochlearis 77
Nackenmuskulatur 38
Nase 147
Nasenbein 34
Nasengang 147
Nasenhöhle 147
Nasenmuschel 32, 34, 147
Nasennebenhöhlen 148
Nasenrachen 89
Nasenscheidewand 147
Natrium 24, 162, 166
Nebenhoden 176
Nebenhodengang 176
Nebenniere 109
Nebennierenmark 111
Nebennierenrinde 109
Nebenschilddrüse 108
Nebenzellen 92
Nephron 162
Nerv 23
Nervenfaser
- afferent 23
- efferent 23
- motorisch 23
- sensibel 23
- sensorisch 23
Nervengeflecht 67
Nervengewebe 22
Nervensystem 22
- autonomes 67
- enterisch 85
- peripher 65
- vegetatives 67
- zentrales 57
Nervenzelle 22
Netz, großes 84
Netzhaut 74
Neurit 23
Neurocranium 32
Neuron 22
Nidation 173
Niederdrucksystem 132
Niere 159

Nierenbecken 159, 164
Nierenkanälchen 160, 162
Nierenkelch 159, 164
Nierenkörperchen 162
Nierenmark 159, 160
Nierenpapille 159
Nierenrinde 159
Nn. craniales 65
Noradrenalin 111, 143
Nozizeptoren 81
Nucleus
- caudatus 61
- ruber 61, 63
- subthalamicus 61
Nuklease 95
Nukleolus 4
Nukleus 3

O

Oberarm 44
Oberarmknochen 44
Oberhaut 79
Oberkiefer 34
Oberschenkel 50
Oberschenkelknochen 50
Oberschenkelmuskulatur 51
Ohr 76
Ohrmuschel 76
Ohrspeicheldrüse 88
Ohrtrompete 77, 147
Oligodendrozyt 24
Omentum majus 84
Oogenese 7, 8, 169
Oozyte 169
Os
- capitatum 47
- coccygis 36
- ethmoidale 32
- frontale 32
- hamatum 47
- lunatum 47
- mandibulare 34
- maxillare 34
- nasale 34
- occipitale 32
- palatinum 34
- parietale 32
- pisiforme 47
- sacrum 36
- scaphoideum 47
- sphenoidale 32
- temporale 32
- trapezium 47
- trapezoideum 47
- triquetrum 47
- zygomaticum 34

Ösophagus 90
Ossa
- auditiva 34
- carpi 46
- lacrimalia 34
Osteoblasten 17
Osteoklasten 17
Osteone 18
Osteozyten 17
Östrogen 173
Otolitenmembran 78
Ovar 169
Ovulation 169
Oxidationswasser 165
Oxytocin 106

P

Palmaraponeurose 46
Pankreas 94
Pankreasgang 94
Pankreassaft 94
Papilla vateri 94, 97
Papillarmuskel 140
Papille 74
Papillen 88
Parasympathikus 69, 85, 143
Parathormon 108
Parenchym 13
Parietalzellen 92
Patella 51
Patellarsehnenreflex 65
Pelvis 48
Pendelbewegungen 93
Penis 177
Pepsin 92, 101
Pepsinogen 92
Perikard 140
Perikaryon 22
Perilymphe 77
Perimetrium 171
Periost 18
Periportalfeld 95
Peristaltik 83, 90
Peritoneum 84
Peroxisomen 3
Peyer-Plaques 93
Pfeilnaht 32
Pflugscharbein 34
Pfortader 85, 95
Pfortaderkreislauf 132
Phagozytose 122
Phänotyp 6
Pharynx 89
Phonation 149
Phosphat 108, 166
Photorezeptoren 75

Photorezeptorzellen   76
pH-Wert   155
Pia mater   69
Plasmalemm   1
Plasmaproteine   116
Plasmaraum   165
Plasmazellen   122, 124
Plasmin   121
Plasminogen   121
Plazenta   137, 171
Pleura
– parietalis   151
– visceralis   151
Pleuraspalt   151
Plexus
– brachialis   67
– cervicalis   67
– choroideus   71
– lumbalis   67
– lumbosacralis   67
– myentericus   85
– sacralis   67
– submucosus   85
Polypeptid   101
Pons   63
Praeputium   172, 177
Presbyakusis   78
Presbyopie   75
Primärfollikel   169
Primärharn   162
Progesteron   173
Projektionsbahnen   60
Prolaktin   107
Pronation   45
Prophase   5
Propriozeption   81
Prostata   177
Proteasen   95
Proteinbiosynthese   6
Proteine   4, 6, 101
Pubertät   169
– Junge   177
– Mädchen   173
Puffer   155
Pulmo   150
Pulmonalklappe   140
Pulpa   86
Puls   135
Pupille   74
Pupillenreaktion   75, 76
Pupillenreflex   75
Purkinje-Fasern   143
Putamen   61
Pylorus   92
Pyramidenbahn   59, 60

R
Rachen   89
Radioulnargelenk   45
Radius   45
Ranvier'scher Schnürring   24
Rautenhirn   63
Reabsorption   136
Reduplikation   4
Reflex   64
Reflexbogen   65
Refraktärzeit   25
Regelblutung   173
Regenbogenhaut   74
Regio olfactoria   79
Reifeteilung   7
Reiz   65, 73
Rekombination   8
Rektum   98, 99
Rektusscheide   41
Releasing-Hormon   106
Ren   159
Renin   166
Renin-Angiotensin-Aldosteron-
   System   166
Repolarisation   25
Reservevolumen   152
Residualkapazität   152
Residualvolumen   152
Retikulozyten   116
Retina   74
Retinaculum
– extensorum   48
– flexorum   48
Retroperitoneale Organe   84
Rezeptor   25, 65, 73
Rezessiv   9
Rhesus-System   118
Rhombencephalon   63
Ribosomen   3, 7
Riechzellen   79
Rindenfeld
– primär sensorisch   59
– sekundär motorisch   59
– sekundär sensorisch   59
Ringknorpel   149
Rippen   39
Rippenbogen   39
Rippenfell   151
Rotatorenmanschette   42
Rücken   35
Rückenmark   63
Rückenmarknerv   64
Rückenmuskulatur   38
Ruhemembranpotenzial   24
Rumpf   35

S
Sacculus   78
Salzsäure   92
Samenbläschen   177
Samenerguss   176
Samenflüssigkeit   175, 177
Samenkanälchen   175
Samenleiter   176
Samenstrang   176
Samenzellbildung   175
Samenzelle   7, 175
Sammelrohr   163
Sarkomer   20
Sauerstoff   118, 147
Sauerstoffmangel   163
Säure-Basen-Haushalt   155
Säuren   155
Scapula   42
Schädel
– Basis   32
– Grube   32
– Kalotte   32
– Nähte   32
Schambeinfuge   48
Schamlippen   172
Scheide   171
Scheidenvorhof   172
Scheitelbein   32
Schienbein   52
Schilddrüse   107
Schildknorpel   149
Schläfenbein   32
Schlaf-Wach-Rhythmus   63
Schlagadern   129
Schlagkraft   143
Schlagvolumen   143
Schleimbeutel   28
Schlemm-Kanal   75
Schließmuskel   100
Schluckreflex   90
Schluckvorgang   90
Schlüsselbein   39, 42
Schlüsselbeingelenk   42
Schmerzqualitäten   81
Schmerzrezeptoren   81
Schnecke   77
Schneidezahn   86
Schulter
– Blatt   42
– Gürtel   42
– Muskulatur   42
Schuppennaht   32
Schwann'sche Zelle   24
Schweißdrüsen   80
Schwellkörper   177
Segelklappe   139

Segmentationsbewegungen 93
Segmentbronchien 150
Sehfeld 59
Sehne 28, 30
Sehnenscheiden 28, 30, 48
Sehnerv 74
Sehzentrum 76
Seitenband 51
Seitenhorn 64
Seitenventrikel 71
Sekretin 93, 95
Sekundärfollikel 169
Sensorpotential 73
Sertoli-Zellen 175
Sexualhormone 111
Siebbeinzellen 148
Sigma 98
Sinneszellen 73
Sinus
– frontalis 148
– maxillaris 148
– sphenoidalis 148
Sinusknoten 143
Skelett 27, 31
Skelettmuskelpumpe 136
Skelettmuskulatur 19
Sklera 74
Skrotum 175, 177
Somatosensibilität 81
Somatostatin 113
Somatotropin 107
Speiche 45
Speichel 88
Speicheldrüsen 88
Speiseröhre 90
Sperma 175, 177
Spermatogenese 7, 8, 175
Spermien 175
S-Phase 5
Spinalnerv 64
Spindelapparat 2, 5
Spirometer 152
Spongiosa 17, 19
Sprungbein 54
Sprunggelenk 53
Spurenelemente 103
Stäbchen 76
Stammganglien 61
Stammhirn 63
Stärke 100
Steißbein 36, 37
Stellknorpel 149
Stellungssinn 81
Stereozilien 3
Sterkobilin 98
Sternoclaviculargelenk 42

Sternum 39
STH 107
Stimmbänder 149
Stimmbildung 149
Stimmritze 149
Stirnbein 32
Stirnhöhle 148
Stress 68
Striatum 61
Stroma 13
Stuhlentleerung 100
Subarachnoidalraum 69
Submukosa 83
Substantia nigra 61, 63
Sulcus
– centralis 58
– lateralis 59
– parieto-occipitalis 58
Supination 45
Sutura
– coronalis 32
– lambdoidea 32
– sagitalis 32
– squamosa 32
Sympathikus 68, 85, 143
Symphyse 48
Synapse 25
Synarthrose 27
Synchondrose 27
Syndesmose 27
Synostose 27
Synovia 28
Systole 141

T
Talgdrüsen 81
Tänien 99
Taschenklappe 140
Telencephalon 57
Telophase 5
Testis 175
Testosteron 176, 178
Thalamus 62
Thermorezeptoren 81
Thorax 39
Thrombin 120
Thrombopoese 119
Thrombozyten 119
Thrombozytenaggregation 120
Thrombus 120
Thyreoglobulin 107
Thyroxin 107
Tibia 52
Tiefensensibilität 81
Tiffeneau-Index 153
Tonhöhe 149

Tonsilla palatina 89
Tonsillen 89
Totalkapazität 152
Totraum 152
Trachea 149
Tractus 64
Tränenbein 34
Tränendrüse 75
Transkription 6
Translation 7
Transmitter 25
Transzellulärer Raum 165
Triglyzeride 101
Trijodthyronin 107
Trikuspidalklappe 139
Trommelfell 76
Truncus coeliacus 85
Truncus sympathicus 68
Trypsin 101
Trypsinogen 95
Tuba Eustachii 77
Tuba uterina 170
Tube 170
Tubuli seminiferi 175
Tubulusapparat 160, 162

U
Übergangsepithel 164
Ulna 45
Unabhängigkeitsregel 10
Uniformitätsregel 9
Unterarm 45
Unterarmmuskulatur 45, 48
Unterhaut 80
Unterkiefer 34
Unterkieferspeicheldrüse 88
Unterschenkel 52
Unterschenkelmuskulatur 53
Unterzungendrüse 88
Ureter 164
Urethra 164
Urin 163
Urobilinogen 98
Uterus 171
Utriculus 78

V
V.
– portae 85, 95
– pulmonalis 150
Vagina 171
Vasa recta 160
Vasodilatation 137
Vasokonstriktion 137
Vater-Pacini-Körperchen 81
Venen 129, 136

Venenklappen 136
Venolen 136
Ventilation 151, 154
Ventrikel 71, 139
Venushügel 172
Verdauungstrakt 83
Vererbung 8
Verlängertes Mark 63
Vertebra 36
Vesica urinaria 164
Vestibularapparat 78
Vestibulum 78
Vierhügelplatte 63
Viscerocranium 32
Vitalkapazität 152
Vitamin-D-Hormon 108
Vitamine 102
Vomer 34
Vorderhorn 64
Vorderwurzel 63
Vorhaut 177
Vorhofsäckchen 78
Vorsteherdrüse 177
Vulva 172

W
Wadenbein 52
Wanderwelle 77
Warmrezeptoren 81

Wasserbilanz 165
Wasserhaushalt 165
Weisheitszahn 86
Weiße Substanz 57, 59, 64
Wernicke-Sprachzentrum 59
Windkesselfunktion 134
Wirbel 36
Wirbelkanal 66
Wirbelsäule 35
– Brust 36
– Hals 36
– Lenden 36
Würgereflex 65
Wurmfortsatz 98

X
X-Chromosom 169, 175

Y
Y-Chromosom 169, 175

Z
Zähne 86
Zäpfchen 89
Zapfen 76
Zehenknochen 54
Zelle 1
Zellfortsätze 22
Zellkern 1, 3

Zellkontakt 3
Zellkörper 22
Zellmembran 1
Zellorganellen 1
Zellteilung 5
Zellzyklus 4
Zentraler Venendruck 136
Zentralkanal 71
Zentriolen 2, 5
Zerebellum 63
Ziliarkörper 74, 75
Zirbeldrüse 62
ZNS 57
Zonula adhaerens 3
Zonulafasern 75
Zotten 92
Zunge 88
ZVD 136
Zwerchfell 39, 67
Zwischenhirn 62
Zwischenrippenmuskulatur 40
Zwischenzellraum 165
Zwölffingerdarm 92
Zygote 7
Zytoplasma 1
Zytoskelett 1, 2
Zytosol 1

Recht in der Pflege – muss nicht langweilig sein!

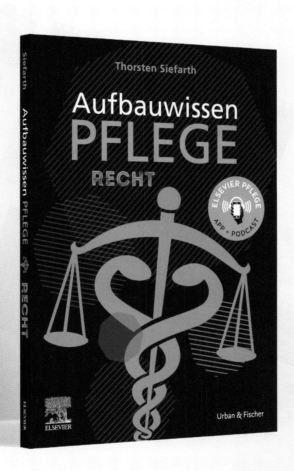

Diesen und viele weitere Titel sowie die aktuellen Preise finden Sie in Ihrer Buchhandlung vor Ort und unter **shop.elsevier.de**

Taschenwissen für die Pflege:
schnell – sicher – praxisnah

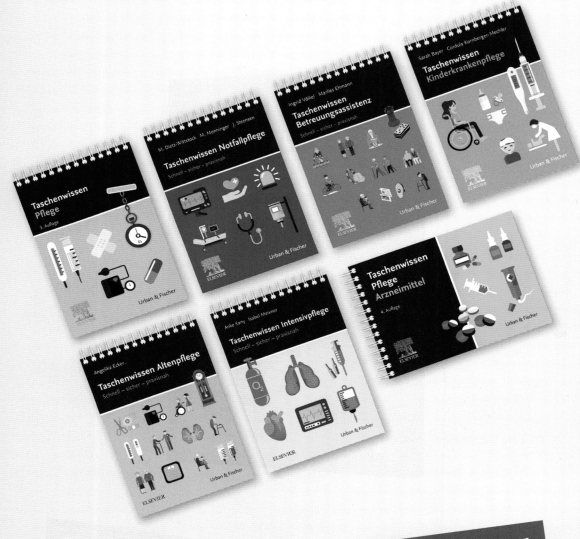

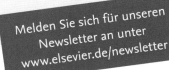

ELSEVIER

Diese und viele weitere Titel sowie die aktuellen Preise finden Sie in Ihrer Buchhandlung vor Ort und unter **shop.elsevier.de**

Anatomie lernen mit Spaß

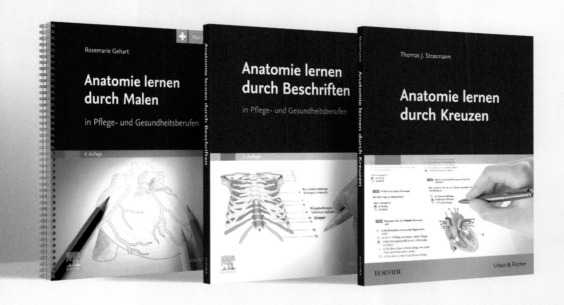

20210428a2 Irrtümer vorbehalten. Stand 4/2021

ELSEVIER

Diese und viele weitere Titel sowie die aktuellen Preise
finden Sie in Ihrer Buchhandlung vor Ort und unter shop.elsevier.de

Mehr zum Thema bei Elsevier

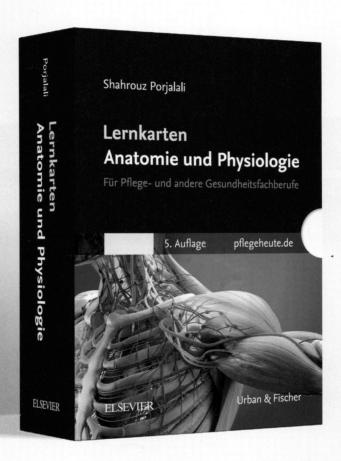

Diesen und viele weitere Titel sowie die aktuellen Preise
finden Sie in Ihrer Buchhandlung vor Ort und unter **shop.elsevier.de**